JN321932

オールカラー

まるごと図解

循環器疾患

大八木秀和

照林社

はじめに

　照林社発刊の『エキスパートナース』に、連載「これだけは知りたい 心疾患レクチャー」が始まったのが2010年4月。それから2年間、全24回、日々の臨床に加え毎月必ずやってくる締め切りに追われながらの生活は、正直想像以上に大変なものでした。しかし、引き受けたからには、何としても納得いく原稿を書こうと悪戦苦闘。結果、毎回自信作と自負しただけあって読者から好評だったと聞いています。そう考えると、この2年間はとてもすばらしい時間だったと感謝しています。

　やっと終わったと思っていたら、今度はこの連載を1冊の本として再び皆様の手元にお届けする幸運に恵まれました。連載当初から臨床経験を3〜4年積んだ看護師を対象に、「循環器病棟配属になったけれど、どうしよう。ベテランではあるが循環器は苦手だし、困ったなあ」と思っている人の少しでも助けになるよう、またそうした方が、読み終えたころには循環器が得意分野になっていてビックリした、というのが私の最大のねらいでした。

　というわけで、看護師サイドに立って、できるだけわかりやすく、楽しく、かといって簡単なことだけでなく、ある一定のレベルまでその能力を引き上げられるよう内容を吟味しました。これは本書の読者から多くの循環器関連のプロフェッショナルナースが出てきてほしいという願いも込めています。

　本書を購入された方は、好きなところから読みはじめてください。勉強が苦手な人の多くは、はじめからまじめに本を読む人が多いようですが、結局どこから読んでも最終的にすべて読めばOKなのです。本書はほかの成書と異なり、たくさんのイラストを使用し、できるだけ簡単に内容を理解してもらえるよう工夫をしています。時にはパラパラとめくってボーッと眺めるだけでもかまいません。少しずつ読み進めてください。

　最後に、物事をマスターするポイントをお教えしましょう。何が何でもマスターするぞという決心（執念）をもち、わかるようになるまで何度も繰り返すこと。これだけです。こうした努力の結果、あるとき、本書の知識が日常業務に活かせている自分に気づくことでしょう。

　それでは、始めましょう！

2013年9月

大八木秀和

CONTENTS

苦手な循環器疾患が得意になる
本書の特徴と活用法 ……………………………………………………… vi

1 心不全

心不全の**原因** ……………………………………………………… 2
心不全の**分類** ……………………………………………………… 7
心不全の**症状**と**検査** …………………………………………… 12
心不全の**治療** ……………………………………………………… 14
心不全の**ケアのポイント** ………………………………………… 18

Column ナースが行いたい臨床推論 ………………………………… 20

2 虚血性心疾患（心筋梗塞、狭心症）

虚血性心疾患の**原因** ……………………………………………… 22
虚血性心疾患の**メカニズム** ……………………………………… 27
虚血性心疾患の**症状** ……………………………………………… 32
虚血性心疾患の**検査** ……………………………………………… 34
虚血性心疾患の**治療** ……………………………………………… 37
虚血性心疾患の**治療後の管理** …………………………………… 42
虚血性心疾患の**ケアのポイント** ………………………………… 46

3 不整脈

- 不整脈の**原因** ……… 48
- 不整脈の**分類** ……… 51
- 頻脈性不整脈の**メカニズム** ……… 53
- 頻脈性不整脈の**治療** ……… 57
- 徐脈性不整脈の**メカニズム** ……… 59
- 徐脈性不整脈の**治療** ……… 62
- ペースメーカー植込み術後の**ケアのポイント** ……… 67

4 高血圧

- 血圧の**メカニズム** ……… 70
- 高血圧の**分類** ……… 75
- 高血圧の**治療** ……… 77
- 高血圧の**ケアのポイント** ……… 78
- Column 患者の症状を聞き分けるポイント ……… 80

5 弁膜症

- 弁膜症の**原因**と**分類** ……… 82
- 弁膜症の**診断** ……… 84
- 代表的な弁膜症の**病態**と**治療** ……… 94
  - ・僧帽弁狭窄症（MS） ……… 94
  - ・僧帽弁閉鎖不全症（MR） ……… 95

- ・大動脈弁狭窄症（AS） ······ 96
- ・大動脈弁閉鎖不全症（AR） ······ 97
- 弁膜症の**ケアのポイント** ······ 98

6 心筋・心膜疾患

- 心筋・心膜疾患の**原因** ······ 100
- 代表的な心膜疾患の**病態**と**治療** ······ 105
  - ・感染性心内膜炎（IE） ······ 105
  - ・急性心膜炎 ······ 107
  - ・収縮性心膜炎 ······ 109
- 代表的な心筋疾患の**病態**と**治療** ······ 110
  - ・肥大型心筋症（HCM） ······ 110
  - ・拡張型心筋症（DCM） ······ 111
  - ・拘束型心筋症（RCM） ······ 112
  - ・不整脈源性右室心筋症（ARVC） ······ 113
- 心筋・心膜疾患の**ケアのポイント** ······ 114

7 動脈疾患

- 動脈疾患の**原因**と**分類** ······ 116
- 代表的な動脈疾患の**病態**と**治療** ······ 118
  - ・大動脈解離 ······ 118
  - ・大動脈瘤 ······ 120
  - ・大動脈炎症候群（高安病） ······ 121
  - ・急性動脈閉塞症、上腸間膜動脈閉鎖症 ······ 122
  - ・閉塞性動脈硬化症（ASO）、閉塞性血栓血管炎（TAO） ······ 124

動脈疾患の**ケアのポイント** 126

8 静脈疾患

静脈疾患の**メカニズム** 128
代表的な静脈疾患の**病態**と**治療** 130
・深部静脈血栓症(DVT) 130
・下肢静脈瘤 132
・肺血栓塞栓症(PTE) 133
静脈疾患の**ケアのポイント** 137

看護師が知っておきたい
主な循環器治療薬の配合変化と内服薬の注意点 138

おさえておきたいキーワード 153

本書に登場する主な略語 158

索引 159

- 本書で紹介しているアセスメント法、手技等は、著者が臨床例をもとに展開しています。実践により得られた方法を普遍化すべく努力しておりますが、万一本書の記載内容によって不測の事態等が起こった場合、執筆者、出版社はその責を負いかねますことをご了承ください。なお、本書掲載の写真は執筆者の提供によるものであり、臨床症例からご家族・患者ご本人の同意を得て使用しています。
- 本書に記載している器具・薬剤等は著者の選択によるものです。出版時最新の情報を掲載しておりますが、使用にあたっては個々の添付文書を参照し、特に薬剤については適応、用量などは常にご確認ください。

装丁：小口翔平(tobufune)
カバーイラスト：坂木浩子
本文イラスト：坂木浩子
DTP製作：明昌堂

苦手な循環器疾患が得意になる

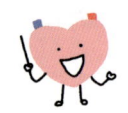

本書の特徴と活用法

大八木秀和

ポイント1　どこから読みはじめてもOK

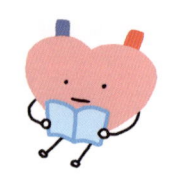

"鉄は熱いうちに打て"という諺があります。興味がわいた箇所があれば、そこから開いて読んでみましょう。どこから読みはじめてもかまいません。

ポイント2　重要な心不全は、ゆっくり時間をかけて

最初に一番重要なところをマスターしたいと思うのなら、循環器分野で特に重要な3つの疾患、「心不全」「虚血性心疾患」「不整脈」をおさえましょう。中でも心不全はすべての心疾患の最終形態であるので、まずは心不全をゆっくりしっかり時間をかけて、疾患の成り立ち、治療方法、入院中はどのようなことに気をつけるべきか等を学んでください。そのあと、残りの2つを勉強しましょう。

虚血性心疾患に関しては、3つの冠動脈と支配領域（どの血管が心臓のどこに酸素と栄養を与えているか）をしっかり学びます。どの血管が詰まればどのような心電図波形が出るのか、心電図と血管の関係をしっかりおさえることが一番重要です。

不整脈は、いきなり本書の内容を理解し、すぐにモニター心電図が読めるようになればそれにこしたことはないのですが、最初は理解するだけで終わるでしょう。大切なのはそのあとで、理解すること以上に、はじめてのモニター心電図波形を読めるようになることが大切です。よって、すでに購入済みのモニター心電図の本と照らし合わせながら、心電図を読めるよう訓練してください。

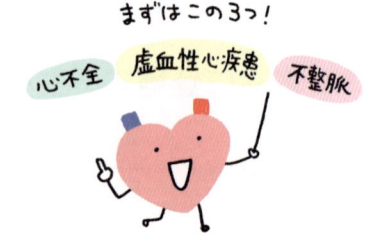

まずはこの3つ！
心不全　虚血性心疾患　不整脈

ポイント3　複雑な弁膜症は最後にまわそう

一番厄介な疾患が弁膜症です。胸部X線や聴診など、さまざまな知識を総動員しなければならないので、最後でよいでしょう。

その他の疾患は、どこから読んでもけっこうです。

ポイント4　覚える作業を忘れずに

全般的に言えることは、理解することが重要ですが、その後覚える作業（使えるようになる練習）を忘れないようにしてください。自動車の構造がわかっても、乗れないのではあまり意味がないですよね。構造がわかっていれば、自動車に乗れるだけの人よりもより深く、最大限に性能を引き出すことができるのと同じです。

ポイント 5　何度もめくって繰り返し読む

一度、各疾患を通して読んだら、何度も繰り返し読んでみましょう。はじめはわからなくても、2度3度と読むことで、新たな気づきがあるものです。

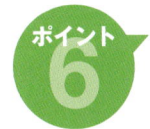

ポイント 6　イラストを眺めるだけでも勉強になる

「循環器疾患は難しい」という先入観のある人は、1つ1つのイラストをじっくり観察し、その図が何の解説なのかを考え、周辺の文章を読んでみましょう。まずは慣れることも大切です。これだけでも、かなり勉強になるはずです。

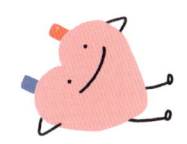

ポイント 7　ケアへのつなげかたを意識する

ケアに関しては、各分野で共通するところが多いので、私が提示した以外に重要なところが出てくるかもしれません。各疾患の勉強中に、いかにケアにつなげていくかを意識しながら読んでみてください。

ポイント 8　薬の知識も身につけよう

巻末に、資料として「看護師が知っておきたい主な循環器注射薬の配合変化と内服薬の注意点」をまとめました。けっこうボリュームがありますが、時間があるときにざっと目を通してみてください。看護師にとって薬の知識は欠かせません。最終的には1つ1つ身につけて覚えていくことが大切です。

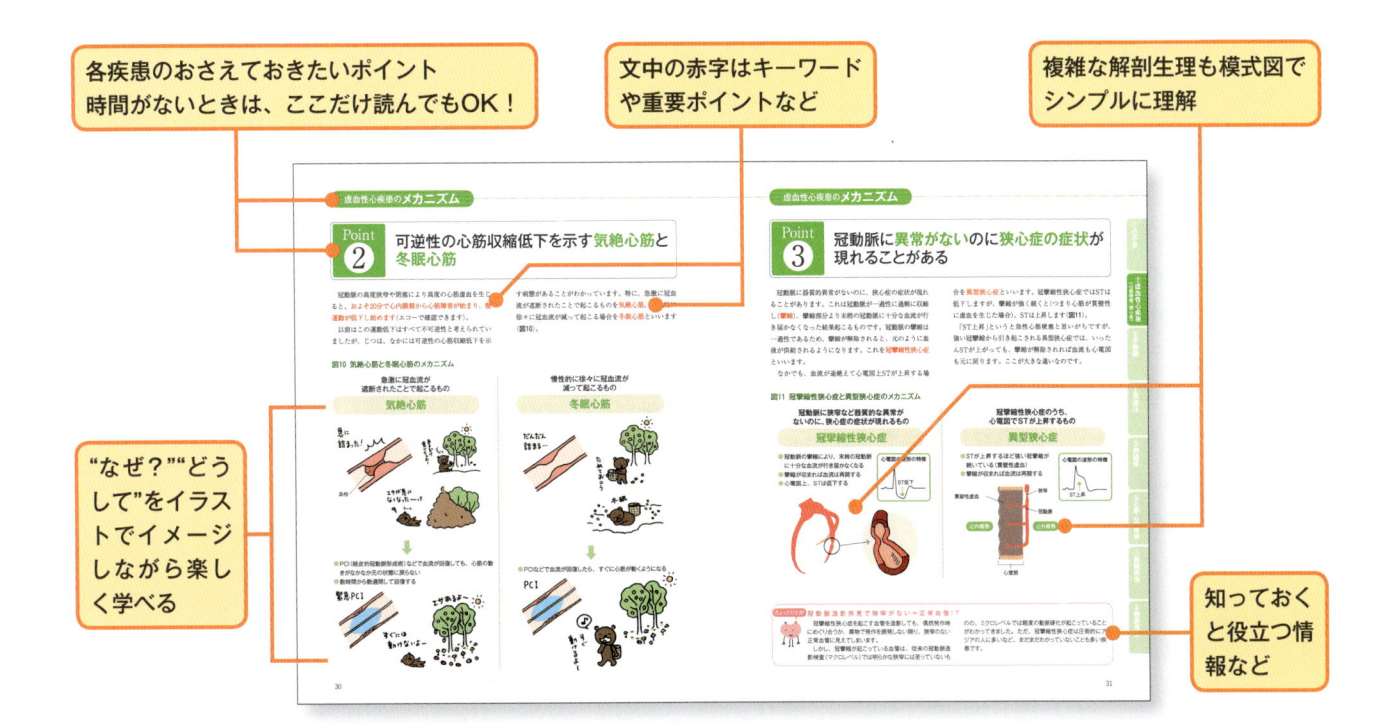

- 各疾患のおさえておきたいポイント　時間がないときは、ここだけ読んでもOK！
- 文中の赤字はキーワードや重要ポイントなど
- 複雑な解剖生理も模式図でシンプルに理解
- "なぜ？""どうして"をイラストでイメージしながら楽しく学べる
- 知っておくと役立つ情報など

● 著者紹介

大八木秀和(おおやぎ・ひでかず)
JCHO大阪病院 循環器内科医長
日本循環器学会認定循環器専門医

1990年	大阪薬科大学製薬学科卒業後、薬剤師として臨床業務に従事
1996年	香川医科大学(現：香川大学)医学部医学科を再受験
2002年	同大学卒業、同年4月より市立堺病院にて初期および後期研修
2006年	綾部市立病院循環器内科勤務
2009年	社会医療法人祐生会みどりヶ丘病院循環器内科勤務
2014年	医療法人北辰会　有澤総合病院内科を経て、2015年より現職

　医療の仕事を意識したのは中学時代。持病の喘息に悩まされ、"自分の病気を治したい"と医師を志す。喘息発作に処方されたβ刺激薬が劇的に呼吸を楽にしてくれた感動から"薬"にも興味をもつようになる。医学部・薬学部どちらに進学するか心が揺れ動くも、進路相談で「2つとも行けばいい」という先生のひと言で薬学部および医学部進学を決意。薬剤師として臨床に従事したのち、現在は循環器医＋感染制御医(ICD)として診療に従事している。
　目下の夢は、"基本的臨床医学知識≒現在の研修医レベルの知識"を薬剤師、看護師など医療従事者すべてに身につけてもらえるよう、ひきつづき教育・普及することである。

① 心不全

心臓のポンプ機能の障害により全身の臓器に必要な血液量を供給できない状態

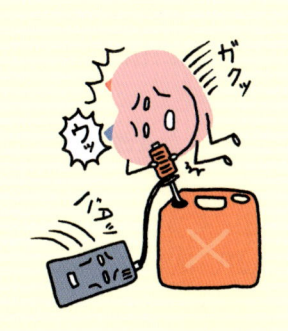

　心不全は、循環器疾患を学ぶなかで避けて通ることができません。なぜなら、心不全はあらゆる心臓病の終末病態だからです。

　心不全を一言で説明すれば、"全身の臓器に必要かつ十分な酸素が行き渡らない状態"です。では、いったいどのような機序で心不全になるのでしょうか。1970年ころまで、心不全は心臓のポンプ機能不全と、それによる体液貯留と考えられていました。1980年代に入り、神経体液因子が心不全に関与することが明らかになり、1990年代には「心筋リモデリング」という考え方が加わるなど、時代とともにその考え方や治療方針も変化して、今に至っています。

　また、心不全はいろいろな名称がその前につきます。例えば急性心不全や慢性心不全、あるいは左心不全、右心不全など。これは「病態による分類」と「時間による分類」の違いで、どちらも理解することが重要です。

　治療に関しては、疾患別に細かい違いがあり、なかなか難しいものです。しかし、治療方針を出すうえでの根底となる考え方は、けっして難しくありません。その方法の1つが、急性・慢性を問わず、心不全、つまり心臓のポンプ機能低下の原因となる各指標（因子）ごとに、その改善方法を考えることです。

　ここで注意してほしいことは、心不全ではすべての因子が問題になることが多く、どの指標を優先に考えるかは症例ごとに異なります。例えばショック症状の場合、まずは血圧を維持する治療を優先します。「心拍数が速い→β遮断薬投与」などと単純に考えて治療すると大変なことになります。

　勤務中、「患者さんに何か起こったらどうしよう」と不安になることもあるでしょう。その原因は、患者さんの病状経過が想像できないからではないでしょうか。経験がなくても、考えて予測できるようになれば気持ちも楽になるはずです。この本の内容をよく理解し、知識として蓄え、ぜひ今後の看護に活かしてください。

心不全の原因

Point 1　血液を送り出す心臓のポンプ機能が低下している

　心臓のポンプ機能不全とは、血液(すなわち酸素)を送り出す機能がうまくはたらいていない状態です(図1)。

　図2-①の例は、心臓の収縮機能が落ちた場合(＝低拍出性心不全)を表しています。図2-②は、心臓の収縮力は正常のまま心不全になる例(＝高拍出性心不全)です。いずれも末梢に十分な酸素が供給できない状態で、代償機構によりその不足を補おうとします。虚血性心疾患など多くの心不全は低拍出性心不全ですが、甲状腺機能亢進症・貧血・脚気などは高拍出性心不全です。

　低拍出性心不全も高拍出性心不全も、ともに心拍数の増加*で心機能を維持しようとします。普通なら、これで"めでたし、めでたし"です。しかし、心臓にも限界があり、この状態をずっと続けることができず、だんだんがんばりが効かなくなります。

　その一番の理由は、心臓の収縮時間・拡張時間の関係を考えると理解しやすいでしょう。心臓は収縮と拡張を繰り返していますが、心拍が速くなっても遅くなっても収縮時間はあまり変わらず、拡張時間が大きく変化します(図3)。

　つまり、心拍が速くなると、拡張時間が短くなります。冠動脈の血流は拡張期に流れるので、頻脈では冠動脈に血流が流れる時間が減り、十分な酸素が心臓に行き渡らなくなります。すると、少しずつ心臓が弱ってくるのです。

図1　心臓のポンプ機能「不全」とは

心臓が末梢臓器に必要かつ十分な血液が送り出せていない状態

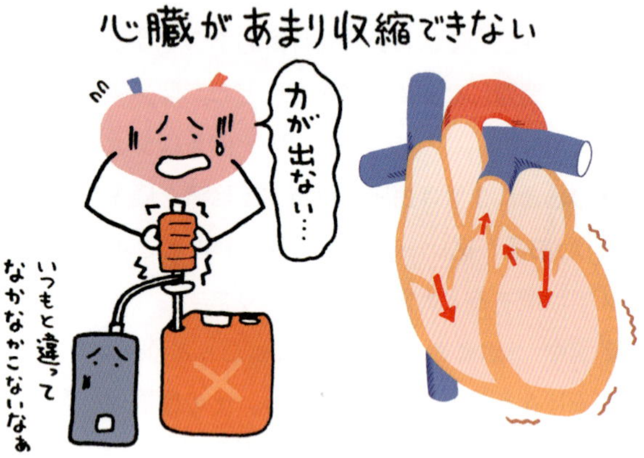

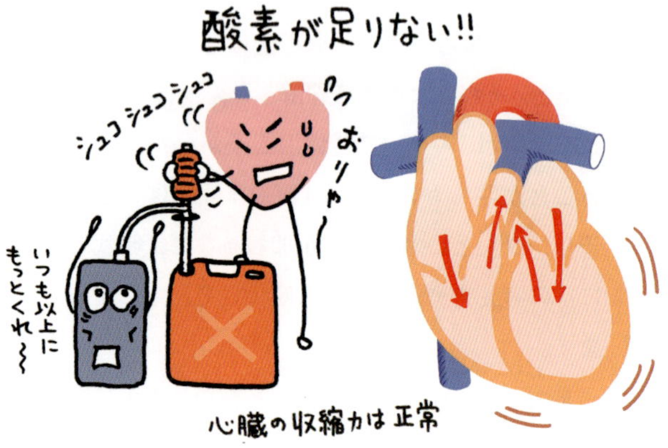

*心拍数の増加は、交感神経と副交感神経によりコントロールされている。心不全の場合は、交感神経が優位になり、脈が速くなる。

図2 ポンプ機能不全から「心不全」が起こるしくみ

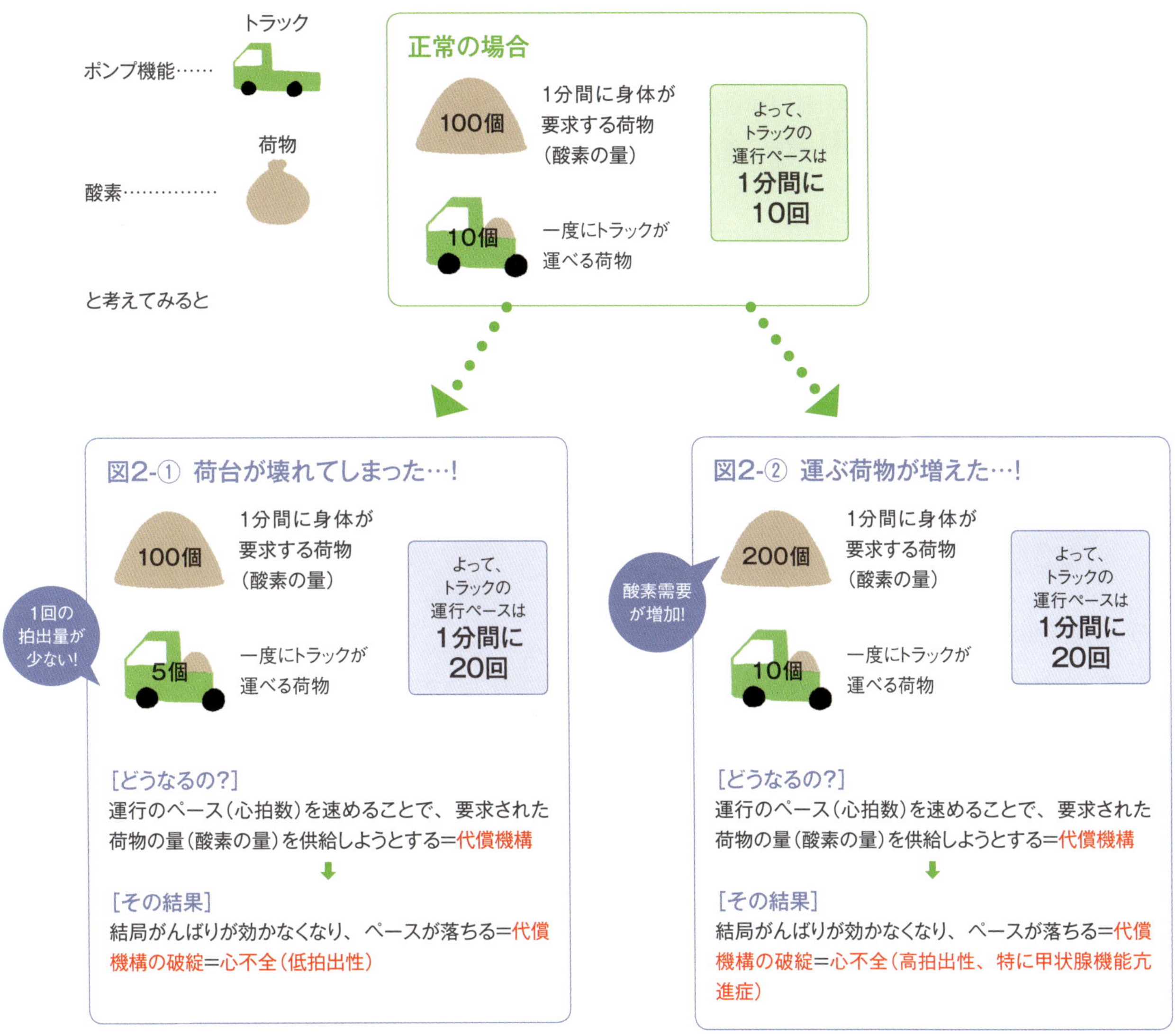

ポンプ機能……トラック
酸素……荷物
と考えてみると

正常の場合
- 1分間に身体が要求する荷物（酸素の量）：100個
- 一度にトラックが運べる荷物：10個
- よって、トラックの運行ペースは **1分間に10回**

図2-① 荷台が壊れてしまった…！
1回の拍出量が少ない！
- 1分間に身体が要求する荷物（酸素の量）：100個
- 一度にトラックが運べる荷物：5個
- よって、トラックの運行ペースは **1分間に20回**

[どうなるの？]
運行のペース（心拍数）を速めることで、要求された荷物の量（酸素の量）を供給しようとする＝代償機構
↓
[その結果]
結局がんばりが効かなくなり、ペースが落ちる＝代償機構の破綻＝心不全（低拍出性）

図2-② 運ぶ荷物が増えた…！
酸素需要が増加！
- 1分間に身体が要求する荷物（酸素の量）：200個
- 一度にトラックが運べる荷物：10個
- よって、トラックの運行ペースは **1分間に20回**

[どうなるの？]
運行のペース（心拍数）を速めることで、要求された荷物の量（酸素の量）を供給しようとする＝代償機構
↓
[その結果]
結局がんばりが効かなくなり、ペースが落ちる＝代償機構の破綻＝心不全（高拍出性、特に甲状腺機能亢進症）

図3 収縮時間・拡張時間

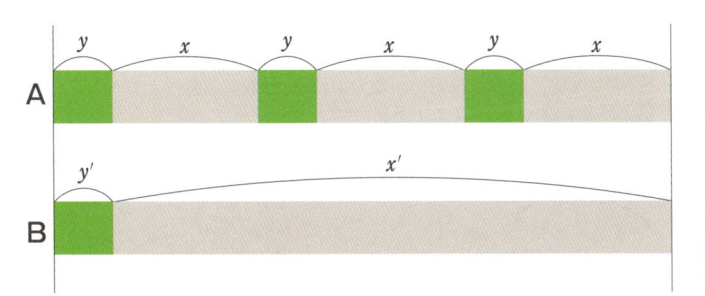

A（心拍が速い）
y：収縮時間　x：拡張時間

B（心拍が遅い）
y'：収縮時間　x'：拡張時間

$y ≒ y'$　$3x < x'$
→Aで3回収縮・拡張を繰り返す時間にBは1回収縮・拡張をする
→Bの拡張時間は、Aの拡張時間の合計よりも大きい

①心不全
②虚血性心疾患（心筋梗塞、狭心症）
③不整脈
④高血圧
⑤弁膜症
⑥心筋・心膜疾患
⑦動脈疾患
⑧静脈疾患

実際に臨床現場で心臓のポンプ機能の状態を把握するには、**図4**の「4つの指標」が基本となります。それぞれの値が"心臓から運ばれていく血液（酸素）の量"、すなわち心拍出量を推し量るめやすとなります。
　よく用いられる心機能曲線（**図5**）は、「心拍出量」と「心臓に入っている血液量（血液充満量）」の関係を表したものです。

　つまり、図4と図5を理解すると、「心拍出量＝1回拍出量×心拍数」ですから、心拍出量を増やす方法としては、「心拍数を増加させる」「1回拍出量を増加させる」など、また心機能曲線から考えると、正常な心臓の場合では、血液充満量の増加、つまり前負荷が増大すれば心拍出量も増えるといったように理論的に考えることができます。

図4　心臓のポンプ機能をつかさどる4つの指標

①心拍数
- 1分間に心臓が拍動する回数
- 心拍数が増えれば、心拍出量も増える

②心筋収縮力
- 心筋が収縮する力のこと
- 心筋が弱っていると、心拍出量は増えない

③前負荷
- 「心臓に蓄えられている血液量（血液充満量）」のこと
- 血液充満量が増えれば、心拍出量も増える（Frank-Starlingの法則）

④後負荷
- 「心臓からの血液の送り出しやすさ（血管の抵抗）」のこと
- 後負荷が増大すれば、心拍出量は減少する

心拍出量はこの4つ（心拍数、心筋収縮力、前負荷、後負荷）で決まるんだ！

図5　心機能曲線

心臓のポンプ機能を、心拍出量（または1回の拍出量、縦軸）、血液充満量（または左室拡張末期圧、横軸）で示したもの

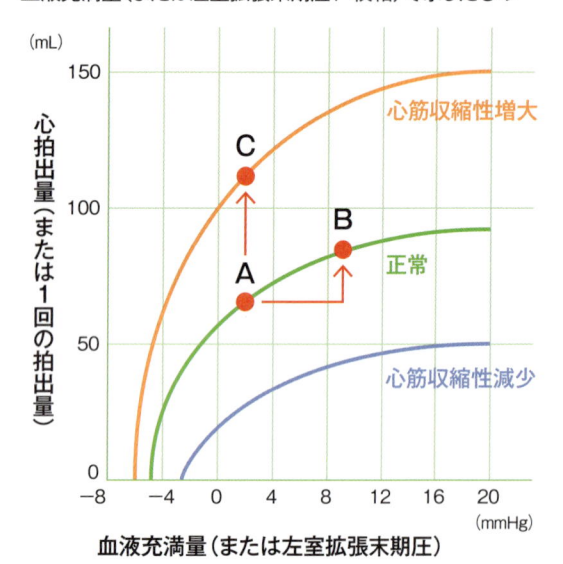

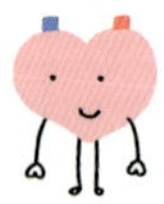

（縦軸：心拍出量（または1回の拍出量）(mL)　0, 50, 100, 150）
（横軸：血液充満量（または左室拡張末期圧）(mmHg)　-8, -4, 0, 4, 8, 12, 16, 20）

心筋収縮性増大
正常
心筋収縮性減少

A→B 血液充満量（または左室拡張末期圧）が増大すれば、1回拍出量も増大する。これを「Frank-Starlingの法則」という

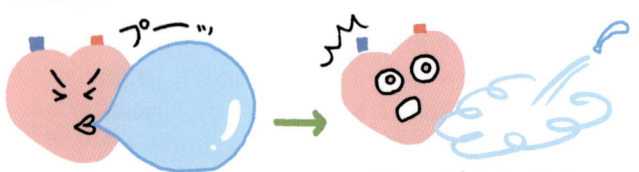

　このFrank-Starlingの法則に基づき、心不全の場合を考えてみましょう。
　心機能曲線のグラフを見てください。例えば心拍出量が50mLとすると、正常の心臓では左室拡張末期圧（左室に流入する血液の量）が2mmHgです。心不全で心筋の伸展性が減少すると、同じ50mLでも左室拡張末期圧が18mmHgとなります。心不全で正常の心臓と同じ1回心拍出量を出すためには、左室拡張末期圧を高くしなければなりません。

A→C 心筋の収縮力が増大すれば、心機能曲線は上方へシフトし、1回拍出量は増加する

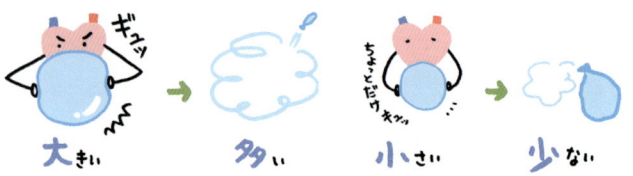

大きい　→　多い　→　小さい　→　少ない
縮む力が大きければ、吐き出される空気の量も多くなる

血液流入量（血液充満量）を左室拡張末期圧で代用している！

　本来なら、左室に流入する実際の血液量（血液充満量）が知りたいのですが、左室の血液充満量は測定できないため、測定可能な左室拡張末期圧で代用しています。なぜなら、左室拡張末期圧は血液充満量と比例関係にあるからです。

心不全の原因

Point 2　神経体液因子：腎臓の体液の調節＞心臓の体液の調節

　心臓と腎臓は離れていますが、両者は密接に関連しています（図6）。心臓の機能が低下すると、心拍出量が減少します。もし、そのまま減少し続けるとどうなるでしょうか。血圧低下が起こります。

　この状態を打破するために、まず末梢血管が締まります（血圧を上げ、重要臓器の血液量を増やすため）。また、循環血液量を増やして血圧を上げようと、腎臓が体液の調節を始めます（体液を増加させるメカニズムがはたらく）。

　これに対して、心臓自身は心機能低下によって心臓に血液がうっ帯して拡大します。すると、心臓からANP[*1]やBNP[*2]という利尿ホルモンが分泌されます（体液を減少させるメカニズムがはたらく）。つまり、心臓と腎臓はお互いに矛盾することを始めるのです。このバランスがうまくいけば心不全は徐々に改善しますが、長期間この状態が続くと腎臓側の影響が強くなりすぎ、悪影響が出てきます。

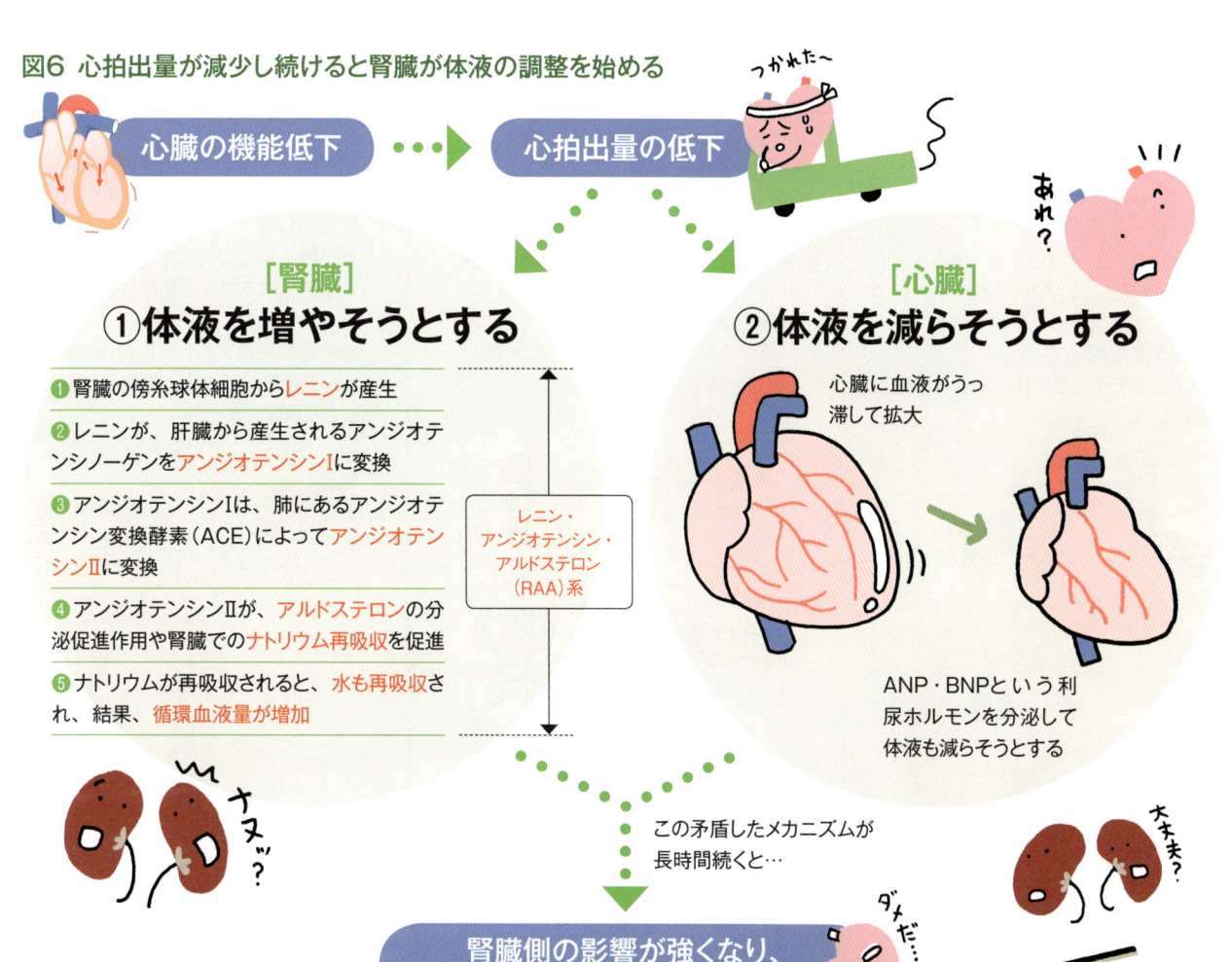

図6　心拍出量が減少し続けると腎臓が体液の調整を始める

心臓の機能低下 ･･･▶ 心拍出量の低下

[腎臓] ①体液を増やそうとする
- ❶腎臓の傍糸球体細胞からレニンが産生
- ❷レニンが、肝臓から産生されるアンジオテンシノーゲンをアンジオテンシンIに変換
- ❸アンジオテンシンIは、肺にあるアンジオテンシン変換酵素（ACE）によってアンジオテンシンIIに変換
- ❹アンジオテンシンIIが、アルドステロンの分泌促進作用や腎臓でのナトリウム再吸収を促進
- ❺ナトリウムが再吸収されると、水も再吸収され、結果、循環血液量が増加

レニン・アンジオテンシン・アルドステロン（RAA）系

[心臓] ②体液を減らそうとする

心臓に血液がうっ滞して拡大

ANP・BNPという利尿ホルモンを分泌して体液も減らそうとする

この矛盾したメカニズムが長時間続くと…

腎臓側の影響が強くなり、心不全が悪化する！

*1　ANP（atrial natriuretic peptide）：心房性ナトリウム利尿ペプチド
*2　BNP（brain natriuretic peptide）：脳性ナトリウム利尿ペプチド

心不全の原因

Point 3 心筋の構造や質が変化する心臓リモデリングが起こる

　心臓疾患の種類に関係なく、心機能が低下すると、その代償として心筋自体が分厚くなったり、サイズが大きくなったり、心筋細胞が減少して間質細胞と置き換わるなどして心筋の形状が変化します。このような心筋の構造や質の変化を心臓リモデリング（図7）といい、特に慢性心不全の際に重要な考え方です。リモデリングの過程には、前述のレニン・アンジオテンシン・アルドステロン（RAA）系などをはじめ、さまざまな要因が複雑に絡み合っています。また、心筋組織だけでなく、冠動脈や刺激伝導系に対するリモデリングも起こります。

　リモデリングは、何らかの原因で心臓のポンプ機能が障害され、圧負荷や容量負荷がかかると起こってきます。

　狭義では、心臓リモデリングは特に「左室リモデリング」を意味します。早期から左室リモデリングを抑制することが、心不全の予後を改善する方法として重要です。

図7 代表的な心臓（左室）リモデリングの例

［形の変化］
心臓が丸みを帯びる

- 心臓の左（心）室はラグビーボールのような形をしているが、リモデリングを起こすと徐々に丸いボールのように形を変えようとする
- 丸みを帯びるころには、心臓は収縮しにくくなる

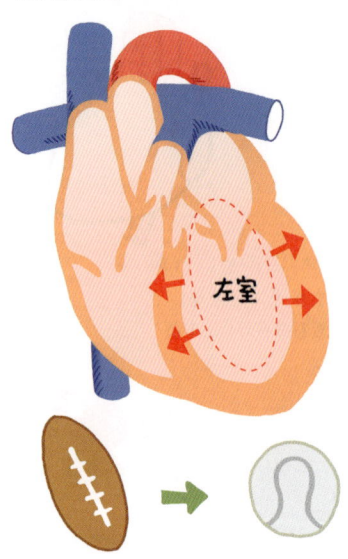

ラグビーボール から 丸いボールへ

［心筋の厚さの変化］
厚くなってから肥大し、薄っぺらに

- 心臓は収縮が弱くなると、まず筋肉をつけようとする（求心性肥大）
- 筋肉がつきすぎ限界までくると、今度は心臓は拡大し始め、薄っぺらい心筋となる（遠心性肥大）

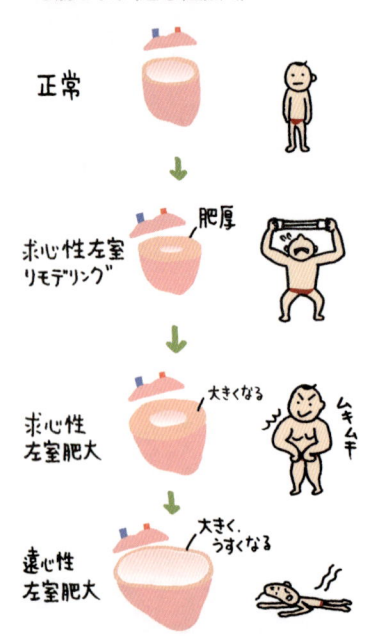

正常
↓
求心性左室リモデリング　肥厚
↓
求心性左室肥大　大きくなる
↓
遠心性左室肥大　大きく、うすくなる

［心筋の性質の変化］
心筋細胞が減少する

- 心臓の形が変化したり、心筋の厚さが変化する間に心筋の性質が少しずつ変化する
- 心筋細胞のアポトーシス（細胞死）、心筋細胞の肥大化、間質細胞の増加などが起こる

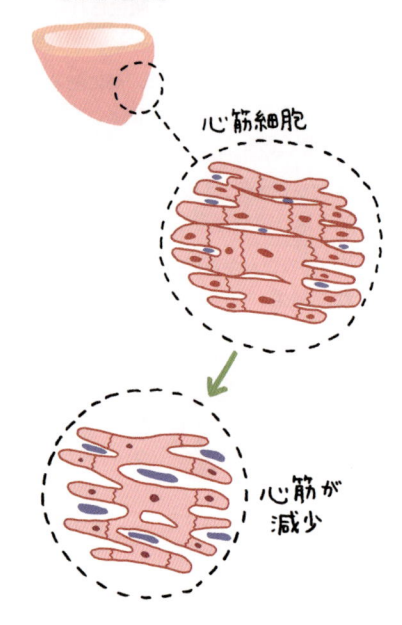

心筋細胞 → 心筋が減少

心不全の分類

Point 1 「●●心不全」と、さまざまな接頭語が付く

心不全は、図8のように「うっ血性心不全」「左心不全」「右心不全」「急性心不全」「慢性心不全」など、さまざまな接頭語が付きます。こうしたよく出てくる心不全の意味について説明しましょう。

図8 心不全のさまざまな種類

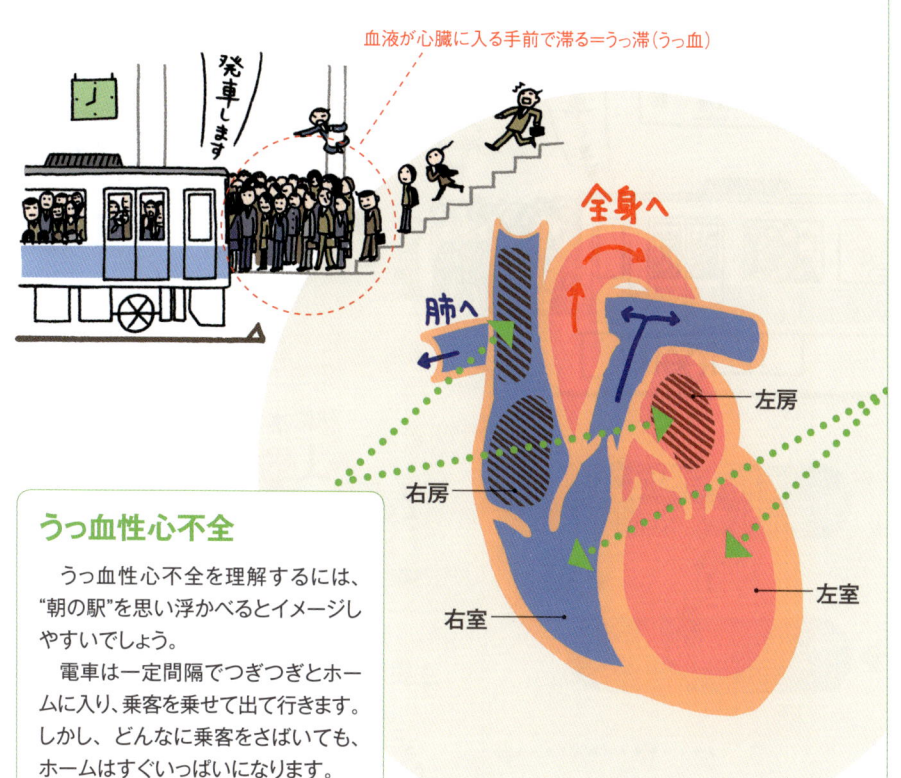

血液が心臓に入る手前で滞る＝うっ滞（うっ血）

発車します

全身へ
肺へ
左房
右房
左室
右室

うっ血性心不全

うっ血性心不全を理解するには、"朝の駅"を思い浮かべるとイメージしやすいでしょう。

電車は一定間隔でつぎつぎとホームに入り、乗客を乗せて出て行きます。しかし、どんなに乗客をさばいても、ホームはすぐいっぱいになります。

電車に乗ろうとしている人がホームや階段にあふれて、さばき切れない。この状態が心臓に起こったのが「うっ血」です。心臓の収縮力が落ち、心臓から送り出される血液量が減少したために、血液が心臓に入る手前で滞っている状態といえます。

● 肺うっ血＝左心不全
● 体うっ血＝右心不全
を招く！

左心不全と右心不全

心臓は、その筋肉を収縮させることによって血液を全身に送ります。4つの部屋で構成されており、それぞれに「弁」があります。この弁のおかげで、心臓は血液を一定の方向に送り出すことができます。

左（心）室の収縮が低下することによって、その前にある左（心）房に血液がうっ滞すると（うっ血）、左房から肺に血液が溜まります。この状態を「左心不全」といいます。

同様に、右（心）室の収縮が低下すると、その前にある全身の静脈血がうっ滞します。すると右（心）房から肝臓や末梢に血液が溜まり、むくみが出たりします。この状態を「右心不全」といいます。通常は、左心不全に伴って右心系にもうっ滞が生じ、両心不全となることが多いです。

すなわち…
● 左心不全→肺に水が溜まって息が苦しくなる
● 右心不全→静脈に水が溜まって肝うっ血になったり足に水がたまってパンパンになる

急性心不全と慢性心不全

これは、単に時間の問題です。"急激に心不全が生じた場合"を「急性心不全」、"徐々に心不全が進行した場合"を「慢性心不全」と理解してください。

慢性心不全は徐々に進行するので、少しずつ代償し、時間的余裕があります。

一方、急性心不全は急激に起こり、代償が十分に機能する時間がありません。適切な治療を迅速に行わなければ、病状は刻々と悪化し、死に至ります。

①心不全
②虚血性心疾患（心筋梗塞・狭心症）
③不整脈
④高血圧
⑤弁膜症
⑥心筋・心膜疾患
⑦動脈疾患
⑧静脈疾患

心不全の分類

Point 2　病態による分類：左心不全と右心不全

　左心不全は、左(心)室の収縮力の低下(あるいは拡張不全)に伴い、代償機構として左室充満圧(＝左室拡張末期圧)が上昇しても結局代償できず、心拍出量が低下する(＝主要臓器への血液供給が足りない状態)と同時に、その前にある左房に血液がうっ滞し(うっ血)、肺に血液が溜まっている状態です。

　肺に血液が溜まると、血液中の水分が肺胞内ににじみ出てきて、酸素交換ができにくくなります。これらのことが、さまざまな症状を引き起こします(図9)。

図9　左心不全のメカニズムと症状

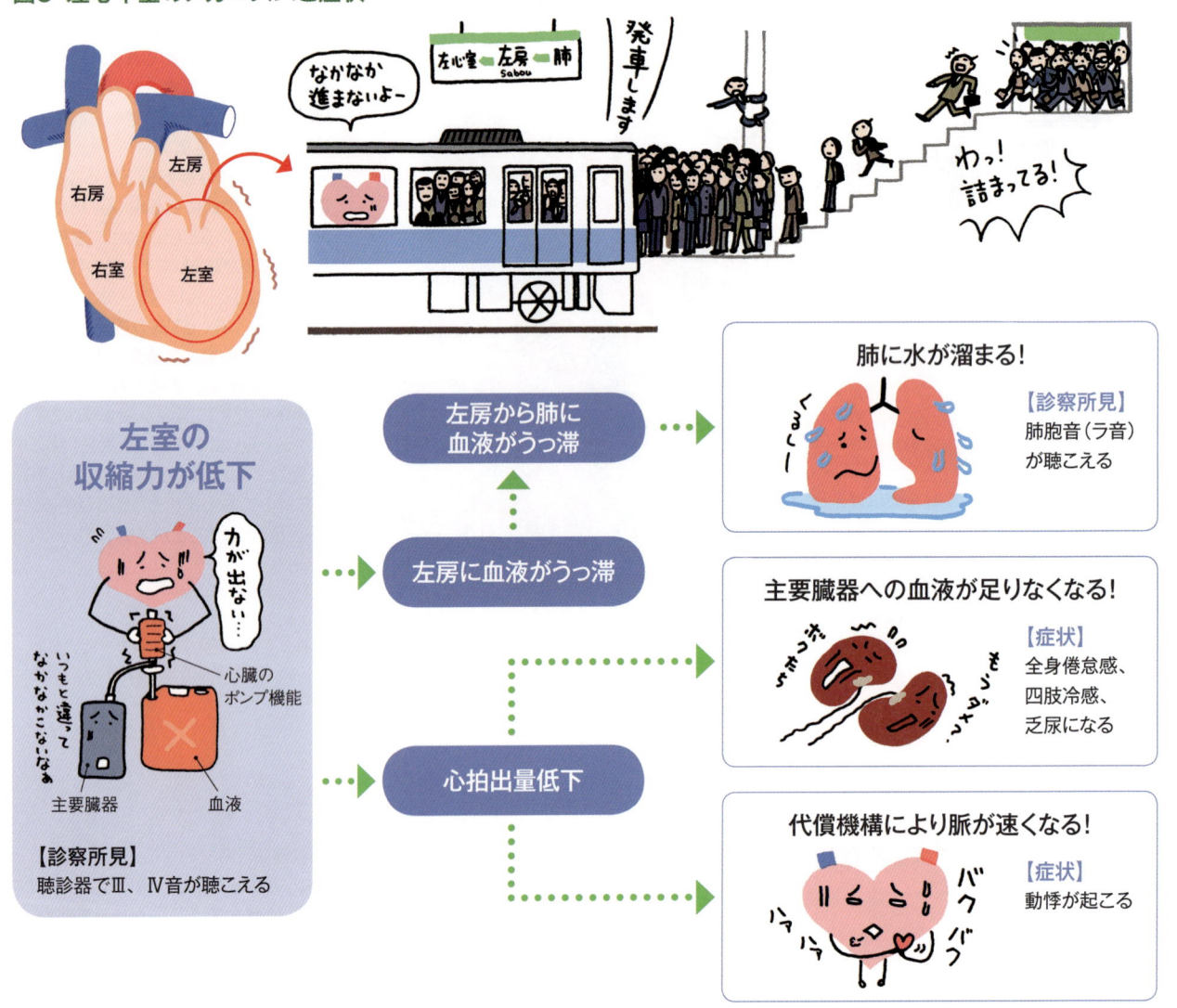

【左室の収縮力が低下】
【診察所見】聴診器でⅢ、Ⅳ音が聴こえる

- 左房に血液がうっ滞
- 左房から肺に血液がうっ滞 → 肺に水が溜まる！【診察所見】肺胞音(ラ音)が聴こえる
- 心拍出量低下 → 主要臓器への血液が足りなくなる！【症状】全身倦怠感、四肢冷感、乏尿になる
- 代償機構により脈が速くなる！【症状】動悸が起こる

左心不全の症状で、必ず覚えてほしいのが呼吸困難です（図10）。その他、動悸、四肢冷感、乏尿、夜間多尿なども見られます。高齢者では、このような典型的な症状よりむしろ全身倦怠感、めまい（脳への血流が損なわれるため）や不穏、見当識障害といった症状を訴えることがあります。

このように機序から考えると、どんな検査でどんな所見が得られるか、おおよそ推測できるのではないでしょうか。

例えば、胸部X線画像では、心陰影の増大（CTR*1比↑）、肺うっ血像（肺静脈怒張）、Kerley's B Lineなどが見られます。また、血液検査でBNP*2（脳性ナトリウム利尿ペプチド、利尿ホルモンの一種）値の上昇、動脈血液ガス分析でPaO₂の低下なども見られます（図11）。

図10 左心不全で見られる代表的な呼吸困難

労作性呼吸困難

なぜ起こる？
- 安静時だと酸素が足りるのに、動くと、それにつれて身体に必要な酸素量が増える
- 健康な心臓なら心拍出量を増すことで代償するが、心不全で心機能が低下していると、代償が十分にできず、息切れが起こる

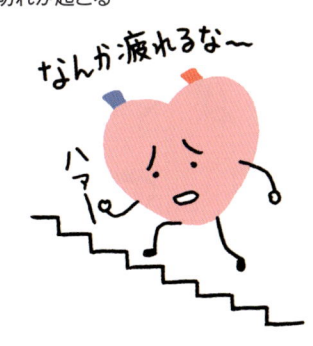

発作性夜間呼吸困難

なぜ起こる？
- 起きて動いているときは、重力の関係で静脈は下のほう（足側）に多く分布している（立ち仕事をしているとむくんでくる）。しかし、夜寝ると、身体の下にあった血液は心臓と同じ高さになるため、心臓に戻ってくる
- 心不全では、この戻ってきた血液をうまく処理できず、肺に水が溜まり呼吸困難になる

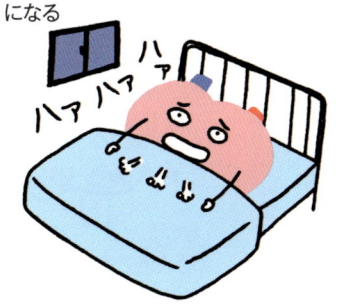

起座呼吸

なぜ起こる？
- 起座呼吸は、発作性夜間呼吸困難がひどくなった状態
- 心臓に戻ってくる血液を減らそうとしている

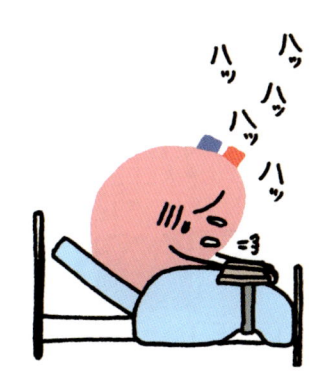

図11 左心不全の検査所見

胸部X線画像

- 心陰影の増大（CTR比↑）
- 肺うっ血像（肺静脈怒張）
- Kerley's B Line

Kerley's B Line
肺の小葉間の隔壁が肥厚して、白いラインとして見える

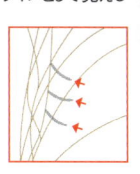

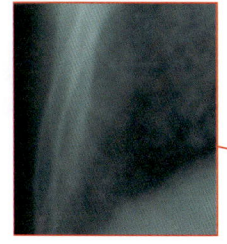

肺うっ血像（肺静脈怒張）
肺静脈に水が溜まり、通常より白くぼんやりと見える

心陰影の拡大（CTR比↑）
心臓リモデリングにより心臓が肥大し、CTR比が拡大している

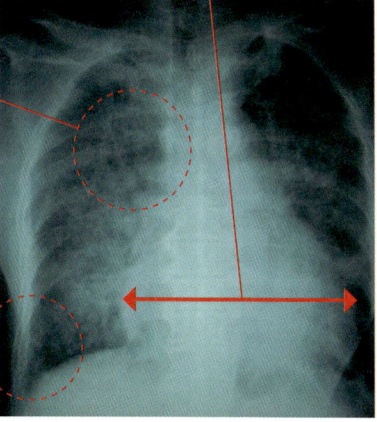

血液検査

- BNP（脳性ナトリウム利尿ペプチド）値の上昇

→ 溜まった水の排除が必要

- 動脈血液ガス分析でPaO₂の低下

→ 全身の血液に酸素の補給が必要

*1 CTR（cardiothoracic ratio）：心胸郭比
*2 BNP（brain natriuretic peptide）：脳性ナトリウム利尿ペプチド

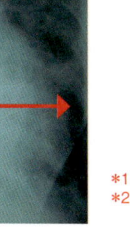

右心不全は、右(心)室の収縮力の低下によって心拍出量が減少し、その前にある全身の静脈血がうっ滞し、**右房から肝臓、末梢に血液が溜まっている**状態です。そのため、右心不全では全身のうっ血による症状が中心となります(図12)。

これらを考えると、どんな検査でどんな所見が得られるか、おおよそ推測できますね。

特に、右心系のうっ血症状を確認するために特に知っておいてほしいものが、JVP(jugular venous pressure：頸静脈圧)(図13)と、心エコーにおけるIVC(inferior vena cava：下大静脈)径です(図14)。筆者は患者さんの退院時、つまり一番調子がよいときのIVC径と体重、BNP値、CTR比をカルテにまとめて記載しています。外来フォローや再入院の際にこの記載を目標にすると、心不全の管理が容易になります。

図12 右心不全のメカニズムと症状

右室の収縮力が低下 ⇒ 右房に血液がうっ滞 ⇒ 右房から肝臓、末梢に血液がうっ滞

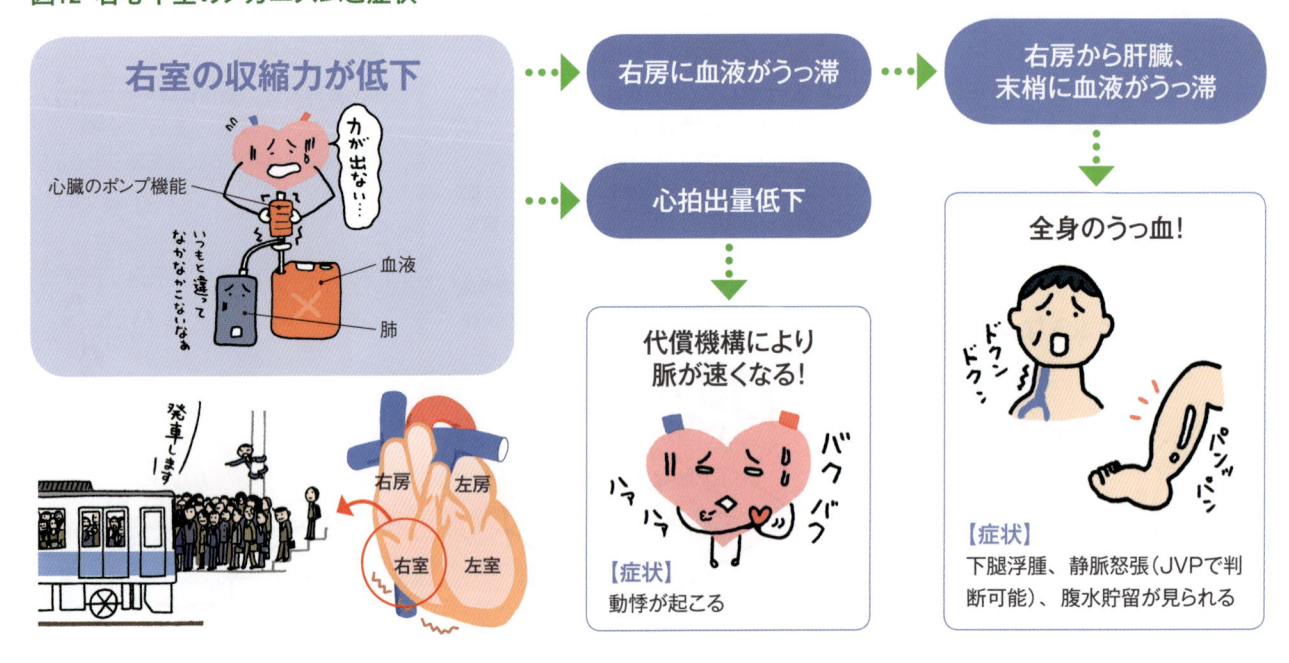

⇒ 心拍出量低下 ⇒ 代償機構により脈が速くなる！
【症状】動悸が起こる

⇒ 全身のうっ血！
【症状】下腿浮腫、静脈怒張(JVPで判断可能)、腹水貯留が見られる

図13 うっ血症状の検査① JVP

JVPの測り方
- ベッドを45度にして、患者の頸静脈の拍動波を観察する
- 頸静脈の拍動波は、心臓の収縮期に内方への皮膚の凹みとして観察される
- この凹みの最上点と、胸骨角の垂直距離がJVPである

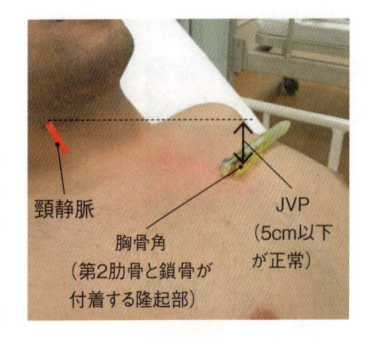

頸静脈／胸骨角(第2肋骨と鎖骨が付着する隆起部)／JVP(5cm以下が正常)

図14 うっ血症状の検査② IVC径

- IVC径は、正常では呼吸で変動(0〜10mmくらい)しているが、心不全になると呼吸性変動が減り、IVC径も20mmくらいまでに張ってくる
- IVC径の評価は、心不全を起こした患者に利尿をかける際の水分管理にも役立つ

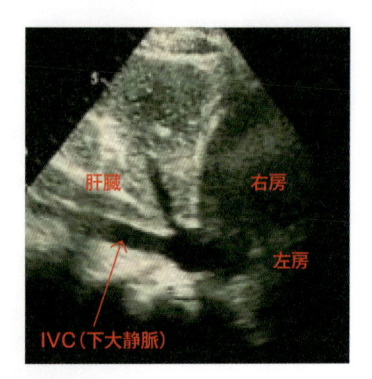

肝臓／右房／左房／IVC(下大静脈)

心不全の分類

Point 3 時間による分類：急性心不全と慢性心不全

心不全の接頭語でよく見る、急性・慢性という言葉は**心不全発症からの時間的経過による分類**で、臨床では急性心不全＊、慢性心不全として分類するほうが役に立ちます。それぞれのメカニズムと検査を**図15**に示します。

最近では、血中BNPを測定することで心不全の診断が可能になりました。急性心不全の場合、BNP値が100pg/mLをカットオフ値として、これ以上なら心不全と診断できます。

一方、慢性心不全ではBNP値のカットオフ値が明らかではなく、身体所見や検査所見、過去のデータを合わせて検討する必要があります。

図15 急性心不全・慢性心不全のメカニズムと検査

急性心不全

メカニズム
- 心臓の器質的・機能的異常により、急速に心臓のポンプ機能の代償機構が破綻
- 心室充満圧の上昇・臓器への還流不全をきたし、それに基づく症状や徴候（呼吸困難やショック）が急激に出現

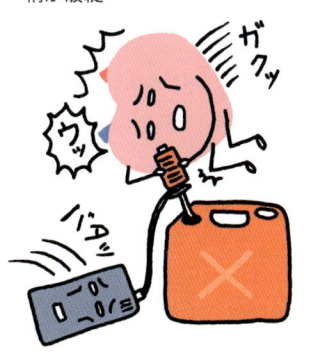

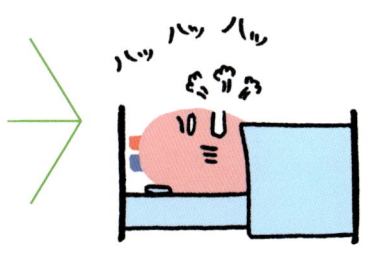

→ 診断と治療を同時進行で行わないと、死に至る危険性が高い！

検査
- バイタルサインのチェックや診察と同時にルート確保や酸素投与、血液ガス分析、採血、胸部X線検査などを行いながら、まず心不全の病態および重症度の把握を行い、基礎疾患や悪化した原因を検索する
- 一番多い急性心筋梗塞は治療方針が異なってくるため、必ず除外が必要である
- 心不全の状態を把握するため、場合によってはスワンガンツカテーテルなど行い、心不全治療を開始する

慢性心不全

メカニズム
- 慢性の心筋障害により、徐々に心臓のポンプ機能が低下（長期間代償機能が作用したのち破綻）。末梢主要臓器の酸素需要量に見合うだけの血液量を絶対的・相対的に拍出できない状態
- 心収縮能や拡張能の低下、肺または体循環にうっ血をきたし、生活機能（倦怠感、呼吸困難、運動耐容能の低下）に障害を生じる

→ 交感神経系やRAA（レニン・アンジオテンシン・アルドステロン）系に代表される神経体液因子が著しく亢進し、その病態を悪化させる！

検査
- 現在のところ、Framingham Study（心血管疾患の危険因子と発症リスクの調査）のうっ血性心不全の診断基準を利用することが多い

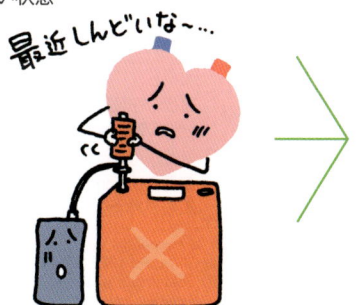

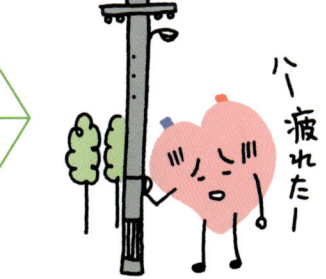

＊急性心不全と診断される症例には、①急性心不全、②慢性心不全の急性増悪がある。①の原因として急性心筋梗塞や急性心筋炎、感染性心内膜炎などに伴う急性弁膜症などがある。②の原因として陳旧性心筋梗塞や弁膜症、心筋疾患、高血圧症がある。

心不全の症状と検査

Point 1 自覚症状と日常の診察手順に合わせて指標を使い分ける

心不全にはいろいろな症状がありますが、誰かに患者の状態を伝える際に、共通の指標がないとうまく状態が伝わりませんね。そこで医師がよく使う代表的な分類が、NYHA分類（表1）、Killip分類（表2）、Forrester分類（表3）です。

ひと言でいうと、NYHA分類は自覚症状からの分類、Killip分類は特に急性心筋梗塞の際に使用する分類、Forrester分類は血行動態による分類です。日常臨床の診察手順に合わせると、図16のように使われます。

特に重要なのは、Forrester分類です。医師は、カテーテル検査ができない場合でも、Forrester分類のおおよそどれに当たるかを想像しながら治療方針を立てています。

図16 日常の診察手順と「NYHA分類」「Killip分類」「Forrester分類」

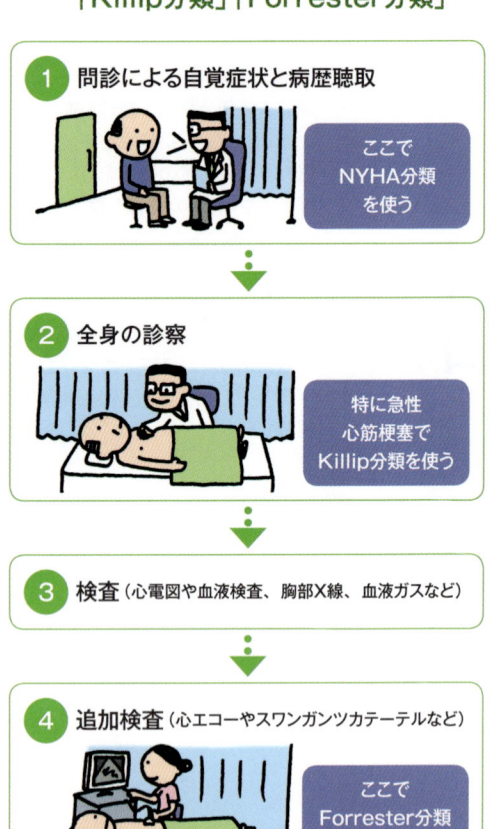

1. 問診による自覚症状と病歴聴取 — ここでNYHA分類を使う
2. 全身の診察 — 特に急性心筋梗塞でKillip分類を使う
3. 検査（心電図や血液検査、胸部X線、血液ガスなど）
4. 追加検査（心エコーやスワンガンツカテーテルなど） — ここでForrester分類を使う
5. 治療

表1 NYHA分類

- New York Heart Association（ニューヨーク心臓協会）が定めた、患者の自覚症状と病歴から分類した指標である（特に慢性心不全で有用）

I度	心疾患はあるが、身体活動に制限はない。日常的な身体活動では、著しい疲労、動悸、呼吸困難、あるいは狭心痛を生じない
II度	軽度の身体活動の制限がある。安静時には無症状。日常的な身体活動で疲労、動悸、呼吸困難あるいは狭心痛を生じる
III度	高度な身体活動の制限がある。安静時には無症状、日常的な身体活動以下の労作で疲労、動悸、呼吸困難あるいは狭心痛を生じる
IV度	心疾患のために、いかなる身体活動も制限される。心不全症状や狭心痛が安静時にも存在する。わずかな労作でこれらの症状が増悪する

表2 Killip分類

- 急性心筋梗塞における心機能障害の重症度分類である
- 聴診所見による分類だが、死亡率が判定できる
- 慢性心不全の場合でも、聴診によるラ音の評価などKillip分類の考え方を用いる場合もあるが、あくまで急性心筋梗塞で用いる分類である。そのため、慢性心不全の評価ではKillip分類という表現は使用しない

	聴診所見	自覚症状	死亡率(%) 1967年(Killip)[1]	死亡率(%) 1997年(Rott)[2]
クラスI	心不全の徴候なし	自覚症状なし	6	5
クラスII	軽度～中等度の心不全（肺ラ音聴取領域＜全肺野の50%）	軽度～中等度の呼吸困難を訴えることが多い	17	21
クラスIII	重症心不全 肺水腫（肺ラ音聴取領域≧全肺野の50%）	高度の呼吸困難を訴え、たいていの場合喘息を伴う	38	35
クラスIV	心原性ショック（チアノーゼ、意識障害）	血圧が90mmHg未満で四肢が冷たく、乏尿	81	67

[1] Killip T, 3rd, Kimball JT : Treatment of myocardial infarction in a coronary care unit. A two year experience with 250 patients. Am J Cardiol 1967 ; 20 : 457-464.
[2] Rott D, Behar S, Gottlieb S, et al : Usefulness of the Killip classification for early risk stratification of patients with acute myocardial infarction in the 1990s compared with those treated in the 1980s. Israeli Thrombolytic Survey Group and the Secondary Prevention Reinfarction Israeli Nifedipine Trial (SPRINT) Study Group. Am J Cardiol 1997 ; 80 : 859-864.

表3 Forrester分類

- もともとは、急性心筋梗塞に伴う急性心不全の予後分類
- スワンガンツカテーテル挿入による「肺動脈楔入圧（pulmonary capillary wedge pressure：PCWP）」と「心係数（CI、心拍出量／体表面積）」からなり、これにより治療方針が立つ
- 実際、臨床では、いつでもスワンガンツカテーテルの挿入ができるとは限らないこと、心エコーや診察所見でおおよそForrester分類のどこに入るか推測できるため、以前よりは右心カテーテル検査は減少する傾向にある。しかし、やはりICU、CCUの患者には必須といえる

正常値

心係数（CI）	3.5±0.7（L/分/㎡）
肺動脈楔入圧（PCWP）※	4〜12（mmHg）

※肺動脈楔入圧≒左室拡張末期圧

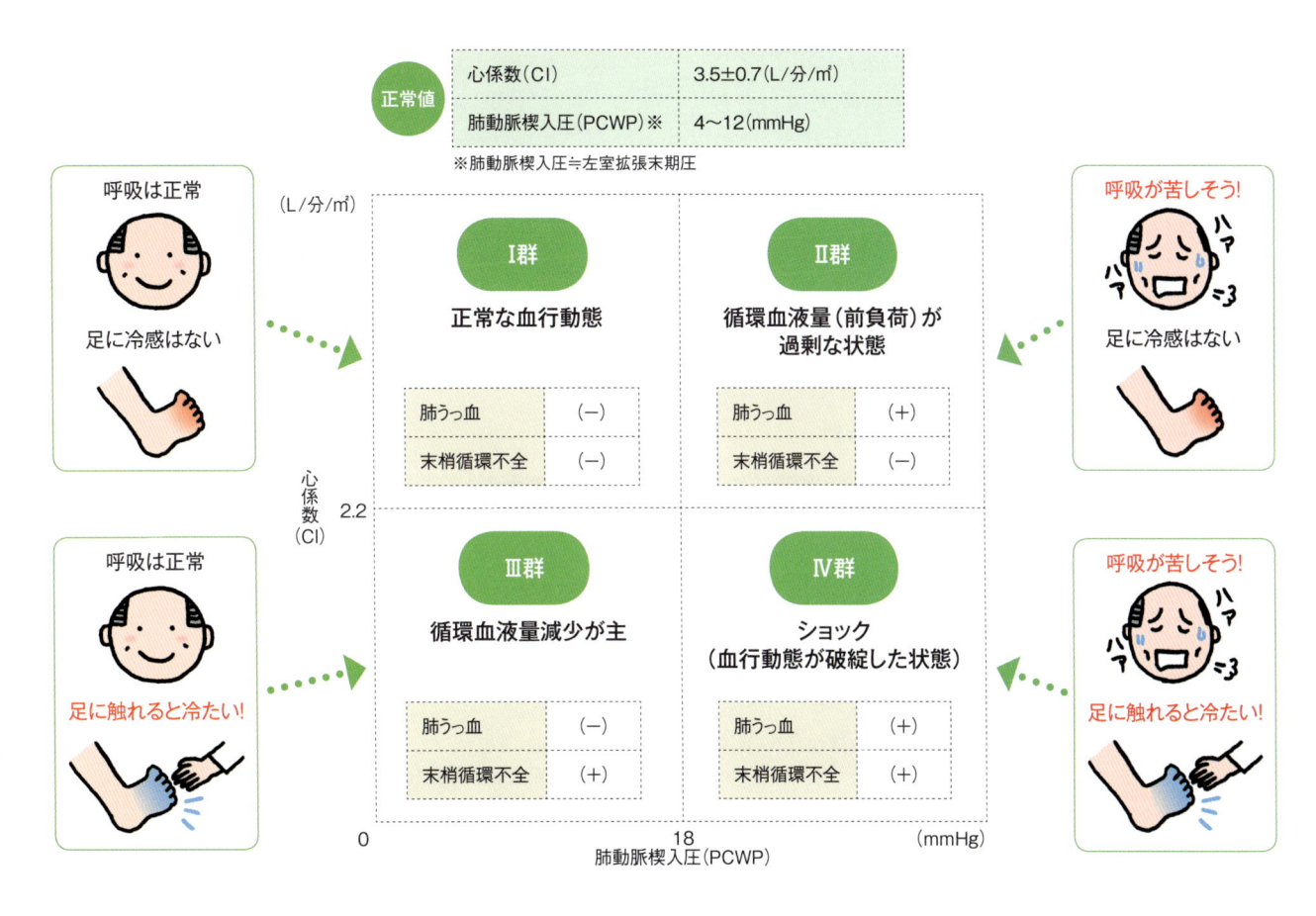

I群 正常な血行動態
- 肺うっ血　（−）
- 末梢循環不全　（−）

呼吸は正常／足に冷感はない

II群 循環血液量（前負荷）が過剰な状態
- 肺うっ血　（＋）
- 末梢循環不全　（−）

呼吸が苦しそう！／足に冷感はない

III群 循環血液量減少が主
- 肺うっ血　（−）
- 末梢循環不全　（＋）

呼吸は正常／足に触れると冷たい！

IV群 ショック（血行動態が破綻した状態）
- 肺うっ血　（＋）
- 末梢循環不全　（＋）

呼吸が苦しそう！／足に触れると冷たい！

縦軸：心係数（CI）（L/分/㎡）　境界 2.2
横軸：肺動脈楔入圧（PCWP）（mmHg）　境界 18

実際の数値を入れて分類してみよう！

例1
「心係数1.8」「肺動脈楔入圧16mmHg」の場合
→ Forrester分類 III
- 心臓には容量負荷がかかっていない（低心拍出量）と判断できる
- 補液が必要といった治療方針が立てられる

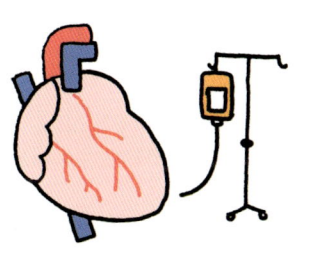

例2
「心係数2.3」「肺動脈楔入圧20mmHg」の場合
→ Forrester分類 II
- 左室容量負荷の状態と判断できる
- 利尿薬と血管拡張薬を使用するといった治療方針が立てられる

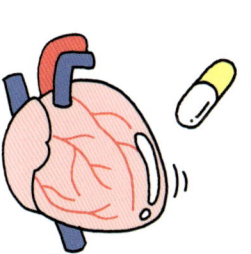

心不全の治療

Point 1 心臓のポンプ機能をつかさどる4つの因子から治療方針を立てる

心臓のポンプ機能をつかさどる指標（または因子）として、「心拍数」「心筋収縮力」「前負荷」「後負荷」の4つがあります（4頁参照）。心不全の基本的な治療方針は、この4つの因子から考えることができます（図17）。

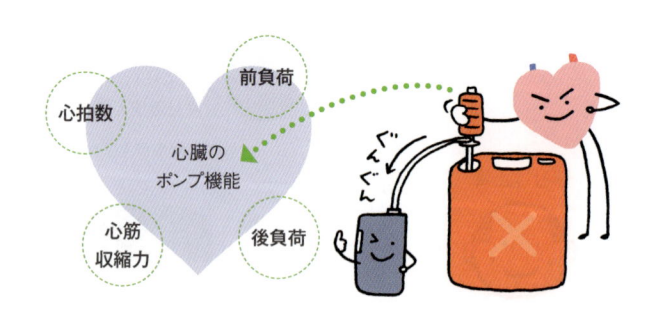

図17 心臓ポンプ機能と心不全の治療方針

心拍数
- 1分間に心臓が拍動する回数
- 心拍数が増えれば、心拍出量も増える

心拍数を増加させるには
- シロスタゾール（プレタール®）
- イソプレナリン塩酸塩（プロタノール®）
- 一時ペーシングなど

心拍数を低下させるには
- β遮断薬
- ベラパミル塩酸塩（ワソラン®）
- ジギタリス製剤など

前負荷
- 「心臓に蓄えられている血液量（血液充満量）」のこと
- 血液充満量が増えれば、心拍出量も増える（Frank-Starlingの法則）

前負荷を減少させるには
- 塩分制限
- 利尿薬（フロセミドなど）
- 静脈系血管拡張薬（硝酸イソソルビドなど）
- ECUM[*1]（体外限外濾過法）など

前負荷を増大させるには
- 輸液（細胞外液）
- 輸血など

心筋収縮力
- 心筋が収縮する力のこと
- 心筋が弱っていると、心拍出量は増えない

収縮機能を増加させるには
- 強心剤
  ▷カテコラミン類
  ▷ジギタリス製剤
  ▷PDE阻害薬など
- 心臓再同期療法など

拡張機能を増加させるには
- 拡張不全*への治療になるが、いまだ確立された治療法はない

*以前は左室収縮能低下が心不全の原因とされていたが、最近、収縮機能が保たれているにもかかわらず、心不全になるものがあることがわかってきた。

後負荷
- 「心臓からの血液の送り出しやすさ（血管の抵抗）」のこと
- 後負荷が増大すれば、心拍出量は減少する

後負荷を減少させるには
- 動脈系血管拡張薬（Ca拮抗薬など）
- IABP[*2]（大動脈内バルーンパンピング）など

後負荷を増大させるには
- ドパミン塩酸塩（イノバン®）
- ノルアドレナリン

---

*1　ECUM（extracorporeal ultrafiltration method）：体外限外濾過法
*2　IABP（intraaortic balloon pumping）：大動脈内バルーンパンピング

心拍数から考える治療方針の例
（心拍数増加が心不全の原因と考えられる場合）

脈が急に速くなり、そのままがまんしていたら胸が重苦しくなってきた

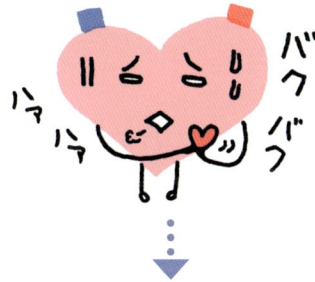

↓

胸部X線ではまだ肺うっ血は見られず、心エコーで心臓の動きを確認すると、心筋収縮が少し低下している。Forrester分類では、まだI群とII群の境界あたりだろう

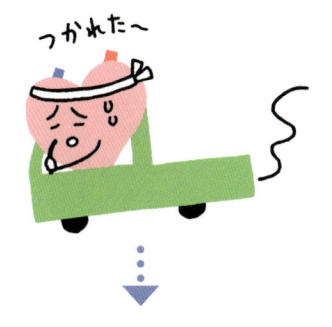

↓

【治療方針】
利尿薬はまだ使わず、心拍数を低下させ、心筋収縮力を上げる薬剤を使用してみよう➡ジギタリス製剤の投与

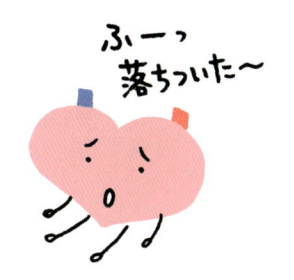

前負荷から考える治療方針の例
（心不全で前負荷・後負荷が問題になった場合）

起座呼吸があり、手足は少し冷たい。でも血圧は大丈夫そうだ

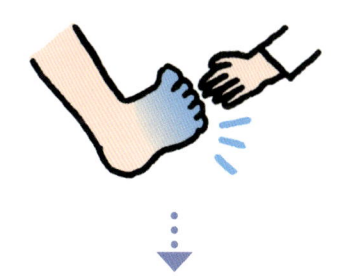

↓

胸部X線で肺うっ血があり、心エコーでIVCが張っている。Forrester分類ならII群からIV群の境界あたり。しかし、よりII群に近い

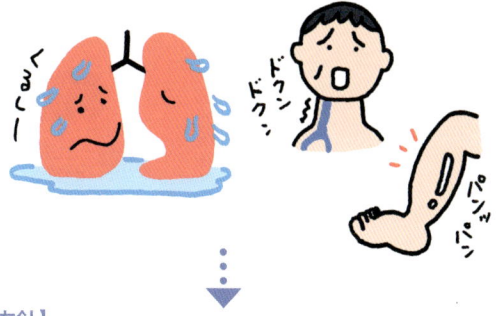

↓

【治療方針】
前負荷をとるために利尿薬と静脈系血管拡張薬、後負荷をとるために動脈系血管拡張薬を使おう

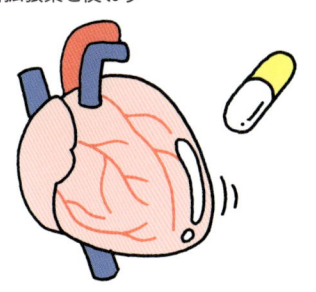

ピックアップ！ 特に覚えておいてほしい薬剤

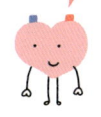

カテコラミン製剤
（ドパミン塩酸塩、ドブタミン、ノルアドレナリンなど）
- ショックで血圧が保てない場合に使用する
- 血管収縮を起こし、心筋の収縮力を増強する
- まず、イノバン®（ドパミン塩酸塩）が使われる。イノバン®は"命の番人"という意味で命名されたようで、血圧低下の第一選択としてよく使用される

hANP
（カルペリチド［主な商品名：ハンプ®］）
- 生体が自ら作っている利尿薬であり、安全・効果的な利尿作用＋血管拡張作用を併せ持つため、前負荷の軽減による肺うっ血の改善および、後負荷軽減による心拍出量の増大をもたらす

PDE Ⅲ阻害薬
（ミルリノン［主な商品名：ミルリーラ®］）
- 強心作用＋血管拡張作用
- 心筋の収縮力を高めるcAMP（環状アデノシン一リン酸）を分解してしまうのがPDEという酵素。この酵素を「阻害」するのがPDE阻害薬である

心不全の治療

Point 2 急性心不全の治療で最も重要なのは、血行動態維持による救命

急性心不全の治療で最も重要なことは、**血行動態維持による救命**です。常にバイタルサインと意識レベルに注意を払い、心電図をとったり輸液路の確保などをしながら、必要と判断すれば、ただちに胸骨圧迫、気管挿管を行います。

急性心不全の基礎疾患には、急性心筋梗塞や心筋炎、不整脈、高血圧などがあります。疾患ごとに違いはありますが、簡単に言えば、Forrester分類（フォレスター）のどれに入るかをさまざまなデータで解釈しながら考え、それに従って治療します（図18）。

図18 Forrester分類と急性心不全の治療

- 治療方針を立てる際、医師はForrester分類で大まかに病態と必要な治療を把握する
- さらに、心臓のポンプ機能をつかさどる4つの指標で、どの薬剤を使うのがよいか微調整する

正常値

心係数 (CI)	3.5±0.7 (L/分/㎡)
肺動脈楔入圧 (PCWP)	4〜12 (mmHg)

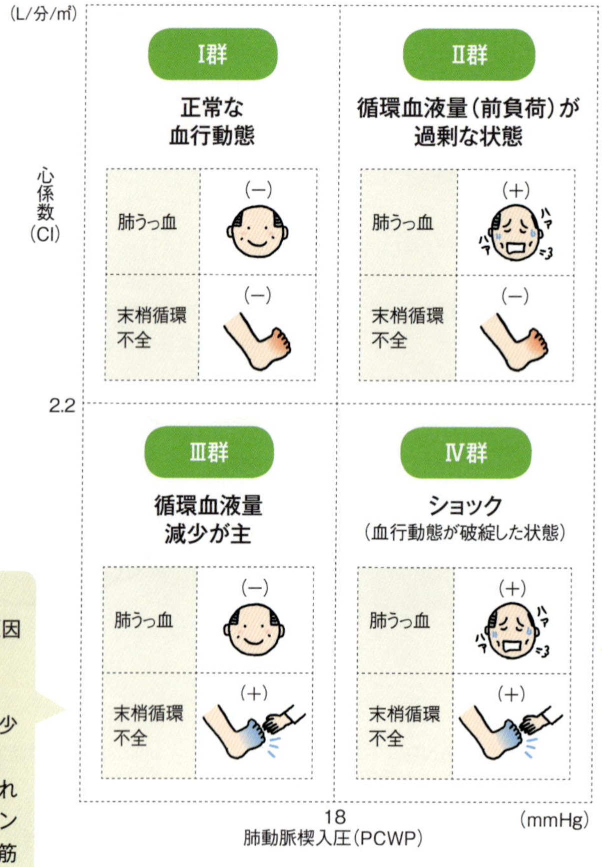

縦軸：心係数(CI) (L/分/㎡)、境界値 2.2
横軸：肺動脈楔入圧(PCWP) (mmHg)、境界値 18

Ⅰ群：正常な血行動態
- 肺うっ血 (−)
- 末梢循環不全 (−)

Ⅱ群：循環血液量（前負荷）が過剰な状態
- 肺うっ血 (+)
- 末梢循環不全 (−)

Ⅲ群：循環血液量減少が主
- 肺うっ血 (−)
- 末梢循環不全 (+)

Ⅳ群：ショック（血行動態が破綻した状態）
- 肺うっ血 (+)
- 末梢循環不全 (+)

【Ⅱ群 主な病態】 肺水腫
【治療方針】
- 酸素投与（少しでも酸素化を改善させる。Forrester分類のどの群でも行う）
- ループ利尿薬の投与（過剰な体液を体外に排泄させる）
- 静脈系血管拡張薬である硝酸薬の投与（血液を末梢に貯留させ、前負荷を減少させる）
- hANPの投与（動脈血管拡張作用＋利尿作用をもつ。15頁参照）
- ECUM（乏尿や無尿など、利尿薬でも尿が出ない場合に行う）

【Ⅲ群 主な病態】 右室梗塞や脱水、出血が原因の心不全
【治療方針】
- 急速輸液（前負荷の減少を改善させる）
- 輸液でも改善しなければ、強心剤（カテコラミン製剤など）を追加（心筋収縮力を上げる）

【Ⅳ群 主な病態】 最も重症なのが血圧の低下した心原性ショック
【治療方針】
- ショックの場合は、急速輸液負荷および強心薬（PDEⅢ阻害薬）を使用
- 血圧が落ち着いていれば、肺うっ血をとる目的で利尿薬も使用する
- 循環補助としてIABPを使用することもある（冠動脈血流を増やし、後負荷を減少させる）

心不全の治療

Point 3 慢性心不全の治療の中心は、薬剤による増悪予防

根底にある考え方は急性心不全と同じです。ただし、急性心不全と異なるのは、徐々に心不全になっているので（時間が経っているので）、体液調整のバランスで腎臓側の影響が強くなっていることです（RAA〈レニン・アンジオテンシン・アルドステロン〉系の亢進）。RAA系の亢進は、心臓リモデリングの進行にも関与してきます。

したがって、慢性心不全の治療は「ポンプ機能不全の改善（急性心不全と同じ）＋神経体液因子（RAA系）過剰の抑制＋リモデリングの進行抑制」となります。治療方針としては、NYHA分類による薬物治療指針がよく使われます（図19）。

図19 NYHA分類と慢性心不全の治療

- 慢性心不全では、腎臓側の影響が強くなり、体液を増やそうとしすぎる（RAA系の亢進）
- そのため、RAA系の亢進を抑える薬剤が使用される

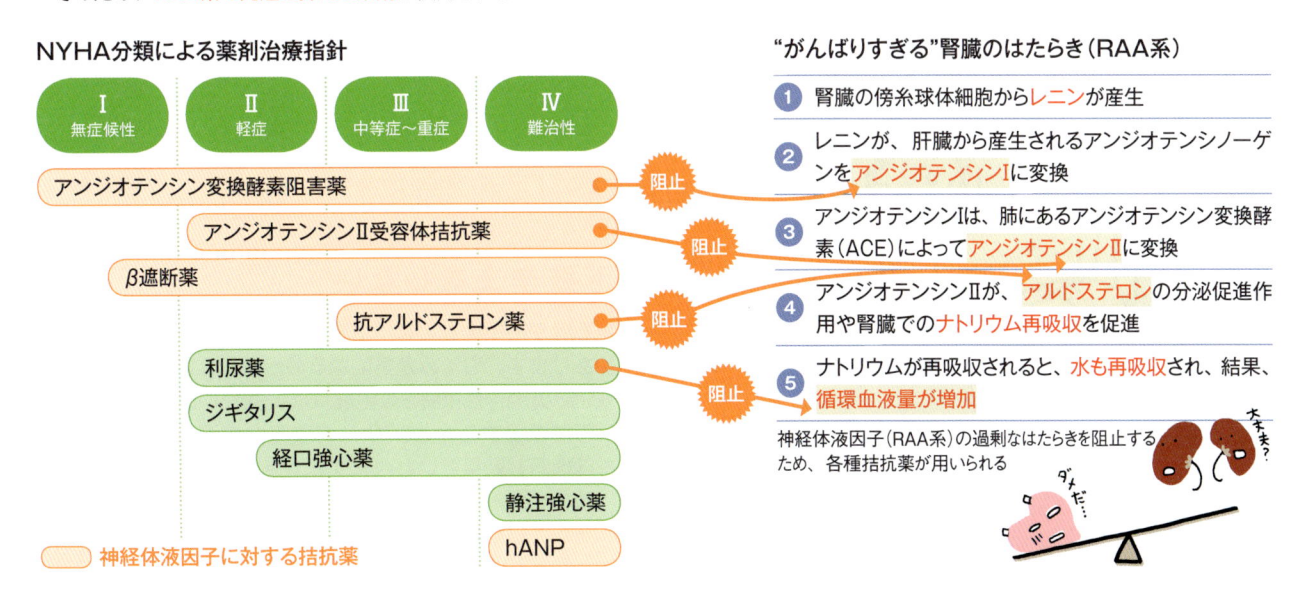

NYHA分類による薬剤治療指針

I 無症候性	II 軽症	III 中等症〜重症	IV 難治性

- アンジオテンシン変換酵素阻害薬
- アンジオテンシンII受容体拮抗薬
- β遮断薬
- 抗アルドステロン薬
- 利尿薬
- ジギタリス
- 経口強心薬
- 静注強心薬
- hANP

神経体液因子に対する拮抗薬

"がんばりすぎる"腎臓のはたらき（RAA系）

1. 腎臓の傍糸球体細胞からレニンが産生
2. レニンが、肝臓から産生されるアンジオテンシノーゲンをアンジオテンシンIに変換 ← 阻止
3. アンジオテンシンIは、肺にあるアンジオテンシン変換酵素（ACE）によってアンジオテンシンIIに変換 ← 阻止
4. アンジオテンシンIIが、アルドステロンの分泌促進作用や腎臓でのナトリウム再吸収を促進 ← 阻止
5. ナトリウムが再吸収されると、水も再吸収され、結果、循環血液量が増加 ← 阻止

神経体液因子（RAA系）の過剰なはたらきを阻止するため、各種拮抗薬が用いられる

ピックアップ！ β遮断薬は万能？

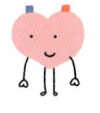

以前は、"心不全患者にβ遮断薬なんて"と言われていました。β遮断薬は交感神経のアドレナリン作動性β受容体を遮断し、心拍数、血圧、心筋収縮力を低下させ、結果、心不全を悪化させると考えられていたからです。

しかし現在では、β遮断薬は心不全治療において虚血性、非虚血性にかかわらず有効ということが、さまざまな臨床試験で証明されています。さらに、リバースリモデリングという心機能改善効果を示すこともわかってきました。

今では、ほぼすべての左室収縮機能不全に基づく慢性心不全症例がβ遮断薬の適応といえるでしょう。

リバースリモデリング
左室駆出率改善、心筋形態の球形から楕円形への変化など

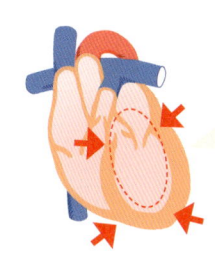

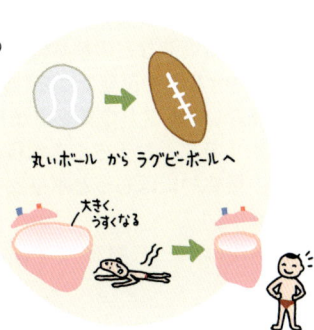

丸いボール から ラグビーボールへ

心不全のケアのポイント

　心不全のケアについては、救急室かCCUか一般病棟かによって、注意点も自ずと違ってくるでしょう。ここでは、特に心不全患者をはじめて受け持った看護師さんに注意してもらいたい、基本的なポイントをいくつか挙げます。

　なお、心不全患者には不整脈がつきものです。モニター心電図は常に注意してチェックしましょう。

酸素流量をむやみに上げない

- SpO₂値が低いと心配になるのでしょう。よかれと思って酸素流量(表4)を上げてから医師に連絡する看護師がときどきいます。
- COPD*患者などでは、そのことがのちに危険な状況をもたらすことがあります。CO₂ナルコーシスです。
- 当直の医師に電話で相談する際には必ず喫煙歴が聞かれるので、先にカルテを見て確認する習慣をつけましょう。

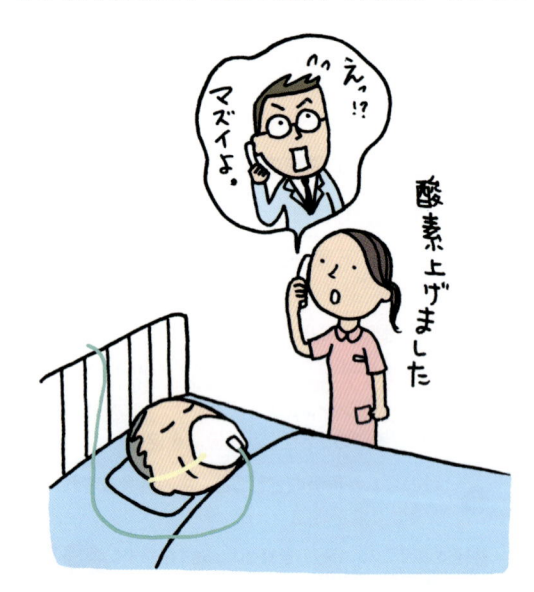

表4 酸素流量とFiO₂の関係

	酸素流量(L/分)	FiO₂(%)
鼻カニューレ*	1	24
	2	28
	3	32
	4	36
	5	40
単純酸素マスク	5〜6	40
	6〜7	50
	7〜8	60
リザーバーマスク	6	60
	7	70
	8	80
	9	90
	10	99

＊経鼻といわれるもの。鼻カニューレは4や5L/分は鼻に入るときの酸素の勢いが強すぎて患者が嫌がることがあるので、4以上は酸素マスクを使用することが多い。

下肢挙上をしない

- 患者が心不全なのに下肢挙上する場面を見かけることがあります。むくみが気になるのかもしれません。
- 9頁の「発作性夜間呼吸困難」の原理を思い出してください。下肢挙上するのと500mLの生理食塩液による負荷とはほぼ同じ効果といわれます。ショック状態のときなら有効ですが、心不全では逆効果。ベッドを挙上し、上半身を起こしましょう。

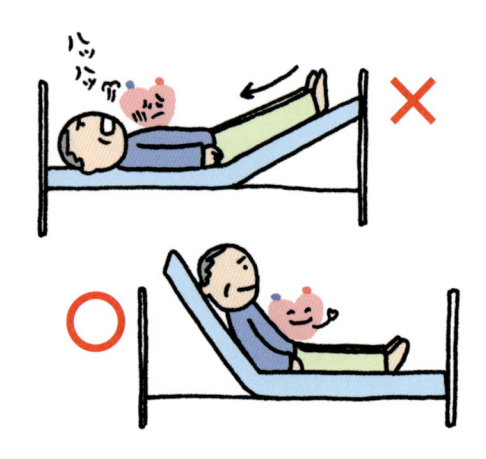

点滴の量と速度に注意

- 心不全患者の輸液のめやすは、Forrester分類でⅢ型なら、細胞外液が減少している状態にあるので、乳酸リンゲル液や生理食塩液などの細胞外液を積極的に投与します。
- ForresterⅡ型やⅣ型では細胞外液が多いため、通常Naを含まない5％ブドウ糖を点滴します。量は1日500mLがめやすです。おそらくこれらと同時にさまざまな薬が入り、最終的にはもっとボリューム負荷を受けることになります。
- 点滴速度は「ゆっくりと」です。

＊COPD(chronic obstructive pulmonary disease)：慢性閉塞性肺疾患

心・肺の聴診音も大事だが、呼吸数も大事

- 病棟で看護師さんのカルテ記録を見て、意外に抜けているのが呼吸数の観察記録です。成人の場合、正常な呼吸数はおおよそ12〜20回/分。もし安定時の呼吸数よりも増加傾向が見られれば、心不全の悪化を察知できます。
- もともと末梢循環不全がある心不全患者では、正確なSpO₂値が出ないこともしばしば。パルスオキシメータを見るだけではわからない心不全の悪化が察知できることもあるので、呼吸数は常に意識しましょう。

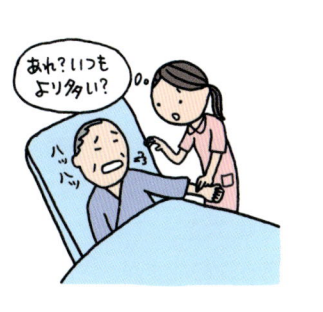

尿量減少時は、本当に利尿薬投与でいい?

- 当直中、看護師から「尿が8時間で100mLしか出ていません。指示のラシックスを投与してもいいですか?」などと聞かれることがあります。「尿が出ない→ラシックス」と考えたのでしょう。
- しかし心不全患者では、主治医がすでに治療で利尿薬を使用している場合がほとんどです。過剰な体液ボリュームは是正され、脱水状態になっていることも考えられます。単に尿閉という場合もあります。

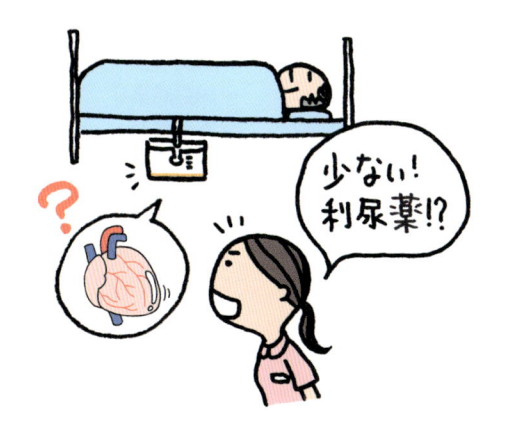

JVPを見て、心不全の悪化を察知しよう

- ベッドサイドで心不全患者のJVP(頸静脈圧)を毎日観察してみましょう。
- 特にコミュニケーションのとれない患者や、意識のない患者(ただし挿管中の患者はダメ)など、症状を訴えない患者で心不全の悪化傾向を推測できる心強い指標となります。

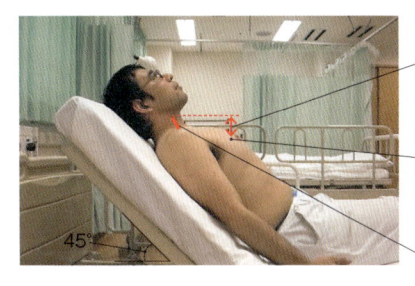

4.5cm以上なら、うっ血傾向の増大、心不全の悪化を疑う

胸骨角(第2肋骨と鎖骨が付着する隆起部)

頸静脈

興奮や不穏、傾眠傾向にも注意

- 低酸素血症になると興奮状態や不穏が起こったり、酸素投与下でCO₂ナルコーシスをきたすと傾眠傾向となります。このような状態の患者がいれば注意が必要です。

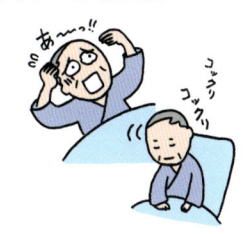

ピックアップ! 心不全治療としての「心臓リハビリテーション」

昔は、心不全患者は「運動なんてもってのほか。じっとしていなさい」と言われたものです。ところが現在では、安定した慢性心不全症例においては、適度な運動が運動耐容能を増加させ、呼吸機能、骨格筋機能、末梢血管の拡張反応などを改善させ、結果、患者の運動時自覚症状の軽減や不安、抑うつが軽減することがわかってきています。

さすがに、どんな患者でも心臓リハビリテーションが可能というわけではありません。診療情報や安静時の諸検査、運動負荷試験などを行い、運動療法が可能かどうかを検討します。慢性心不全の場合は、安定状態にある「NYHA分類Ⅲ」までが運動療法のよい適応と考えられています。

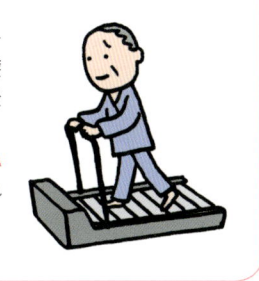

Column ナースが行いたい臨床推論

　皆さんは「胸痛」と聞くと、どのような疾患が思い浮かびますか。この本のテーマは"循環器疾患"がテーマなので、おのずと心臓関係は思い浮かびますよね。例えば、「狭心症」や「心筋梗塞」など。

　もちろんそうなのですが、さらに弁膜症や肺炎などによる胸膜炎、胃潰瘍などの他に、肺塞栓も忘れてはいけない重要な疾患です。

　医師は研修医のときに、症例検討会を行います。主訴や現病歴、既往歴などを聞いて、つぎつぎに思い当たる疾患を挙げていき、できるだけ多くの疾患を挙げ、その後、鑑別するために"どんな検査をするか"などを述べていきます。検査結果から1つずつ列挙された鑑別疾患が消され、最終的に診断にたどり着くのですが、今後の看護師には、このようなトレーニングの簡単なものを行う必要が出てくるのではないでしょうか。

　症状からさまざまな疾患が思い浮かぶようになることは、とても大切です。どんな疾患・状態が考えられるかの例を以下に示しました。

あれ!? おかしい!? と思ったら…特に循環器疾患で思い浮かべたい**要因**

吐血・下血
- 肝硬変などがベースにあれば、食道静脈瘤からの出血（吐血が多い）
- バイアスピリンなどを内服するような循環器疾患がベースにあり、その影響で胃潰瘍などになっていないか（下血～タール状便が多い）

胸痛症状
- 狭心症や心筋梗塞、肺血栓塞栓症などをまず心配すること
- その他、胸焼けなどの消化器症状や帯状疱疹が出現しかけている
- 肺炎などに伴う胸膜炎もある
- ときに大動脈解離も

腹痛症状
- 消化器的なもの（イレウス・膵炎など）
- 上腸間膜動脈閉塞症など

SpO$_2$の低下
- 誤嚥性肺炎
- 肺血栓塞栓症など

不整脈
- 徐脈性不整脈・頻脈性不整脈
- 発熱による頻脈など

発熱
- 肺炎
- 尿路感染症
- 薬剤熱など

尿量の減少
- 心不全
- 脱水
- 腎不全

血圧低下・上昇
- 出血性のもの
- 心不全
- 感染性ショック

転倒
- 脳出血
- 不整脈
- 血圧の低下

意識レベルの低下
- さまざまな要因

❷ 虚血性心疾患
（心筋梗塞、狭心症）

一過性の心筋虚血である狭心症と心筋壊死を伴う心筋虚血である心筋梗塞に大別される

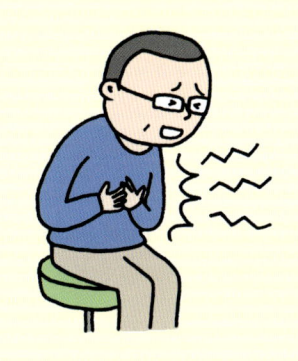

「看護師さん、胸が苦しいです」と言われて心筋梗塞を連想するのは容易でしょうが、「さっきからのどの奥が痛むんです」などと言われたら、普通「風邪かな？」と思ってしまうでしょう。

じつはこの患者さん、翌朝の血液データで心筋梗塞が判明して大騒ぎになったのです。深夜勤務の看護師は、まさかのどの痛みが心筋梗塞の症状とは考えもしなかったようです。こんな経験をすると、やっぱり心臓の病気って怖いし嫌だなぁと敬遠しがちになりますよね。しかし、看護業務では避けて通れないのも事実。どうしても、虚血性心疾患はマスターしなければなりません。

心臓カテーテル治療後、病棟に戻ってきた患者さん。「うまくいってよかった」と本人も家族も安堵していることでしょう。でも、大変なのはこれからです。"勝って兜の緒をしめる"とはよく言いますが、経験豊富な中堅看護師は"ここからが本番！"とばかりに、油断しないよう気をつけます。心筋梗塞やカテーテル治療後の合併症の怖さを知っているからです。

入院中の患者さんの状態変化を最初に察知するのは、多くの場合、看護師です。ですから、"何が起こるかわからない"と不安になるのではなく、あらかじめ何が起こるか予想しながら患者状態を把握することが重要です。

「○○さんは前下行枝領域の病変が疑われているので、モニター心電図はNASA誘導（≒V₂誘導）に設定します。胸痛の訴えがあれば、指示どおりすぐに12誘導心電図をとってね」「医師に連絡する際には、必ず以前の心電図も用意するのよ。電極シールは先生の指示がでるまで剥がさないでね」

これは、私が以前勤めていた病院の中堅看護師が若手の看護師に申し送っていた会話の一部です。こんなに的を射た申し送りを聞いたのは、初めてでした。

みなさんもこの中堅看護師のようになりたくありませんか。"備えあれば憂いなし"です。

虚血性心疾患の原因

Point 1　冠動脈の構造が変化する（リモデリング）

　冠(状)動脈の構造は、内皮細胞と内膜、中膜、外膜の3膜からなっています（**図1**）。

　この構造は高血圧、糖尿病、高脂血症などさまざまな原因により変化します（**図2**）。これを冠動脈リモデリング（動脈硬化）といいます。冠動脈リモデリングは内皮細胞に何らかの傷害が起こることから始まり、しだいにプラーク（異常組織）を形成します。

図1　正常の冠動脈の構造

冠動脈の断面

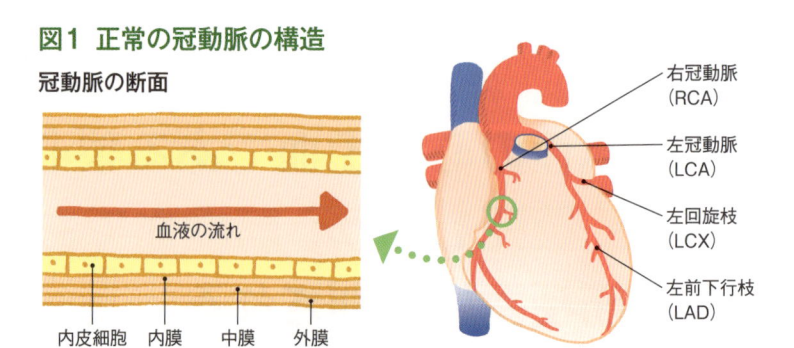

- 内皮細胞
- 内膜
- 中膜
- 外膜
- 血液の流れ

- 右冠動脈（RCA）
- 左冠動脈（LCA）
- 左回旋枝（LCX）
- 左前下行枝（LAD）

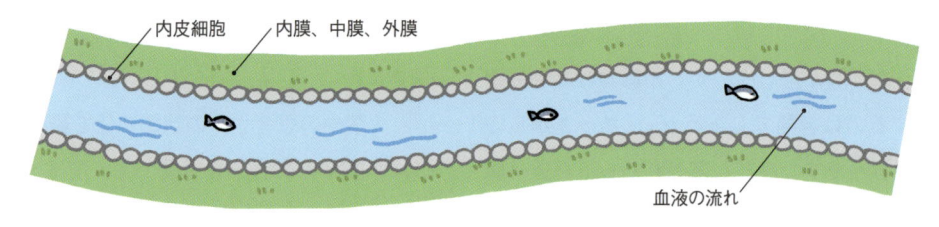

- 内皮細胞
- 内膜、中膜、外膜
- 血液の流れ

図2　冠動脈リモデリングのメカニズム

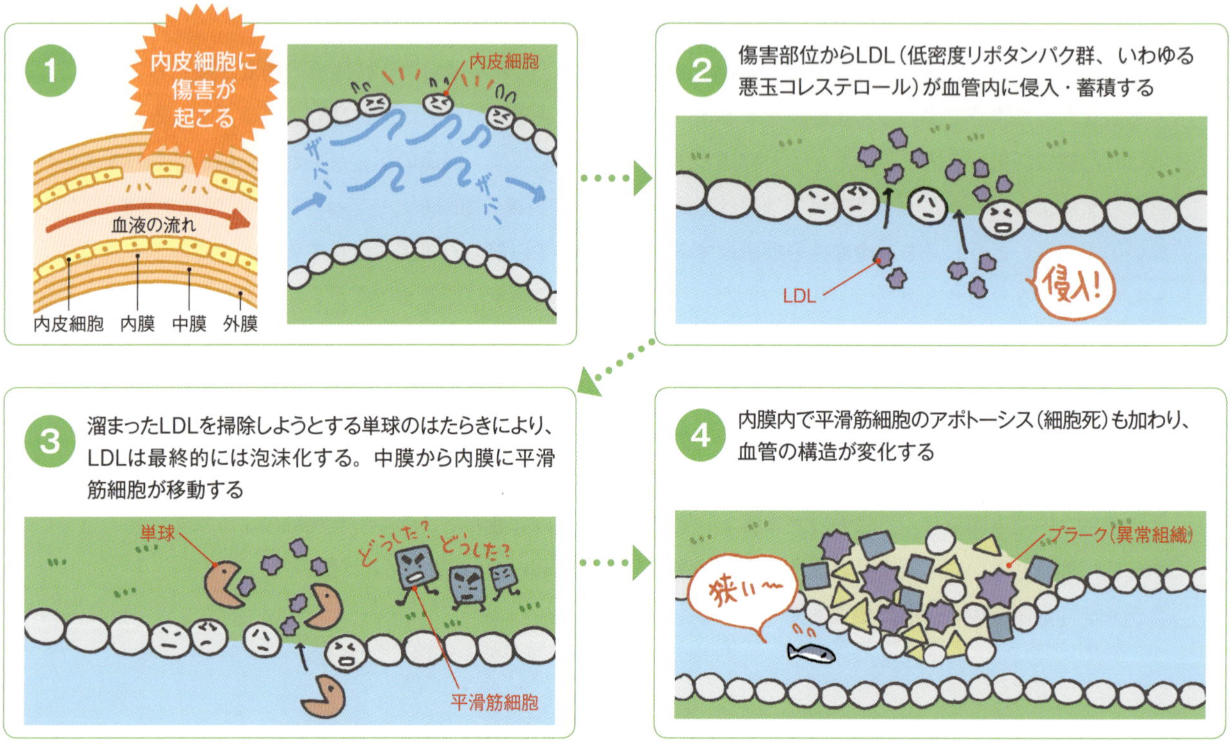

1 内皮細胞に傷害が起こる
- 内皮細胞
- 血液の流れ
- 内皮細胞　内膜　中膜　外膜

2 傷害部位からLDL（低密度リポタンパク群、いわゆる悪玉コレステロール）が血管内に侵入・蓄積する
- LDL
- 侵入！

3 溜まったLDLを掃除しようとする単球のはたらきにより、LDLは最終的には泡沫化する。中膜から内膜に平滑筋細胞が移動する
- 単球
- どうした？ どうした？
- 平滑筋細胞

4 内膜内で平滑筋細胞のアポトーシス（細胞死）も加わり、血管の構造が変化する
- 狭い〜
- プラーク（異常組織）

冠動脈リモデリングの初期段階では、プラークは血管の内側に進展するのではなく、外側に進展するため、全体の血管径が増加します。この段階では内側に進展して血管内腔の狭窄を呈することは少なく、この状態をポジティブリモデリング（positive remodeling）といいます。しかし、プラーク面積がどんどん増えて断面積の40%を超えると、血管内腔の狭窄が起こり始めます。動脈硬化プラークの成れの果てが、石灰化です。

一方、この機序がわかるまでは、動脈硬化の進展に比例して血管内腔が徐々に狭窄することで心筋梗塞や狭心症を起こすと考えられていました。この、プラークが外側に進展せず、内側に進展し狭窄する状態をネガティブリモデリング（negative remodelig）といいます。

図3 ポジティブリモデリングとネガティブリモデリング

positive remodeling
ポジティブリモデリング　急性冠症候群に多いパターン

1. プラークはまず外側に進展し、全体の血管径が増加する。この段階では内側に進展して血管内腔の狭窄が起こることは少ない 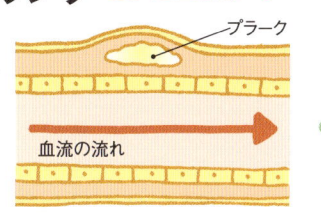
2. プラークの面積が血管全体の断面積の40%を超えると、内側（血管内腔）への狭窄が起こり始める

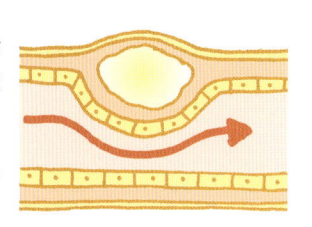

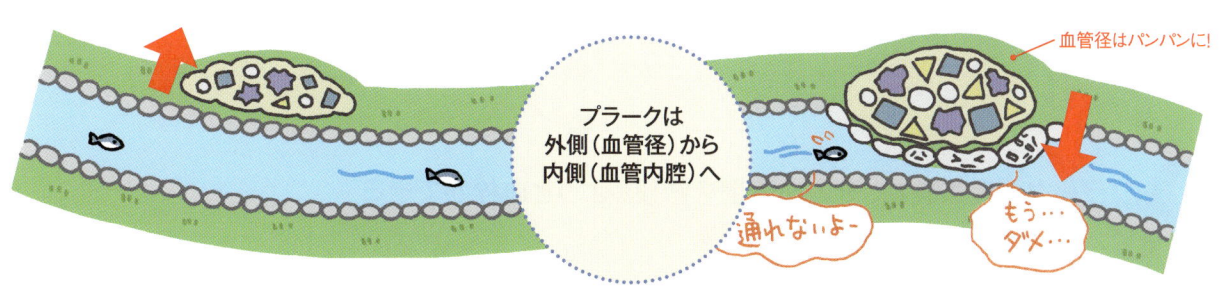

プラークは外側（血管径）から内側（血管内腔）へ

negative remodelig
ネガティブリモデリング　従来ある考え方で、安定狭心症に多いパターン

1. プラークは外側に進展しない 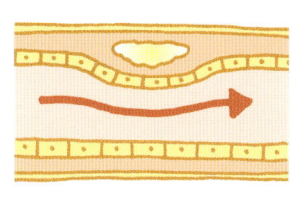
2. 血管内腔が徐々に狭窄する

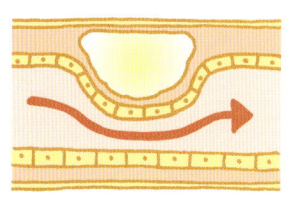

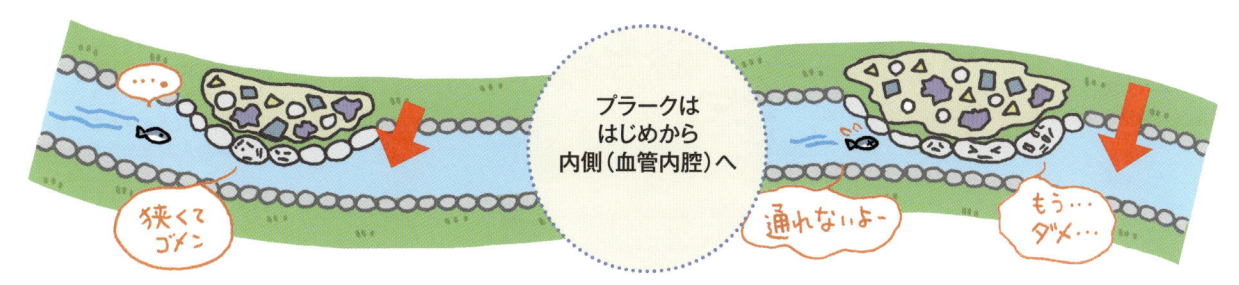

プラークははじめから内側（血管内腔）へ

心筋梗塞や狭心症は、以前はネガティブリモデリングにより徐々に血管内腔が狭窄することで発症すると考えられていました。しかし、現在では、狭窄が高度でない病変(狭窄度が50%以下)でも、急激に心筋梗塞が起こることがわかってきています。

　理由は、従来の評価方法です。図3から、同じ狭窄率でも、ネガティブリモデリングに比べ、ポジティブリモデリングでは血管壁にプラークがはちきれんばかりに溜まっていることが想像できますね。

　結果、突然プラークが破裂し、その血管壁を修復しようと血栓ができ、血管内腔が詰まったり、詰まりかけたりします。

　このようにして不安定狭心症(血管の詰まりかけ)や心筋梗塞(血管が完全に詰まる)が起こると考えられるようになり、どちらも発症機序が同じであることから、急性冠症候群(図4)と呼ばれるようになりました。

図4 急性冠症候群とは？

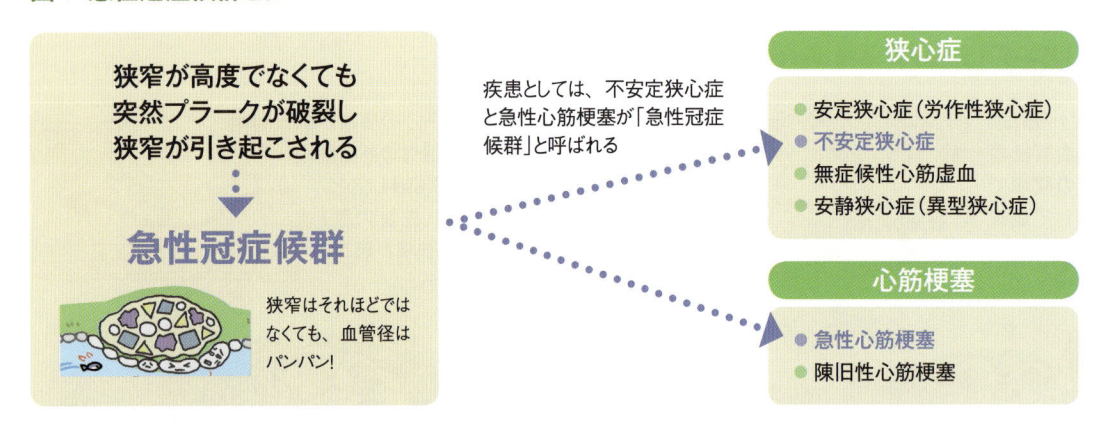

狭窄が高度でなくても突然プラークが破裂し狭窄が引き起こされる
→ **急性冠症候群**
狭窄はそれほどではなくても、血管径はパンパン！

疾患としては、不安定狭心症と急性心筋梗塞が「急性冠症候群」と呼ばれる

狭心症
- 安定狭心症(労作性狭心症)
- 不安定狭心症
- 無症候性心筋虚血
- 安静狭心症(異型狭心症)

心筋梗塞
- 急性心筋梗塞
- 陳旧性心筋梗塞

原因　プラークが突然破れ、その血管壁を修復しようと血栓ができる

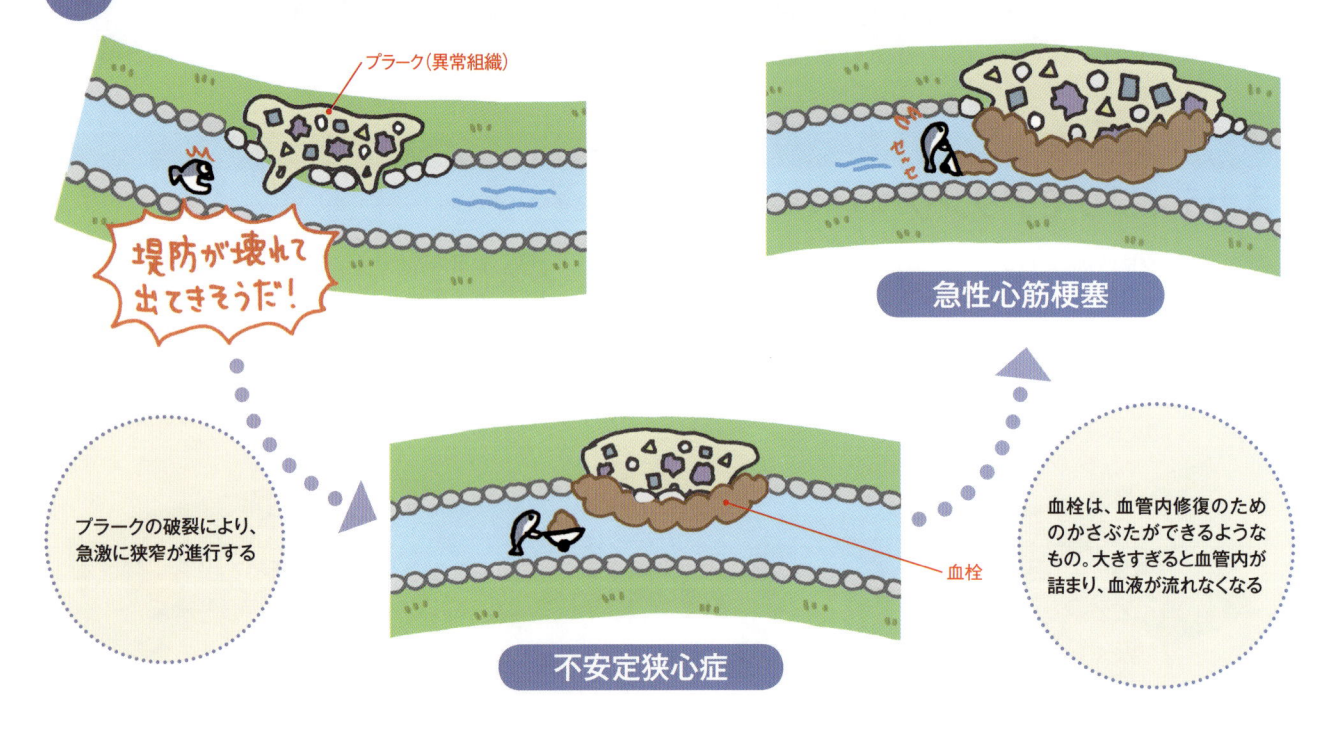

プラーク(異常組織)

堤防が壊れて出てきそうだ！

プラークの破裂により、急激に狭窄が進行する

不安定狭心症

血栓

急性心筋梗塞

血栓は、血管内修復のためのかさぶたができるようなもの。大きすぎると血管内が詰まり、血液が流れなくなる

虚血性心疾患の原因

Point 2　冠狭窄度が高くなると冠予備能が低下する

ここで、冠動脈から酸素を受け取る心筋のはたらきを見ていきましょう。

心筋は、栄養状態や運動時、虚血時などでそれぞれ代謝経路を変化させエネルギーを得ています。主に、安静時→遊離脂肪酸、運動時→乳酸、高血糖時→ブドウ糖、です。

心筋は**好気性代謝**（酸素を使ってエネルギーをつくり出す代謝）に依存しているため、酸素を大量に消費します。

各臓器に100％の酸素が送られてくると仮定すると、安静時に各臓器が使用する酸素は（安静時酸素摂取率）、一般臓器では約25％しか酸素を使用しないのに対し（75％は使われずに戻ってくる）、心筋はなんと75％も酸素を使用します（使われないのは25％）。

つまり他の臓器と違い、心臓は酸素供給が少なくなるとその影響をすぐに受けやすい、虚血に弱い臓器なのです（図5）。

図5　心臓にはたくさんの酸素が必要

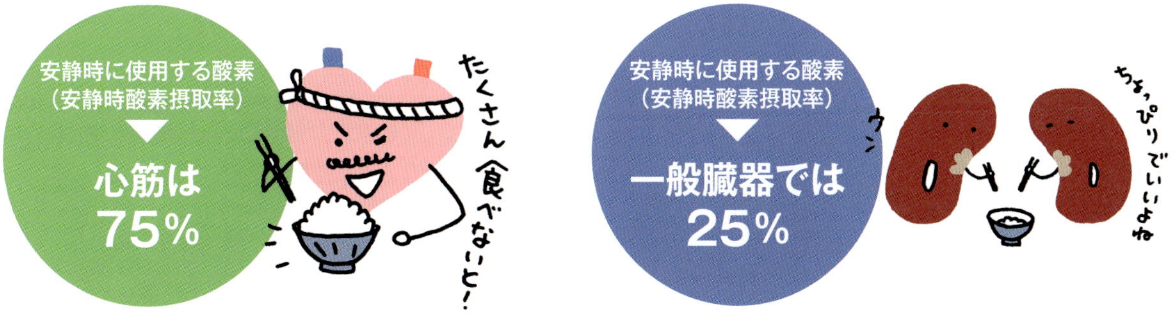

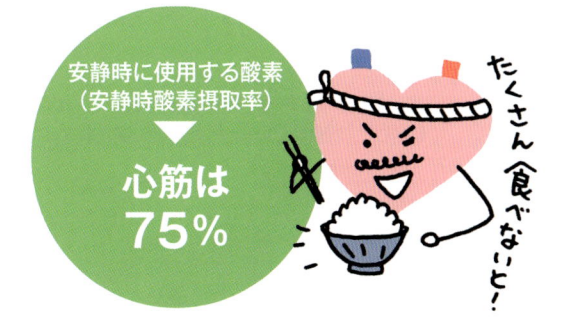

安静時に使用する酸素（安静時酸素摂取率）
- 心筋は75％
- 一般臓器では25％

ちょっとひと息！　虚血は心臓の内側から起こる

太い冠動脈に狭窄が生じると、心外膜側に比べ、まず心内膜側に虚血が起こります。なぜなら、心内膜側のほうが酸素消費量が多いからです。

心内膜下虚血では、心電図はST低下を示します。その後、心外膜側にまで虚血が及ぶと（貫壁性虚血）、ST上昇を示すようになります。

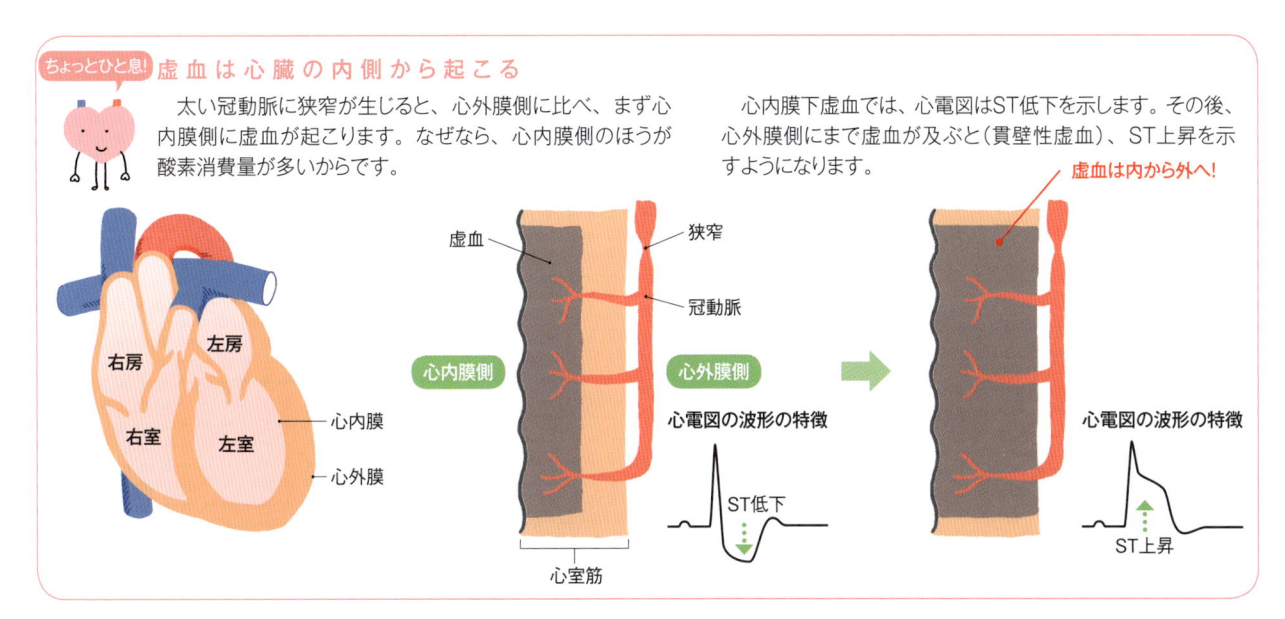

虚血は内から外へ！

心電図の波形の特徴：ST低下 → ST上昇

虚血性心疾患の原因

　健常者の心臓では、安静時に心拍出量の約5％（約250mL／分）の血液が還流しています（腎臓は約20～25％）。冠血流量は、健常者では運動時約5倍まで増えるといわれており、心筋酸素需要に応じて変化しています。
「一定の血圧（ここでは冠還流圧）で、安静時冠血流量から最大何倍まで冠血流量を増やせるか」という能力のことを冠予備能といいます。心臓表面の太い血管に狭窄がある場合、運動時ではその狭窄度が50％前後で冠予備能が低下し始め、一方、安静時では75％前後で低下し始めます（図6）。

　通常、心臓カテーテル検査で75％以上の狭窄を治療対象としているのは、そのためです。

図6　冠予備能と心筋虚血、狭窄との関係

- 「一定の血圧で、安静時冠血流量から最大何倍まで冠血流量を増やせるか」という能力
- 健常者では運動時、約5倍まで増える

→ 冠予備能

$$冠予備能 = \frac{最大冠動脈血流量}{安静時冠動脈血流量}$$

[冠狭窄度が高いほど冠予備能は低下する！]

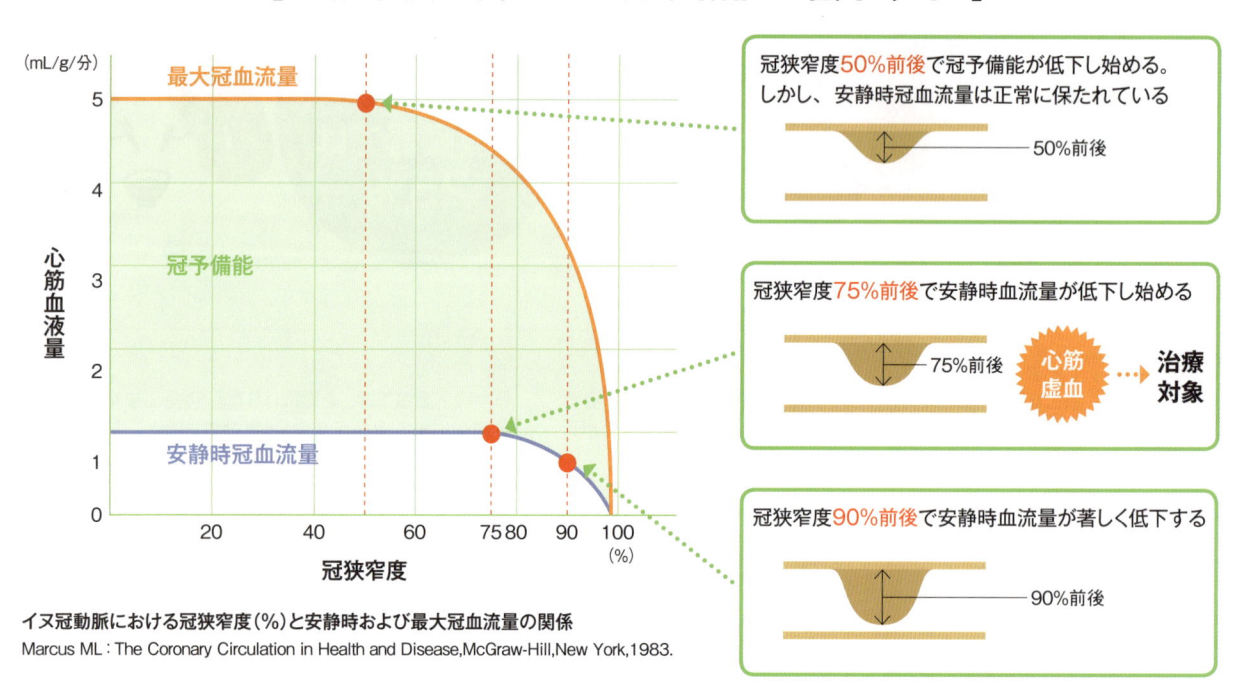

冠狭窄度50％前後で冠予備能が低下し始める。しかし、安静時冠血流量は正常に保たれている　―50％前後

冠狭窄度75％前後で安静時血流量が低下し始める　―75％前後　心筋虚血 → 治療対象

冠狭窄度90％前後で安静時血流量が著しく低下する　―90％前後

イヌ冠動脈における冠狭窄度（％）と安静時および最大冠血流量の関係
Marcus ML：The Coronary Circulation in Health and Disease, McGraw-Hill, New York, 1983.

虚血性心疾患のメカニズム

Point 1　心筋の動きから冠動脈の狭窄・梗塞部位を推測できる

図7を見てください。冠動脈の横に番号と血管の名前が細かく記載されていますね。これだけを見ると何のことかわからないので、1つずつ分解して見ていきましょう。

まず、冠動脈は大きく右冠動脈と左冠動脈に分かれており、左冠動脈はさらに左前下行枝と左回旋枝に分かれます。この主要な3本の冠動脈は、道路に例えるなら国道と思ってください。各国道から分岐する道(府道や県道)にあたるのが、円錐枝や右室枝などです。

例えば右冠動脈に心筋梗塞が起こったとしましょう。血管のどの部分が詰まったかを誰かに伝えるのに、"ここらへん"とか"真ん中あたり"と言ってもなかなか正確に伝わらないですね。そこで冠動脈を何分割かして(正確には細かい取り決めがあります)、番号をつけて呼ぶように決めたのです。

ここでどうしても覚えてほしいのは、国道にあたる3本(右冠動脈、左前下行枝、左回旋枝)と、対応する番号だけです。

図7　冠動脈の走行

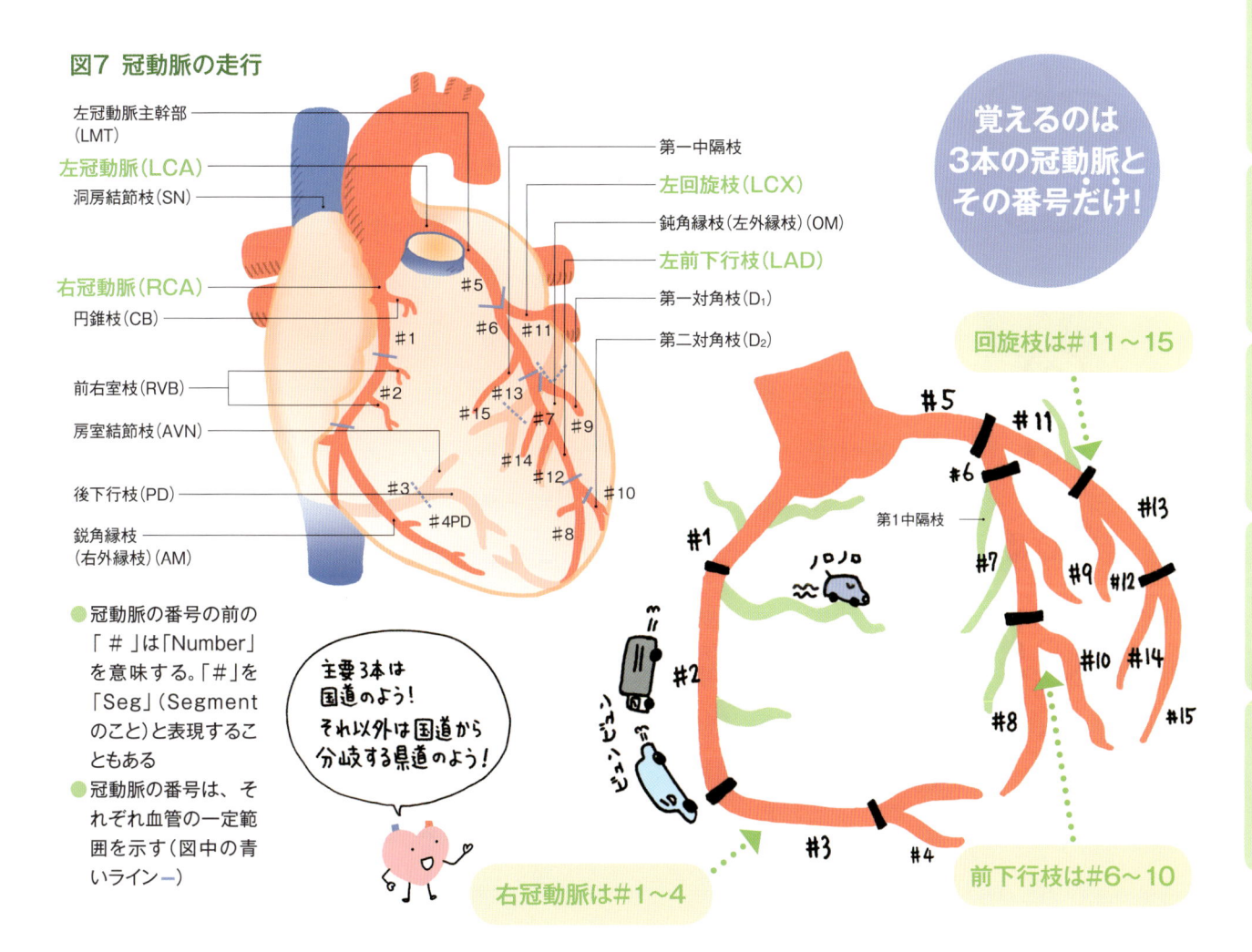

覚えるのは3本の冠動脈とその番号だけ!

- 左冠動脈主幹部(LMT)
- 左冠動脈(LCA)
- 洞房結節枝(SN)
- 右冠動脈(RCA)
- 円錐枝(CB)
- 前右室枝(RVB)
- 房室結節枝(AVN)
- 後下行枝(PD)
- 鋭角縁枝(右外縁枝)(AM)
- 第一中隔枝
- 左回旋枝(LCX)
- 鈍角縁枝(左外縁枝)(OM)
- 左前下行枝(LAD)
- 第一対角枝(D₁)
- 第二対角枝(D₂)

回旋枝は#11〜15
前下行枝は#6〜10
右冠動脈は#1〜4

- 冠動脈の番号の前の「#」は「Number」を意味する。「#」を「Seg」(Segmentのこと)と表現することもある
- 冠動脈の番号は、それぞれ血管の一定範囲を示す(図中の青いライン)

主要3本は国道のよう!それ以外は国道から分岐する県道のよう!

虚血性心疾患のメカニズム

虚血性心疾患（心筋梗塞、狭心症）では何らかの原因により冠動脈の血流が滞り、心筋へ血液が十分に行き渡らなくなり、心筋の動きが鈍くなります。心筋梗塞の場合は、心筋壊死に至ります。

それぞれの冠動脈が心臓（心筋）のどの部分を支配（還流）しているかは、多少個人差はあるもののほぼ同じです。そのため心筋の動きが悪い部分がわかれば、どの冠血管が詰まりかけているのかおおよそ推測することができます。

心筋の動きが悪い部分はどこかを観察する手段（武器）が心エコーです。では図8で心エコーの基本的な考え方を、図9で冠血管の支配領域と心エコー、さらに心電図との関連を見てみましょう。

図8　立体の見方：ポイントは3つの断面

- 例えば、リンゴのある部分が傷んでいるとします。
- 表面を見ただけでは傷みの範囲はわかりませんが、少なくとも3方向（x軸、y軸、z軸）からリンゴを切ると、その断面から傷みの範囲を立体的にイメージすることができます。

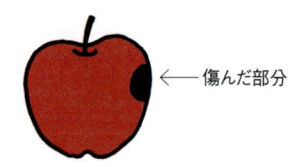

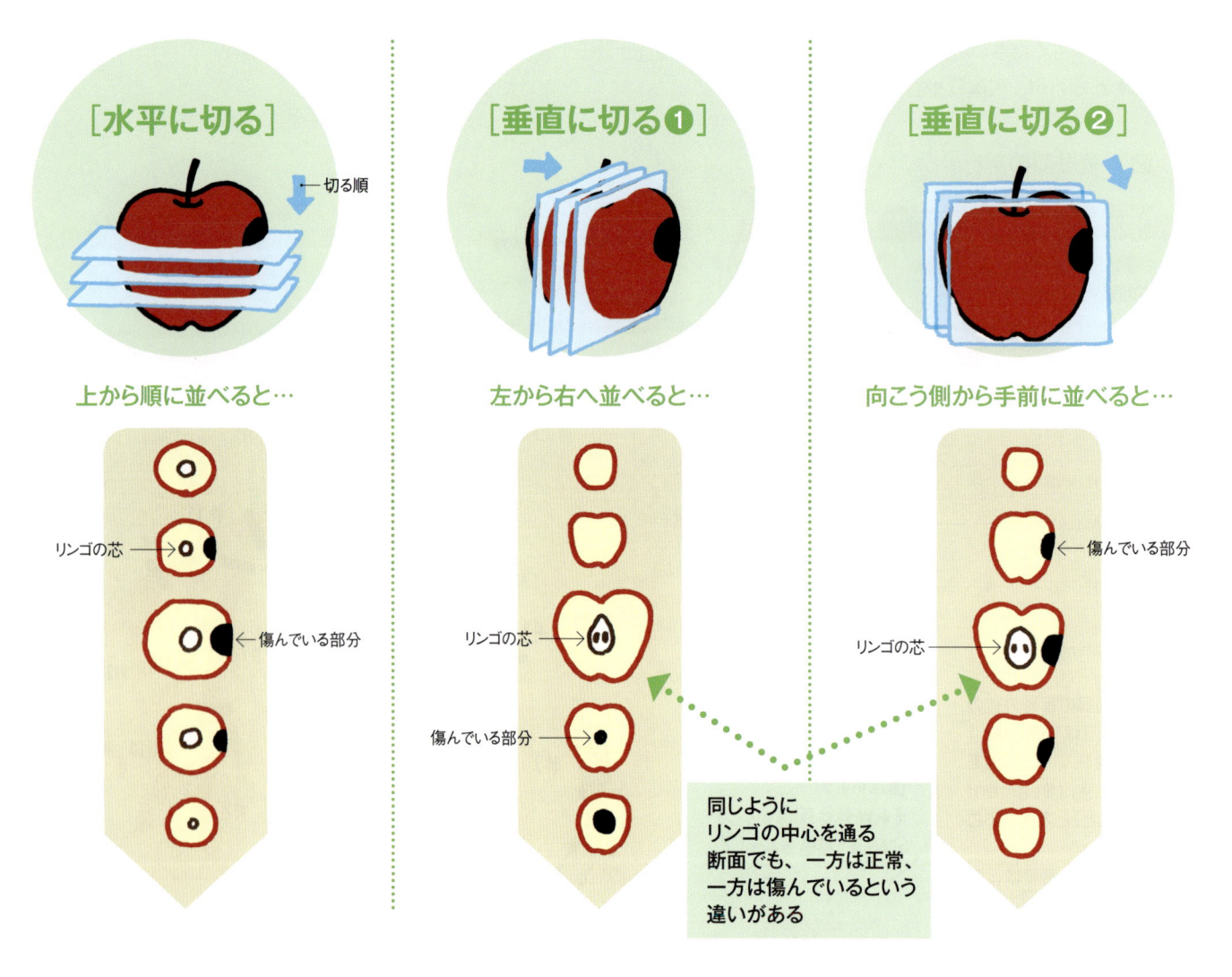

←傷んだ部分

［水平に切る］　切る順

上から順に並べると…

リンゴの芯
←傷んでいる部分

［垂直に切る❶］

左から右へ並べると…

リンゴの芯
傷んでいる部分

［垂直に切る❷］

向こう側から手前に並べると…

←傷んでいる部分
リンゴの芯

同じようにリンゴの中心を通る断面でも、一方は正常、一方は傷んでいるという違いがある

図9 心臓（特に左室）を3方向からエコーで見る

- 心エコーでの画像の見え方は、図8のリンゴと同じように考えることができます。
- それぞれの冠動脈が心臓（心筋）のどの部分に血液を供給するかはほぼ決まっています。

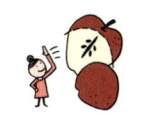

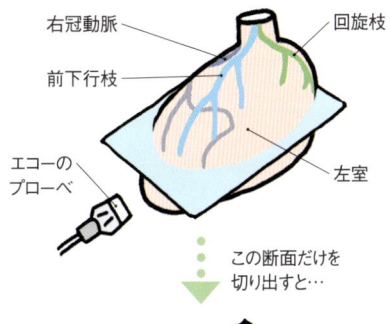

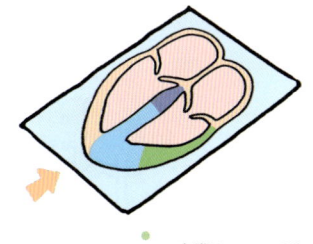

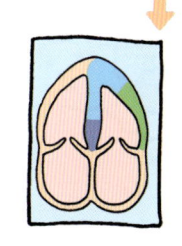

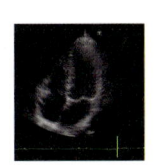

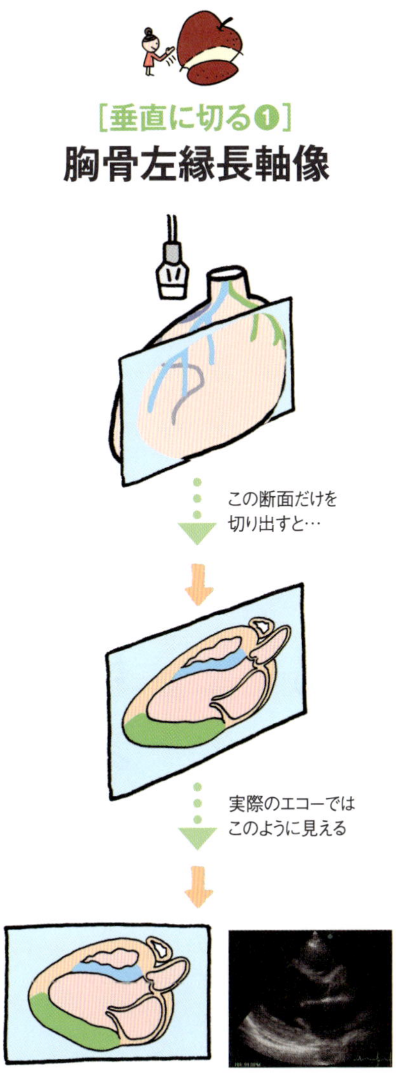

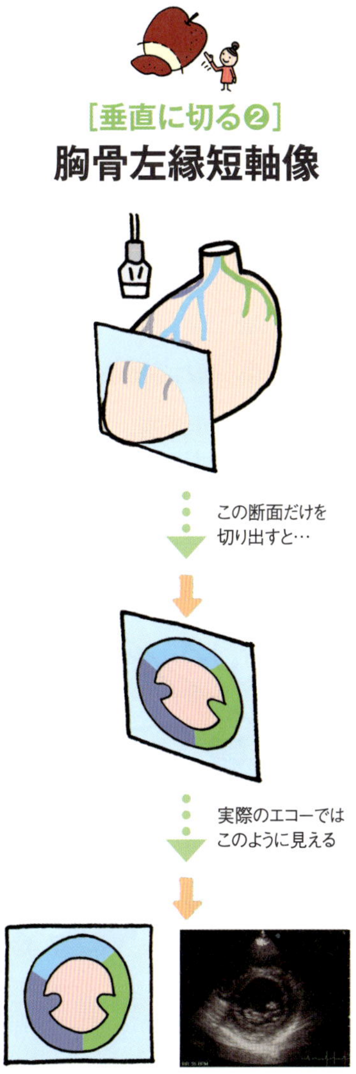

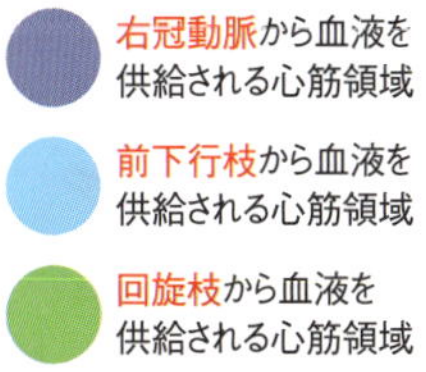

［水平に切る］ 心尖部四腔断面像

右冠動脈
前下行枝
回旋枝
エコーのプローベ
左室

この断面だけを切り出すと…

実際のエコーではこのように見える

［垂直に切る❶］ 胸骨左縁長軸像

この断面だけを切り出すと…

実際のエコーではこのように見える

［垂直に切る❷］ 胸骨左縁短軸像

この断面だけを切り出すと…

実際のエコーではこのように見える

● 右冠動脈から血液を供給される心筋領域
● 前下行枝から血液を供給される心筋領域
● 回旋枝から血液を供給される心筋領域

心エコーでの心筋の動きから、狭窄および梗塞部位を推測できる

心エコー	鑑別診断	心電図
● 上の図で青色部分の心筋の動きが悪いと	→ 右冠動脈の流れが悪いと考えられる	→ Ⅱ、Ⅲ、aV_F誘導でST変化が見られる
● 上の図で水色部分の心筋の動きが悪いと	→ 前下行枝の流れが悪いと考えられる	→ V₁〜V₄誘導でST変化が見られる
● 上の図で緑色部分の心筋の動きが悪いと	→ 回旋枝の流れが悪いと考えられる	→ Ⅰ、aV_L（V₅、V₆）誘導でST変化が見られる

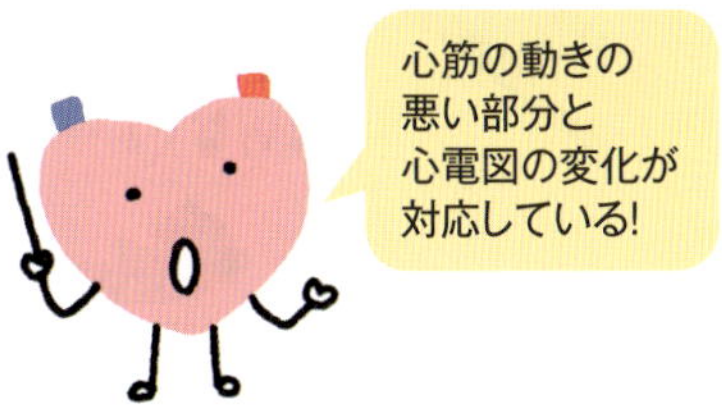

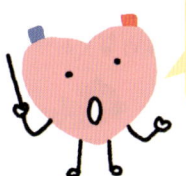

心筋の動きの悪い部分と心電図の変化が対応している！

①心不全
②虚血性心疾患（心筋梗塞・狭心症）
③不整脈
④高血圧
⑤弁膜症
⑥心筋・心膜疾患
⑦動脈疾患
⑧静脈疾患

虚血性心疾患のメカニズム

Point 2 可逆性の心筋収縮低下を示す気絶心筋と冬眠心筋

冠動脈の高度狭窄や閉塞により高度の心筋虚血を生じると、およそ20分で心内膜側から心筋障害が始まり、壁運動が低下し始めます（エコーで確認できます）。

以前はこの運動低下はすべて不可逆性と考えられていましたが、じつは、なかには可逆性の心筋収縮低下を示す病態があることがわかっています。特に、急激に冠血流が遮断されたことで起こるものを気絶心筋、慢性的に徐々に冠血流が減って起こる場合を冬眠心筋といいます（図10）。

図10 気絶心筋と冬眠心筋のメカニズム

急激に冠血流が遮断されたことで起こるもの

気絶心筋

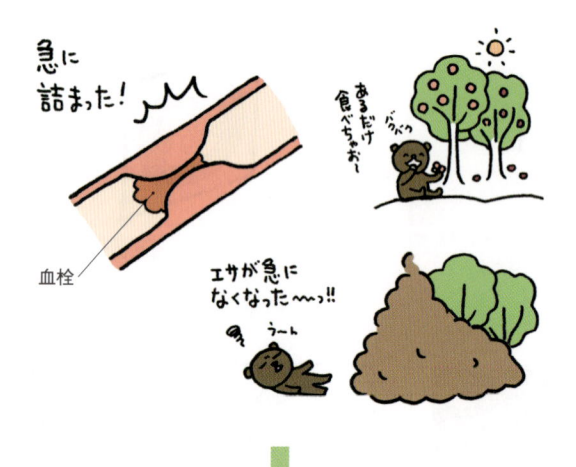

- PCI（経皮的冠動脈形成術）などで血流が回復しても、心筋の動きがなかなか元の状態に戻らない
- 数時間から数週間して回復する

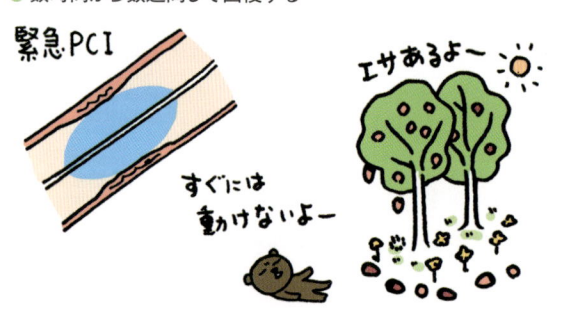

慢性的に徐々に冠血流が減って起こるもの

冬眠心筋

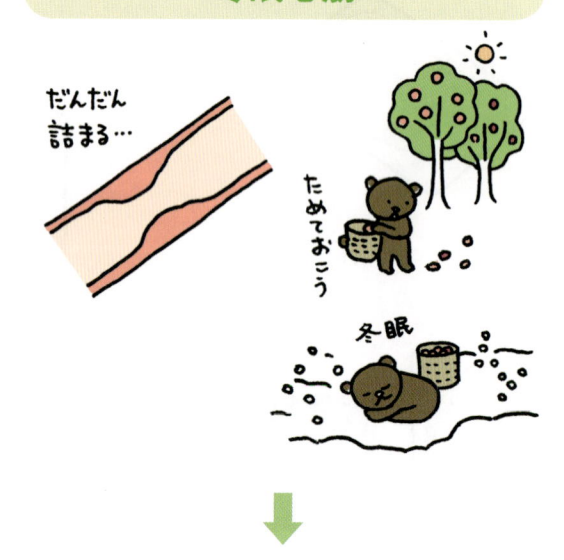

- PCIなどで血流が回復したら、すぐに心筋が動くようになる

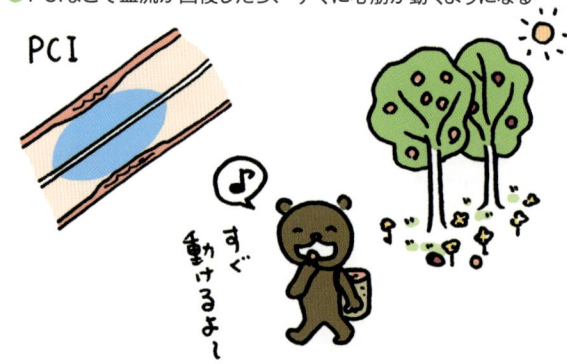

虚血性心疾患のメカニズム

Point 3　冠動脈に異常がないのに狭心症の症状が現れることがある

　冠動脈に器質的異常がないのに、狭心症の症状が現れることがあります。これは冠動脈が一過性に過剰に収縮し（攣縮）、攣縮部分より末梢の冠動脈に十分な血流が行き届かなくなった結果起こるものです。冠動脈の攣縮は一過性であるため、攣縮が解除されると、元のように血液が供給されるようになります。これを冠攣縮性狭心症といいます。

　なかでも、血流が途絶えて心電図上STが上昇する場合を異型狭心症といいます。冠攣縮性狭心症ではSTは低下しますが、攣縮が強く続くと（つまり心筋が貫壁性に虚血を生じた場合）、STは上昇します（図11）。

　「ST上昇」というと急性心筋梗塞と思いがちですが、強い冠攣縮から引き起こされる異型狭心症では、いったんSTが上がっても、攣縮が解除されれば血流も心電図も元に戻ります。ここが大きな違いなのです。

図11　冠攣縮性狭心症と異型狭心症のメカニズム

冠動脈に狭窄など器質的な異常がないのに、狭心症の症状が現れるもの

冠攣縮性狭心症
- 冠動脈の攣縮により、末梢の冠動脈に十分な血流が行き届かなくなる
- 攣縮が収まれば血流は再開する
- 心電図上、STは低下する

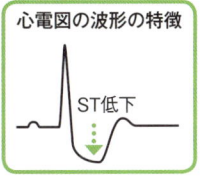

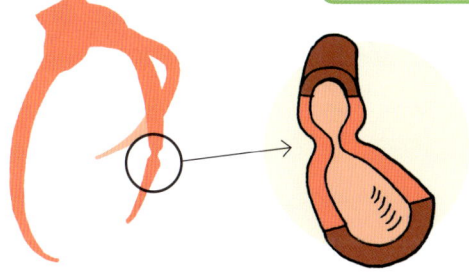

心電図の波形の特徴：ST低下

冠攣縮性狭心症のうち、心電図でSTが上昇するもの

異型狭心症
- STが上昇するほど強い冠攣縮が続いている（貫壁性虚血）
- 攣縮が収まれば血流は再開する

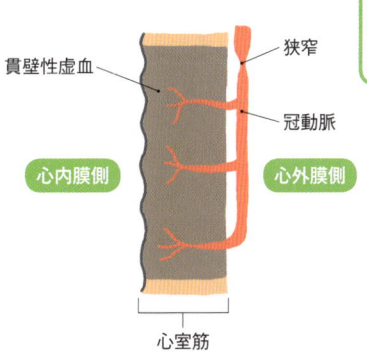

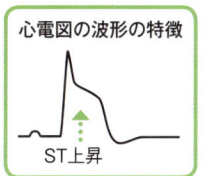

心電図の波形の特徴：ST上昇

貫壁性虚血／狭窄／冠動脈／心内膜側／心外膜側／心室筋

ちょっとひと息　冠動脈造影所見で狭窄がない＝正常血管!?

　冠攣縮性狭心症を起こす血管を造影しても、偶然発作時にめぐり合うか、薬物で発作を誘発しない限り、狭窄のない正常血管に見えてしまいます。
　しかし、冠攣縮が起こっている血管は、従来の冠動脈造影検査（マクロレベル）では明らかな狭窄には至っていないものの、ミクロレベルでは軽度の動脈硬化が起こっていることがわかってきました。ただ、冠攣縮性狭心症は圧倒的にアジアの人に多いなど、まだまだわかっていないことも多い疾患です。

虚血性心疾患の症状

Point 1　狭心症や心筋梗塞の患者は、共通の病歴をもっていることが多い

　どの医療機関のカルテにも病歴（現病歴や既往歴）を記入する欄がありますね。では、「なぜ病歴が必要か」と考えたことはありますか。

　例えば、過去に腹部の手術をしたことのある患者さんが「おなかが痛い」「便が出ない」と訴えた場合、病歴を聞いた医師の頭の中では、「腹部手術歴→おなかが痛い・便が出ない→イレウスでは？」と考え、腹部X線検査やCT検査を行おうとするでしょう。"手術歴のある患者は高率にイレウスが起こる"と知っているからです。

　同様に狭心症や心筋梗塞が起こる患者さんは、共通の病歴をもっていることが多いです。代表的な病歴を図12に挙げます。

図12　狭心症、心筋梗塞を疑う代表的な病歴

病歴について、**糖尿病**や**高脂血症**などはよく聞くけれど、**高血圧**に関してはあまりピンとこないという人もいるかもしれません

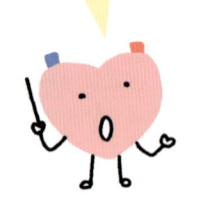

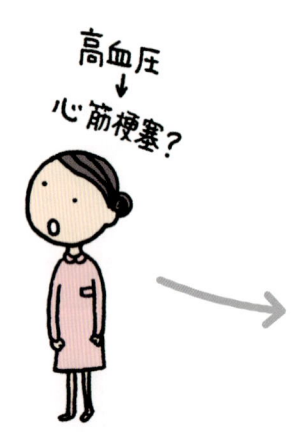

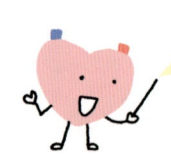

高血圧→心筋梗塞？

共通のキーワードは**動脈硬化**！
動脈硬化から始まり血管壁にコレステロールが溜まって……という病態（22頁参照）、そう、**冠動脈リモデリング**です

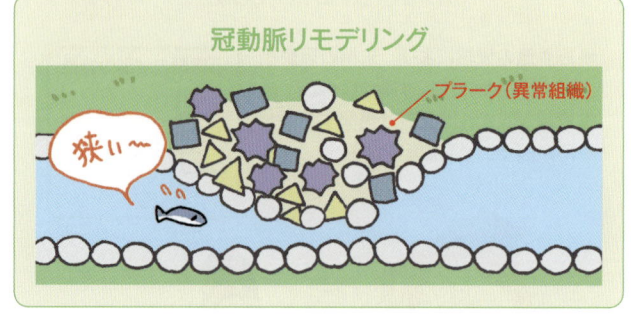

冠動脈リモデリング

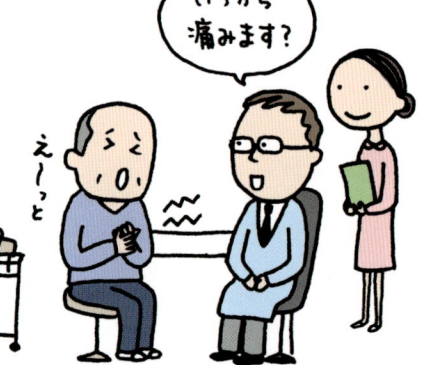

プラーク（異常組織）
狭い〜

血管内に何らかの障害が起こることにより、しだいにプラークが形成される

冠動脈リモデリングを起こすリスクファクターの代表が、この5つ

- 高血圧
- 糖尿病
- 高脂血症
- 喫煙
- 肥満

さらに、患者さん本人に既往歴がなくても、家族や兄弟姉妹にこれらの既往歴があれば可能性が高いです。だから入院時に、**家族歴**も聞くのですね

いつから痛みます？
えーーと

虚血性心疾患の症状

Point 2 主な症状は、前胸部痛や絞扼感、放散痛 長く続く痛みは急性心筋梗塞を疑う

狭心症や心筋梗塞の代表的な症状は前胸部痛や絞扼感です。胸に手のひらを当て、「このあたり全体が重い感じがします」「ぞうきんで絞られたような感じがします」という訴えです。"このあたり"という漠然とした範囲がポイントです（逆に、"ここ"と指で確実に示せる範囲であるときは、問題ないことが多いでしょう）。

他に、放散痛として、左肩から上腕にかけての痛みを訴える場合もあります。冒頭に挙げたのどの痛みや、下顎の絞扼感、歯肉の痛みなどもそうです。労作に伴うものでは「布団の上げ下ろしをすると胸が重い感じがする」「坂を上って帰るたびに胸が重い、息切れがする」、不整脈によるものでは「最近、脈が飛ぶこともある」「ふらつくことがある」というものもあります（図13）。

痛みの持続時間も重要です。胸が痛いといっても、それが秒単位ならまず問題はありません。5分、10分と痛みが続く場合は狭心症を、20分以上なら急性心筋梗塞を疑います（図14）。

深夜、患者さんの症状から心筋梗塞や狭心症を疑ったときは、12誘導心電図をとることも重要ですが、まずは日ごろから病歴を把握し、入院中に"新たに起こるかもしれない疾患"をあらかじめ連想できていることが重要です。

図13 狭心症・心筋梗塞の症状

代表的な症状 前胸部痛、絞扼感

「このあたりが重い感じがします」
「ぞうきんで絞られたような感じがします ギューッ」

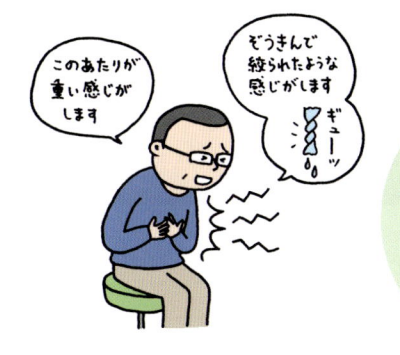

狭心症は安静によって改善するが、心筋梗塞は安静では改善しない！

その他の症状 心窩部痛、左肩から上腕にかけての痛みなどがある（放散痛）

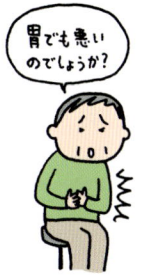

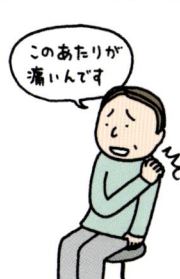

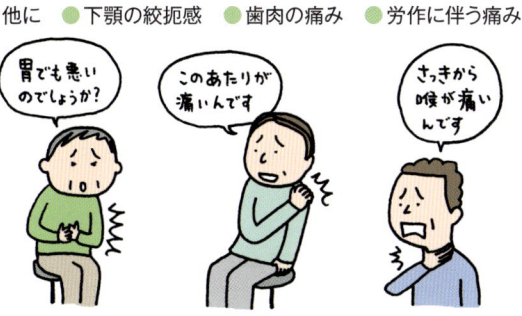

他に ●下顎の絞扼感 ●歯肉の痛み ●労作に伴う痛み

「胃でも悪いのでしょうか？」
「このあたりが痛いんです」
「さっきから喉が痛いんです」

図14 胸痛の「持続時間」も重要

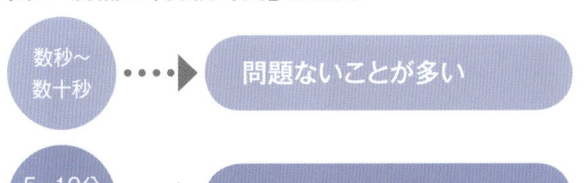

- 数秒〜数十秒 ……▶ 問題ないことが多い
- 5〜10分程度 ……▶ 狭心症の疑い
- 20〜30分程度 ……▶ 急性心筋梗塞の疑い

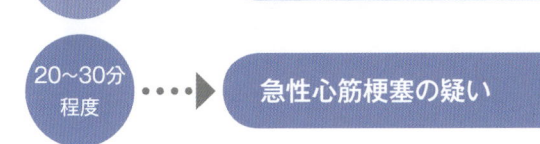

ちょっとひと息！ "痛みを感じない"症状もある！？

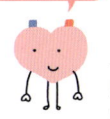

痛みなど症状を伴わないのに、狭心症や心筋梗塞で入院している患者さんがいますね。これを無痛性心筋虚血発作（silent myocardial ischemia：SMI）といいます。

例えば糖尿病の患者さんは、程度にもよりますが"ガラスを踏んでも痛みを感じない"ということもあるようです。そのため、知らないうちに心筋梗塞などを起こしていることがあります。以下の3つが、SMIの代表格です。

①糖尿病　②高齢者　③陳旧性心筋梗塞に新たに心筋虚血が起こった場合

虚血性心疾患の検査

Point 1 冠動脈狭窄、急性心筋梗塞の有無・程度を見る

　虚血性心疾患で特に重要なものは、冠動脈が狭窄して一時的に酸素不足になる狭心症と、ほぼ完全、または完全に冠動脈が詰まって心筋細胞の壊死を伴う心筋梗塞です。
「冠動脈狭窄→急性心筋梗塞」の順に起こることから考えると、冠動脈狭窄があるかないかをいち早く知りたいものです（図15）。また、急性心筋梗塞を疑う患者さんがいたら、それが本当に心筋梗塞なのかどうかわかれば便利です（図16）。
　ここでは、たくさんある検査の中からこの2つの観点に絞ってポイントを見ていきましょう。

図15 冠動脈狭窄の有無・程度を見る検査

① 12誘導心電図 〔生理検査〕
- 狭窄血管を推測できる
- 冠動脈狭窄があると、ST低下や冠性T波が見られる

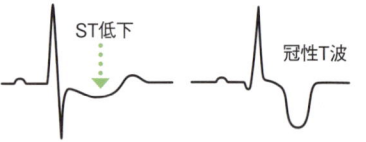

② 運動負荷心電図 〔生理検査〕
- 狭心症の場合、安静時には異常を認めないことが多いので運動を負荷することにより虚血を誘発し、ST低下など所見が現れるかどうかを見る
- 安定狭心症や無症候性心筋虚血の患者を見つけることができる
- マスター2段階法、トレッドミル法、エルゴメーター法などがある

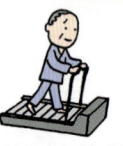

③ 心筋シンチグラム（RI） 〔画像検査〕
- 放射性物質を注射して、心筋への血液の流れや心臓の動きを調べる。心筋虚血の検出精度は、臨床症状や心電図変化よりもっと早期にわかる

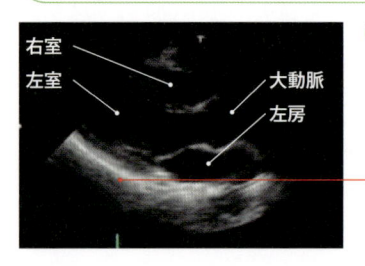

④ 心エコー 〔生理検査〕
- 心筋の動きについて、心電図変化や症状が現れる前の小さな変化をとらえることができる

（右室、左室、大動脈、左房、心筋）
虚血状態だと動きが鈍くなる

⑤ 心臓MDCT 〔画像検査〕
- 血管の狭窄やプラークの評価に有用である
- 狭窄血管の場所、狭窄の程度、血管壁のプラークや石灰化の有無などを細かく見ることができる（例：positive remodeling）

Curved MPR画像　　VR画像

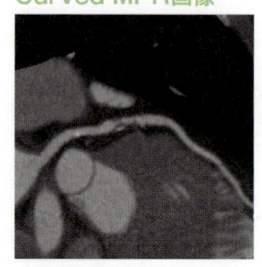

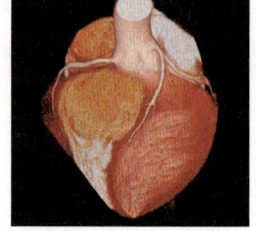

⑥ 心臓カテーテル検査 〔画像検査〕
- 冠動脈内にカテーテルを挿入し、狭窄血管を見つけることができる
- 狭窄血管を最も鋭敏に知ることができ、すぐに治療（冠動脈形成術）を行えるという利点がある

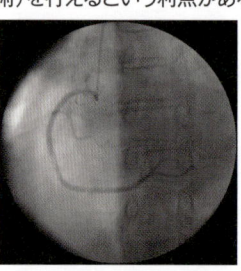

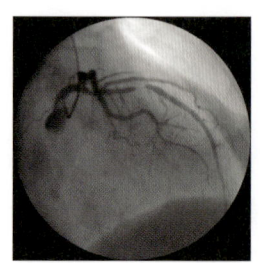

RI：radioisotope
MDCT：multi detector row computed tomography
MPR：multi planar reconstruction
VR：volume rendering

図16 急性心筋梗塞の有無・程度を見る検査

① 12誘導心電図 【生理検査】
- 閉塞血管を推測できる
- 急性心筋梗塞があると、ST上昇が見られる

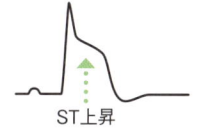

② 血液検査 【血液検査】
- 壊死した心筋からさまざまな物質が血液中に出るため、急性心筋梗塞の診断と壊死した心筋の大きさの程度を推測できる(表1)参照

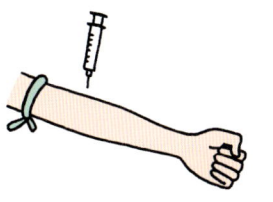

③ 心エコー 【生理検査】
- 12誘導心電図と併せて閉塞血管を推測でき、どの程度心筋が動いていないかを実際に見ることができる(図15参照)

④ 心臓カテーテル検査 【画像検査】
- 閉塞血管を最も鋭敏に知ることができ、すぐに治療を行えるという利点がある(図15参照)

表1 虚血性心疾患の主な血液検査

H-FABP 心臓由来脂肪酸結合タンパク
心筋細胞にあるタンパク物質。心筋梗塞発症後2時間以降で陽性(+)に出ることが多い。擬陽性も多い

トロポニンT・トロポニンI
筋タンパク質の1つで心筋に多く含まれる。心筋壊死の程度がわかる。心筋梗塞発症後3時間以降で陽性(+)に出ることが多い

CK-MB 心筋クレアチニンキナーゼ
心筋細胞特有の酵素。CPK内のCK-MBの割合が10%を超えると心筋梗塞を疑う

CPK クレアチニンホスホキナーゼ
細胞内の酵素。このなかにはCK-MM、CK-MB、CK-BBをすべて含む。そのため、打撲などでも高値となるため注意が必要

ちょっとひと息！ 狭心症・心筋梗塞の検査の順番・有用性は？

　胸痛症状がある場合、まず行われる検査は**12誘導心電図**です。心エコーも有用です。

　でも、いくら客観的に虚血を評価しても、実際に血管を**冠動脈造影（cornary angiography：CAG）**で映し出してみると正常だったということもあります。ならば、なぜはじめからCAGを行わないのでしょうか？ それはカテーテルを挿入するCAGは侵襲度が高く、他の検査と比べて圧倒的に危険だからです。

　最近では、侵襲度の少ない**心臓MDCT**（multi detector-row CT：多列検知器CT）が開発され、CAGに取って代わりつつあります。

　その他、**心筋シンチグラム**も心筋のさまざまな状態がわかり、大変有用です。しかし、狭窄が50％くらいで心筋シンチグラムでも虚血として評価されない病変でもプラークが突然破れて心筋梗塞になるという事実からすると、大丈夫とはいえません。その点、不安定プラークが評価できる心臓MDCTはとても有用な検査といえます。

12誘導心電図、心エコー、CAG、心臓MDCTで血管の狭窄や虚血状態をチェック！

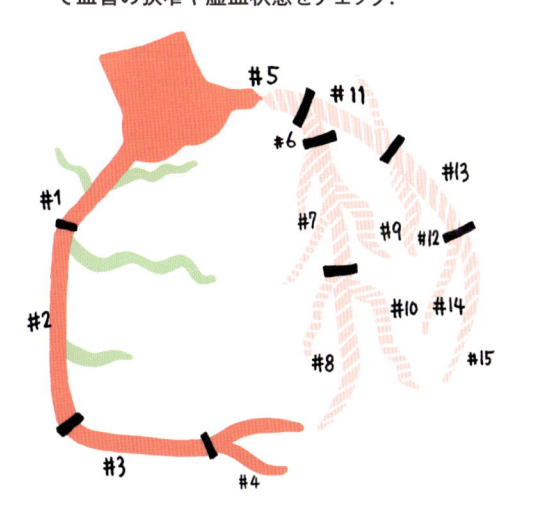

虚血性心疾患の**検査**

Point 2　冠攣縮性狭心症・異型狭心症の診断にはホルター心電図、薬剤負荷試験が有用

　ここまで普通の狭心症・心筋梗塞について述べてきました。一方、冠攣縮性狭心症や異型狭心症にも、特徴的な機序や症状があります（31頁参照）。

　特に覚えてほしいのは、夜間から早朝にかけて症状が起こることが多いこと。その症状をとらえるのに有用なのがホルター心電図検査です。24時間電極を装着して発生時のST変化で診断がつきます。ただし、検査時にいつも発作が起きるとも限りません。

　冠動脈スパズム誘発負荷試験（図17）は、冠動脈に薬剤（アセチルコリン、あるいはエルゴノビン）を注入して負荷をかけ、攣縮（スパズム）が起こるかどうかを見るものです。アセチルコリン負荷試験では必ず一時ペーシングの準備が必要です。一方、エルゴノビン負荷試験ではペーシングは必要ありません。

　実際には多くの場合、アセチルコリンが使われます。「エルゴノビンならペーシングの必要がないのになぜ？」と思われるかもしれませんね。アセチルコリンはもともと体内で作られる物質であり生理的ですが、エルゴノビンは麦角アルカロイドであり、体内でつくられることはない物質だからです。

図17　冠動脈スパズム誘発負荷試験

アセチルコリン負荷試験
- 冠動脈にアセチルコリンを注入して攣縮が起こるかどうかを見る

高度徐脈を生じるので、必ず一時ペーシングを行う

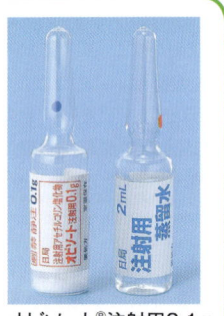

オビソート®注射用0.1g
（第一三共株式会社）

エルゴノビン負荷試験
- 冠動脈にエルゴノビンを注入して攣縮が起こるかどうかを見る

一時ペーシングを行う必要はない

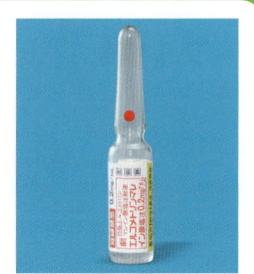

エルゴメトリンマレイン酸塩注0.2mg「F」
（富士製薬工業株式会社）

ちょっとひと息！　心筋梗塞時によく経験する「再還流不整脈」

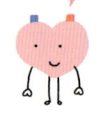

　「救急車内でVTが出たそうなので、リカナリゼーション（再還流）したかもしれません」などと医師たちが会話しているのを聞いたことがありませんか？　VTが出たことを"よかったこと"のように話しているのを聞いた看護師に不思議がられたことがあります。

　じつは、急性心筋梗塞で自然に閉塞が解除された際や、冠動脈形成術時に血流が再開した直後にはさまざまな不整脈が出ます。なかでも、VT（心室頻拍）やVF（心室細動）のような致死的不整脈が出ることがあります。

　心臓カテーテル中にVTが出ると医師はけっこうあせるのですが、逆に言えば血管が再開通したから、不整脈が出ているのです。

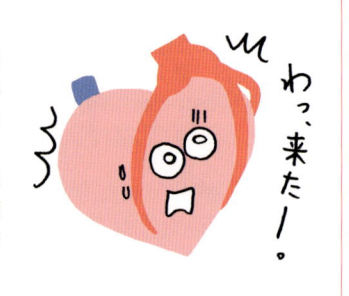

虚血性心疾患の治療

Point 1 冠動脈を再開通させる心筋梗塞の再灌流療法

虚血性心疾患のうち、特に急性心筋梗塞が疑われる場合は早期診断・早期治療が重要です。発作からできるだけ早期に再灌流療法を行い、閉塞している冠動脈を再開通させます。

再灌流療法として最も多く行われているのがPCI（percutaneous coronary intervention：経皮的冠動脈形成術）です（図18）。再灌流療法施行決定から90分以内にバルーンによる拡張が可能なときはPCIが行われます。

図19で、急性心筋梗塞疑いで搬送された患者さんに対して救急室で行われる対応（PCIを前提とした場合）を見てみましょう。職場環境によっては、救急対応の場面にあまり遭遇しないかもしれませんが、日ごろからイメージトレーニングをしておくことは大切です。

図18 経皮的冠動脈形成術（PCI）

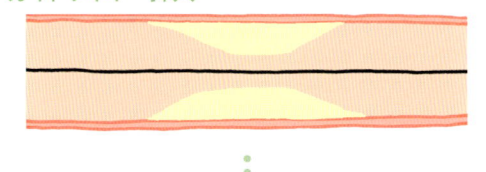

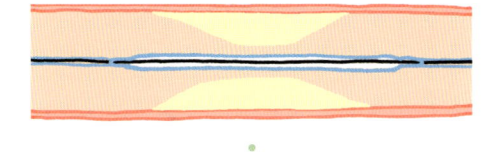

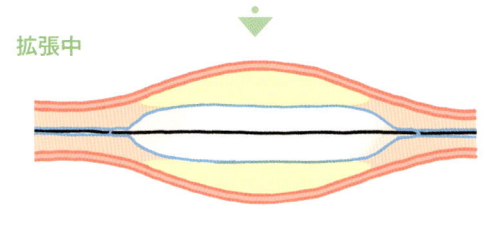

ガイドワイヤー挿入

↓

バルーンカテーテル挿入

↓

拡張中

- バルーンカテーテル抜去後、ステントを入れることが多い
- 特別な場合を除き、病変血管径が2.5mm未満ではステントは入れない（すぐに閉塞するため） 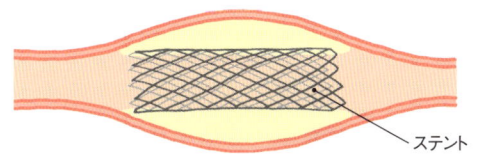
- PCI前後で血管内の状態を見るため、IVUS（intravascular ultrasound：血管内エコー）を行う

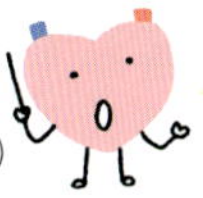

図19 急性心筋梗塞が疑われた場合の対応

1	バイタルサインのチェック（モニター心電図装着、SpO$_2$測定、血圧測定）
2	酸素投与
3	12誘導心電図（比較のため、以前の心電図があれば準備）
4	全身の診察：末梢動脈触知、四肢冷感、起座呼吸、下肢の浮腫、JVP（頸静脈圧、10頁参照）、肺（Killip分類、12頁参照）、心雑音（収縮期駆出性雑音、全収縮期逆流性雑音）
5	問診（AMPLE history*）＋冠動脈危険因子（糖尿病、高血圧症、喫煙など）も確認
6	ルート確保、採血（末梢血液一般検査、生化学検査、H-FABP〈心臓由来脂肪酸結合タンパク〉、トロポニンTなど）
7	心エコー（時間的に余裕があれば）
8	バイアスピリン®、プレタール®、パナルジン®、プラビックス®などの内服（噛んで内服）
9	ヘパリン、ニトロール®、シグマート®などを投与
10	胸部X線やCT（大動脈解離を除外）
11	カテーテルの承諾書、家族への説明など

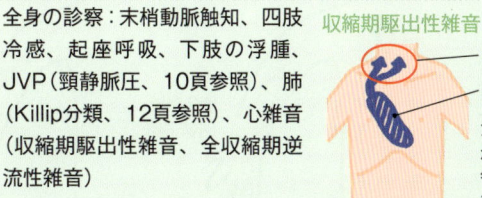

収縮期駆出性雑音
- 放散（左＞右）
- sash領域
- 大動脈弁狭窄症があるとき、sash領域にかけて心雑音が聴こえる

❸以降は同時進行！

*AMPLE history
A：アレルギー（allergy）
M：薬剤（medication）
P：既往歴／妊娠（Past history/Pregnancy）
L：最後の食事（last meal）
E：できごと／環境（Event/Environment）

❶〜⓫まで準備ができてはじめてPCIへ！

再灌流療法でシース（治療器具を動脈内に出し入れするための器具）を留置する際の穿刺部位の選択肢は、**大腿動脈・上腕動脈・橈骨動脈**の3か所です。どの部分から穿刺するかは、以下のように使い分けている施設が多いのではないでしょうか。

- 急性心筋梗塞など緊急の場合⇔鼠径部からの大腿動脈穿刺
- 待機的治療（状態が落ち着いている場合）⇔橈骨動脈穿刺
- 橈骨動脈から穿刺できなかった場合⇔上腕動脈穿刺

かなり昔は全例、大腿動脈からの穿刺でしたが、現在は橈骨動脈からの穿刺が主流になっています。それぞれの利点、欠点を図20にまとめました。

図20 カテーテル穿刺部位と利点・欠点

穿刺部位	利点	欠点
大腿動脈	●大腿動脈は太いので、容易にシースを留置できる	●止血のために、1日中ベッド上安静となる（現在はアンジオシール®などの止血器具も開発され、以前ほどの安静時間は必要ない）
橈骨動脈	●手首のみの圧迫ですむため、カテーテル治療後に安静にしている必要がない	●前腕部分の動脈がループ状になっていたり、橈骨から上腕動脈までの血管が細くなっている患者に行うと危険。指先に血液が行かなくなり、壊死することがある（アレンテストで問題なければ穿刺可能） ●無理にカテーテルを進めると血管が破れてしまう **橈骨動脈穿刺はキケン！**
上腕動脈	●橈骨動脈、大腿動脈から穿刺できなかった場合に選択する	●大きな神経が横を通っており、リスクが高い ●止血の際、うまく圧迫しにくい。上腕内に血液が漏れてしまうと、上腕は軟部組織も多いため200〜400mLもの血液が漏れ、パンパンに腫れる

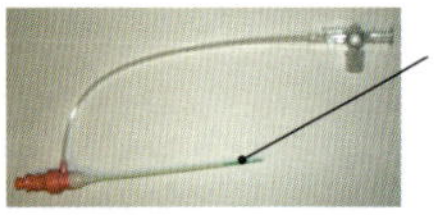

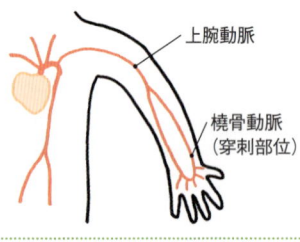

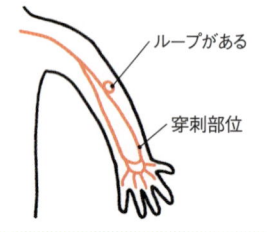

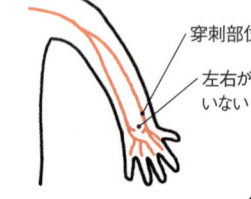

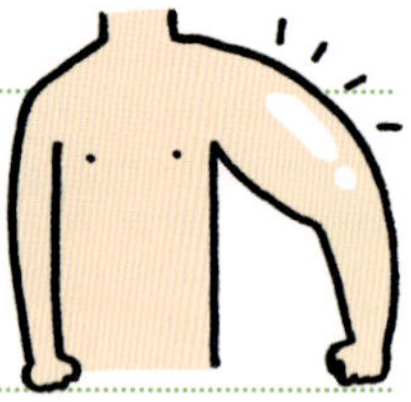

ちょっとひと息! ステントは金属製？ 薬剤溶出性？

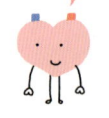

ステントの種類には、BMS（bare metal stent：金属材料のみでつくられたステント）とDES（drug eluting stent：薬剤溶出性ステント）があります。
　BMSは血管内皮の増殖が3〜6か月で起こり、再狭窄することが問題でした。そのため、血管内皮細胞増殖を抑える目的でステントに薬を塗ったものが開発されました。これがDESです。

　本来ならすべての治療にDESを使いたいのですが、急性心筋梗塞の治療にはまだエビデンスが確立されておらず、使用できません。現在、日本で使用可能な心血管領域のDESは、「Cypher®」「TAXUS®」「Endeavor®」「XIENCE™」などです。
　若年患者で今後手術などを予定している場合、バイアスピリンなど抗血小板薬の投与を止める必要が生じることがあるため、BMSを使用します。DESは基本的に抗血小板薬を止めるとステント血栓症（ステント内に血栓性閉塞が生じること）が起こり、突然死の可能性もあるため、危険性が高くなるからです。

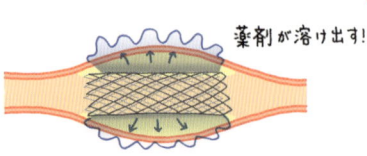

虚血性心疾患の治療

Point 2 治療後は、冠動脈造影による血流評価を行う

"カテーテル治療をして血管が広がれば、血流は元に戻り、治療は終わり"なんて思っていませんか？

実際には、なかなかそのようにはいきません。PCIを行う際に、コレステロールなどのプラークが末梢に飛んでいってしまいます。大きな血管には血液が流れるようになっても、小さな血管が詰まって血流が悪くなることがあります。

そのため、血流の程度の評価が必要です。現在用いられているのが、冠動脈造影（CAG）によるTIMI（thrombolysis in myocardial infarction）分類です（図21）。

図21 TIMI分類（血流の評価）

Grade 0
完全閉塞で順行性血流を認めない。病変部より末梢がまったく造影されない

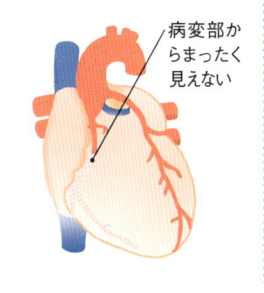

病変部からまったく見えない

Grade 1
明らかな造影遅延があり、末梢まで造影されない。冠動脈はわずかに造影される程度

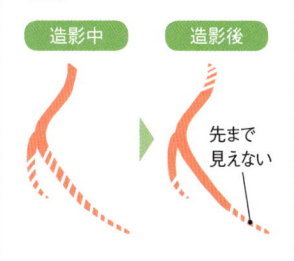

造影中 → 造影後
先まで見えない

Grade 2
造影遅延を認めるが、末梢まで造影される。冠動脈は末梢まで造影されるが、造影剤が冠動脈内にたまってしまう

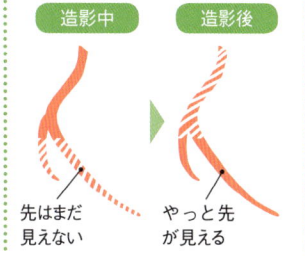

造影中 → 造影後
先はまだ見えない／やっと先が見える

Grade 3
末梢まで正常に造影される（正常の冠動脈血流）

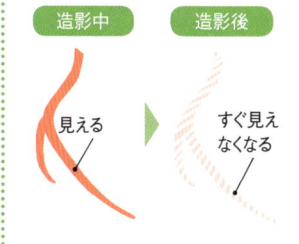

造影中 → 造影後
見える／すぐ見えなくなる

Rentrop分類（側副血行路の評価）

Grade 0 なし

Grade 1 かろうじてある程度、本幹が造影される

Grade 2 部分的に本幹が造影される

Grade 3 本幹が十分に造影される

＊冠動脈狭窄が高度になると、狭窄部から末梢へ血流を送ろうと、通常にはない血行路が形成される（側副血行路）。しかし、これは非常に不安定な血管であるため、側副血行路があってもできるだけPCIは行う。

[評価の例]

例えば急性心筋梗塞は「100％狭窄」ですから、閉塞した冠動脈の末梢には血液は流れません。この場合、TIMI分類で「Grade 0」と表現します。

太い冠動脈の有意狭窄が解除されたにもかかわらず、「Grade 1」や「Grade 2」であったとします。これは治療に伴い、細かい血栓やプラークが末梢に飛んでいき塞栓になったことを意味し、それぞれ「No reflow」「Slow flow」といいます。この状態を放置しておくと、心筋梗塞を発症します。

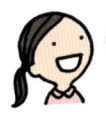

デキるナースの"申し送り"はこんな感じ！

単に「#2：75％が0％になりました」ではなく…TIMI分類を駆使する！

RCA（右冠動脈）のUAP（不安定狭心症）で入院された○○さん、CAGの結果、「RCA #2：75％　TIMI分類で「Grade 2」。「側副血行路なし」でしたが、ステントで「#2：0％　Grade 3」となり、無事終了しています！

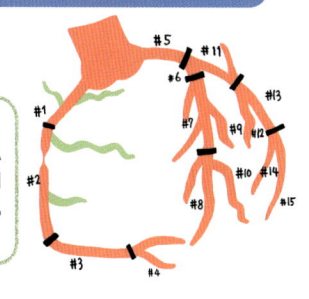

虚血性心疾患の治療

Point 3 急性期に使用する薬と治療後に使用する薬がある

治療薬を学ぶ際、教科書や医薬品集などで使用される薬効による分類に沿って説明されているものが多いですね。今回は実際の現場に役立つよう、急性冠症候群（acute coronary syndrome：ACS）の「急性期に使用するもの」と「治療後に使用するもの」といった時間経過による分類に沿って説明します（図22、23）。

図22 急性期（カテーテル治療前）の主な治療薬 ＊図19も参照

酸素投与
- 虚血心筋への酸素供給量を少しでも増やすために行う
- 問診で喫煙歴を確認し、CO_2ナルコーシスに注意

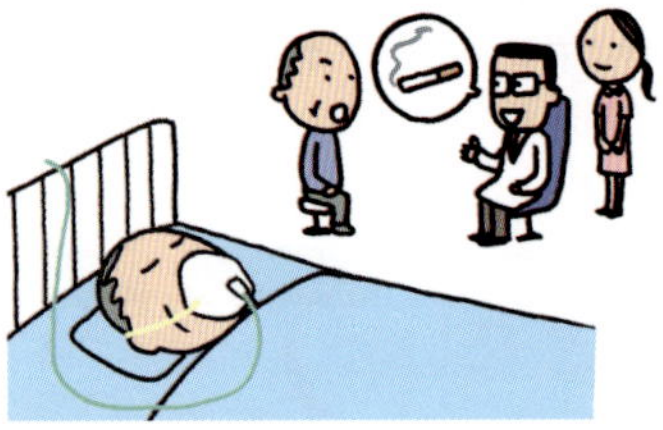

ニトロール®、ミリスロール®、シグマート®など
- 冠動脈を拡張し、心筋虚血を軽減する目的で使用する
- 血圧低下が気になり硝酸イソソルビド（ニトロール®）やニトログリセリン（ミリスロール®）が使いにくい場合は、ニコランジル（シグマート®）を使用する（シグマート®1Vあたり12mgのため、4Vに生理食塩液48mLに希釈し、2mL/時で持続注射）

モルヒネ、レペタン®
- 胸痛の軽減や鎮静目的で使用する。実際は、非麻薬性鎮痛薬であるためブプレノルフィン塩酸塩（レペタン®）を使うことが多い
- モルヒネやレペタン®は静注で投与する
- モルヒネによる鎮痛と不安除去でカテコラミンが低下し、末梢動脈、静脈拡張で前負荷・後負荷も軽減し、心筋酸素消費も軽減する
- ペンタゾシン（ペンタジン®）は避ける（末梢血管抵抗が上昇し、心筋酸素消費量が増えるため）

キシロカイン®
- 心筋梗塞時、再灌流により致死的な不整脈（心室頻拍や心室細動）が起こることがある（再灌流不整脈）
- これを予防するためにリドカイン塩酸塩（キシロカイン®）を投与することがある

アトロピン
- 房室ブロックなどの徐脈性不整脈、迷走神経緊張（嘔気、冷汗、徐脈、血圧低下）に使用する

ちょっとひと息！ モルヒネ、レペタンはなぜ筋注ではなく静注？

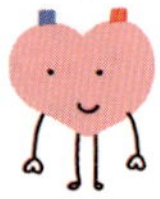

心筋梗塞発症後、血液データはWCOL（ワコール）の順番に変化すると覚えましょう。まずWBCが上昇し、次にCPK、GOT、LDHの順に上昇します。
ここでモルヒネやレペタンを筋注するとGOTやCPKが上昇してしまってまぎらわしいので、静注のほうがアセスメントしやすいのです。
なお、本来は、WBCとCPKの間にH-FABP、トロポニンTなどが入りますが、その後の経過はWCOLで経過を追うことが多いです。

急性冠症候群の治療としての酸素投与は、虚血心筋への酸素供給量を少しでも増やすために必ず行います。

　本当ならば、酸素投与する前にルームエアー下で血液ガスをとってから酸素投与を開始するのが理想です。しかし実際は、救急搬送されてくるときには救急隊がすでに投与を開始していることが多いでしょう。

　酸素は"薬"ではありませんが、本来、薬と同じように考えて使用するものです。なぜなら、むやみな酸素投与でCO_2ナルコーシスを誘発することがあるからです。ただし、急性心筋梗塞時にはそんなことを言っている時間はありません。問診で喫煙歴を確認し、患者さんの状態を注意深く観察することが重要です。

図23 カテーテル治療後の主な治療薬

ACEI
- 前負荷・後負荷を軽減し、心筋リモデリング（特に左室リモデリング）をおさえる

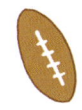

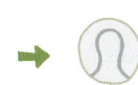

ラグビーボール から 丸いボール へ

硝酸薬
- 冠動脈拡張目的で使用する
- 末梢静脈を拡張し、静脈内に血液貯留（前負荷軽減）、また動脈拡張（後負荷軽減）と併せて心筋酸素消費量を軽減する目的で使用する

抗血小板薬
- アスピリン（バイアスピリン®）、シロスタゾール（プレタール®）、チクロピジン塩酸塩（パナルジン®）、クロピドグレル（プラビックス®）など。PCI後の急性冠閉塞や亜急性冠動脈閉塞などの血栓予防目的で使用する。特に治療にDESを使用した場合、パナルジン®またはプラビックス®は必須である

抗凝固薬
- 心室瘤形成や高度の壁運動低下が予測される場合、心室内に血栓ができることがある。このため、心血栓予防目的で使用する

β遮断薬
- 心拍数、心収縮力抑制で心筋酸素消費量を抑え、梗塞範囲の拡大を抑える。降圧作用もある。ただし、冠攣縮のある患者には禁忌

Ca拮抗薬
- 特に冠攣縮性狭心症に有用である

ちょっとひと息！ 他の再灌流療法もチェック！

　再灌流療法は、PCIの他にもいくつかあります。
　血栓溶解療法（特にIVCT［intravenous coronary thrombolysis］：経静脈的血栓溶解療法）は、緊急にPCIが行えない場合、冠動脈内に血栓を溶かす酵素を流す方法です。使用薬剤は、ウロキナーゼ、tPA製剤です。以前は冠動脈に直接薬剤を投与していましたが、今は末梢静脈から投与可能です。

　ただ日本では、より早く確実に血流再開ができる施設が多いこと、血栓溶解療法では一部の血栓は完全に溶けずに残ることが多く、再び血栓による閉塞をきたすことも多いため、PCIを行う施設が圧倒的に多いでしょう。その他、冠動脈バイパス術があり、LMT病変や3枝病変など特別な場合に行われます。冠動脈を広げるため、ロータブレーダー、DCA（行っている病院は少ない）という方法もあります。

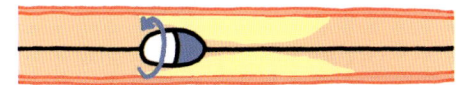

ロータブレーダー
ドリルを高速で回転させて、アテロームを削り取る

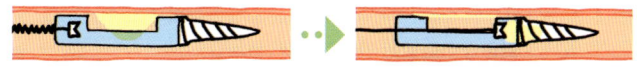

DCA（冠動脈粥腫切除法）
バルーンでカテーテルを固定し、ドリルでアテロームを削り取る

虚血性心疾患の治療後の管理

Point 1 心筋梗塞後・カテーテル治療後の合併症に注意する

　心筋梗塞後や心臓カテーテル治療後の患者さんの病状が急変して困った経験はありますか。心筋梗塞後やその治療に起こる合併症は、いつ起こるかわからないのなら本当に大変ですが、じつはいつごろ起こるかはおおよそわかっています。心筋梗塞が発症した直後(急性期＝24時間以内)(図24)、発症から約4週間以内に起こるもの(図25)、4週間目以降に起こるもの(図26)です。特に、心室性不整脈と左心不全は予後に大きく影響するので注意が必要です。

図24 梗塞直後(急性期)に起こる主な合併症

心室性期外収縮(PVC)

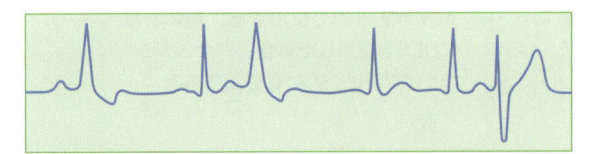

出現頻度　前壁梗塞で多く見られ、約90%の頻度で出現
合併症への対応　Lown分類(後述)で重症度を見きわめながら、リドカインなどを使用する

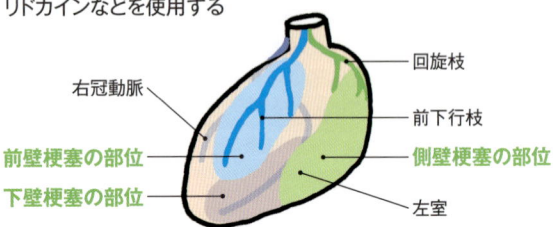

(心臓図：右冠動脈、回旋枝、前下行枝、前壁梗塞の部位、側壁梗塞の部位、下壁梗塞の部位、左室)

心不全

出現頻度　約20〜60%
合併症への対応　16頁参照

心原性ショック

出現頻度　約10〜20%
合併症への対応　16頁参照

急性ステント内血栓性閉塞

出現頻度　治療後や梗塞後24時間以内に、約3%の頻度で出現
合併症への対応　緊急冠動脈造影＋形成術が行われる

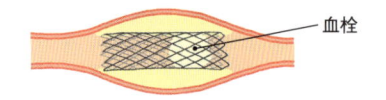

(ステント内血栓の図：血栓)

心室頻拍(VT)

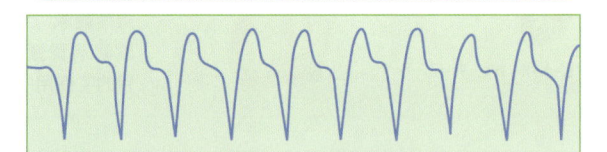

出現頻度　どの血管でも起こる。頻度は約90%
合併症への対応　除細動(DC)が必要。医師がその場にいなければAEDを使用する

房室ブロック(AVブロック)

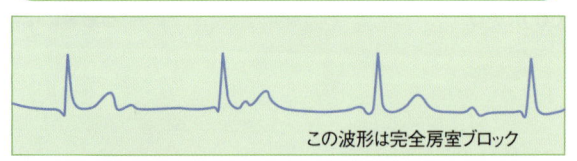

この波形は完全房室ブロック

出現頻度　右冠動脈閉塞で見られ、下壁梗塞全体の約10〜20%の頻度で出現
合併症への対応　アトロピンを使用することもあるが、多くの場合、一時ペーシングが必要。一時ペーシングまでに時間を要する場合、体表面ペーシングが可能なら準備する

洞性徐脈

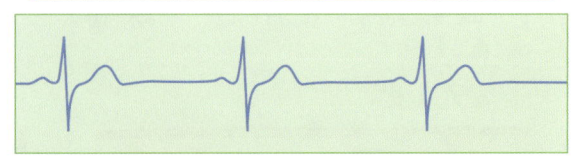

出現頻度　下壁梗塞で多く見られ、約10〜20%の頻度で出現
合併症への対応　アトロピンを使用することもあるが、多くの場合、一時ペーシングが必要。一時ペーシングまでに時間を要する場合、体表面ペーシングが可能なら準備する

図25 梗塞発症から4週間以内に起こる主な合併症

心破裂

出現頻度 前壁中隔梗塞で多く見られ、約2～3％の頻度で出現

合併症への対応 blow out type（突然心臓が破れて出血）とoozing type（じわじわとにじみ出るような出血）があり、前者はまず救命できない

乳頭筋断裂

出現頻度 下壁・後壁梗塞で多く見られ、約2～3％の頻度で出現

合併症への対応 突然の左心不全による呼吸困難、肺水腫、心原性ショックへと短時間に進展する。救命には緊急僧房弁置換術が必要。突然の全収縮期雑音が決め手となり、IABP、緊急手術が行われる

亜急性ステント内血栓症（SAT）

出現頻度 約0.5％の頻度で出現

合併症への対応 内服コンプライアンスの確認と、以前経験した胸痛症状と同じかどうか確認する。緊急冠動脈造影＋形成術が行われる

ステントの断面図とステント内血栓性閉塞の流れ

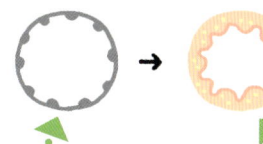

- 留置直後は、ステントによる血管内皮細胞の障害を修復するため血栓形成傾向になる
→ ここで閉塞するのが「急性」

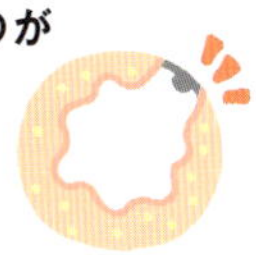

- 時間が経つと徐々に血栓形成傾向は薄れ、内皮がステントを覆うようになる
- 一部ステントが露出したままの場合、抗血小板剤を中止すると突然この部分に血栓ができて詰まる
→ 24時間～30日未満：SAT（subacute thrombosis）
　30日以上～1年未満：Late thrombosis
　1年以上：Very late thrombosis

図26 梗塞発症から4週間目以降に起こる主な合併症

心室中隔穿孔

出現頻度 前壁中隔梗塞で多く見られ、1～3％の頻度で出現

合併症への対応 診断がつきしだい、すぐに手術が考慮される。心筋梗塞により左室機能障害に左-右シャントが加わり、発症早期に心原性ショックに陥ることが多い

- 「乳頭筋断裂」は、心筋梗塞による心筋壊死に伴い、乳頭筋が心収縮・拡張運動に耐えきれず断裂して起こる
- 「心室中隔穿孔」は、心筋梗塞による心筋壊死に伴い、左室と右室の間（心室中隔）に孔があくこと

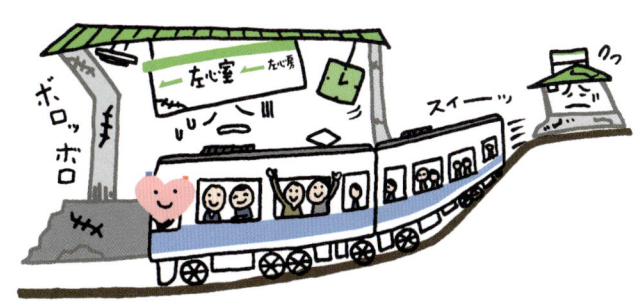

乳頭筋 / 心室中隔

電車（血流）が通っても、駅（心筋）はまだボロボロ！

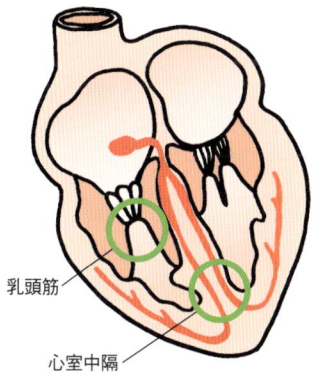

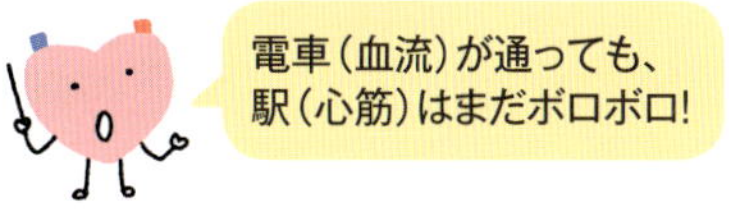

ちょっとひと息！ 乳頭筋断裂、心室中隔穿孔のアセスメント

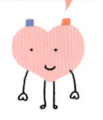

乳頭筋断裂や心室中隔穿孔は、聴診でいち早くみつけることができます。
①乳頭筋断裂では「全収縮期雑音」、②心室中隔穿孔では「前収縮期雑音＋全収縮期雑音」が聴取できます。緊急外科手術で救命できるので、見逃さないようにしましょう。
聴診でくわしく判別できなくても、"いつもの聴診と違う音"が収縮期に聴こえたら医師に報告します。

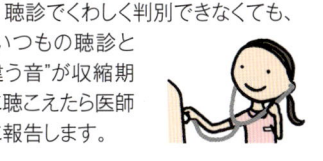

①全収縮期雑音 — 心尖部〜腋窩に放散する

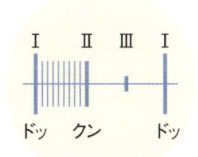

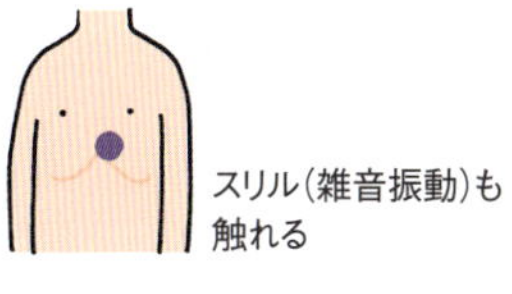

②前収縮期雑音＋全収縮期雑音 — スリル（雑音振動）も触れる

①心不全 / ②虚血性心疾患（心筋梗塞・狭心症）/ ③不整脈 / ④高血圧 / ⑤弁膜症 / ⑥心筋・心膜疾患 / ⑦動脈疾患 / ⑧静脈疾患

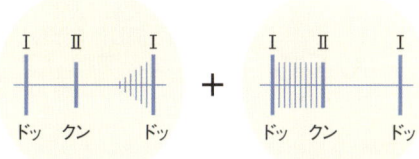

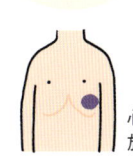

虚血性心疾患の治療後の管理

Point 2　心筋梗塞後・カテーテル治療後は心電図でST変化を観察する

　心筋梗塞では、カテーテル治療後もステント内血栓症を含め急性冠閉塞が起こらないかなど患者状態を把握するため、心電図でST変化の経過を見ていきます。もし治療待機の患者さんでも、梗塞が起これば必ず心電図でST変化が見られます。

　理想的には12誘導心電図で24時間連続して測定できればよいのですが、通常、病棟には3点誘導のモニター心電図しかありません。しかし、モニター心電図でも誘導の的を絞れば経過観察が可能です（図27）。

図27　ST変化がわかりやすいモニター心電図の誘導

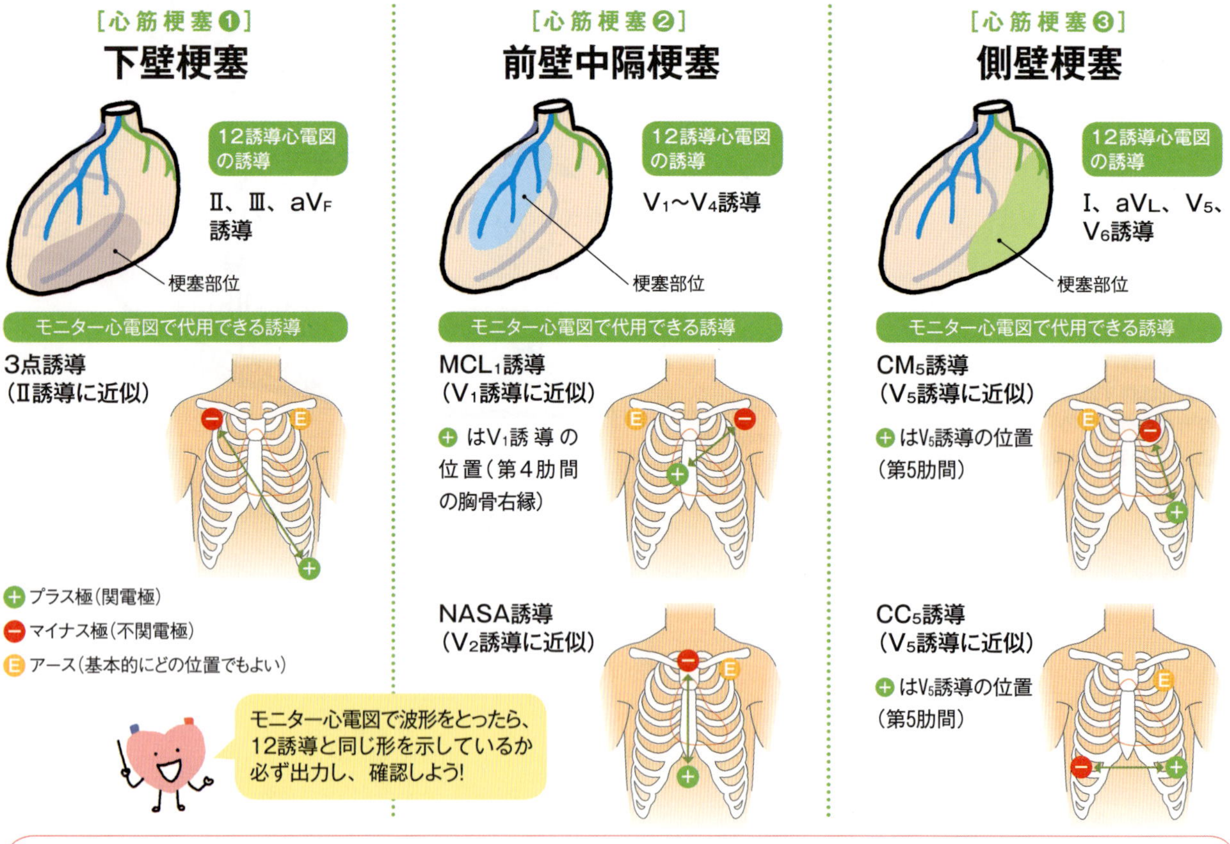

［心筋梗塞❶］下壁梗塞

12誘導心電図の誘導：Ⅱ、Ⅲ、aV_F誘導

梗塞部位

モニター心電図で代用できる誘導
3点誘導（Ⅱ誘導に近似）

＋　プラス極（関電極）
－　マイナス極（不関電極）
E　アース（基本的にどの位置でもよい）

［心筋梗塞❷］前壁中隔梗塞

12誘導心電図の誘導：V₁～V₄誘導

梗塞部位

モニター心電図で代用できる誘導
MCL₁誘導（V₁誘導に近似）
＋はV₁誘導の位置（第4肋間の胸骨右縁）

NASA誘導（V₂誘導に近似）

モニター心電図で波形をとったら、12誘導と同じ形を示しているか必ず出力し、確認しよう！

［心筋梗塞❸］側壁梗塞

12誘導心電図の誘導：Ⅰ、aV_L、V₅、V₆誘導

梗塞部位

モニター心電図で代用できる誘導
CM₅誘導（V₅誘導に近似）
＋はV₅誘導の位置（第5肋間）

CC₅誘導（V₅誘導に近似）
＋はV₅誘導の位置（第5肋間）

ここもポイント！　誘導の絞り方

　もしどの誘導にすればよいかわからなければ、V₅誘導にするとST変化のほぼ80％がとらえられるといわれています。胸痛の訴えがあれば、即座に12誘導をとります。モニター心電図で経過は観察できても、やはり12誘導のほうが情報量が多く、正確。つまり、使い分けが大切です。

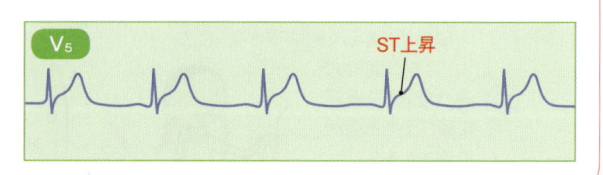

V₅　　ST上昇

虚血性心疾患の治療後の管理

Point 3 モニター心電図で致死的不整脈を察知する

　前ページで述べたモニター心電図の装着は、心筋梗塞の察知や治療後に再閉塞が起こっていないかを観察するなどの目的で行いますが、モニター心電図にはその他にも「致死的不整脈の察知」という目的があります。特に心筋梗塞後は心室性期外収縮（PVC）や心室頻拍（VT）などが認められることが多いので、注意が必要です。

　心室性期外収縮の危険度を予測する指標として、Lown分類があります（図28）。Lown分類で「Grade 2」以上なら、必ず医師に連絡しましょう。

　危険と判断されれば、予防的な治療を開始しなければなりません（キシロカイン®投与など）。放っておくと心室頻拍や心室細動（VF）を引き起こす危険があります。

図28 心室性期外収縮の重症度（Lown分類）

- **Grade 0** 期外収縮なし
- **Grade 1** 散発性（30/時間未満）
- **Grade 2** 多発性（30/時間以上）
- **Grade 3** 多形性 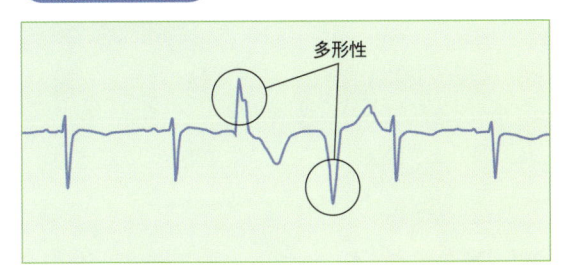
- **Grade 4a** 2連発 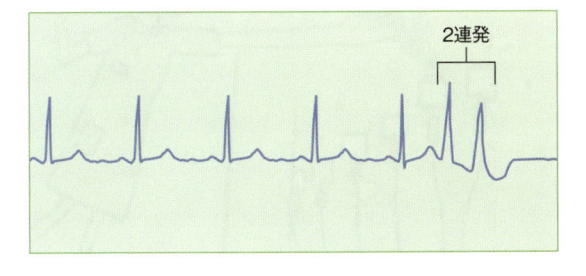
- **Grade 4b** 3連発以上 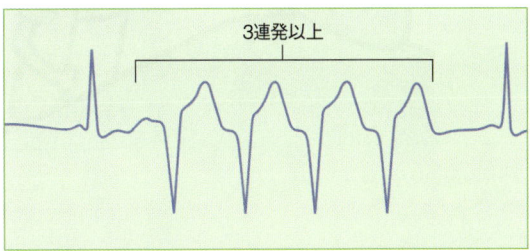
- **Grade 5** R on T

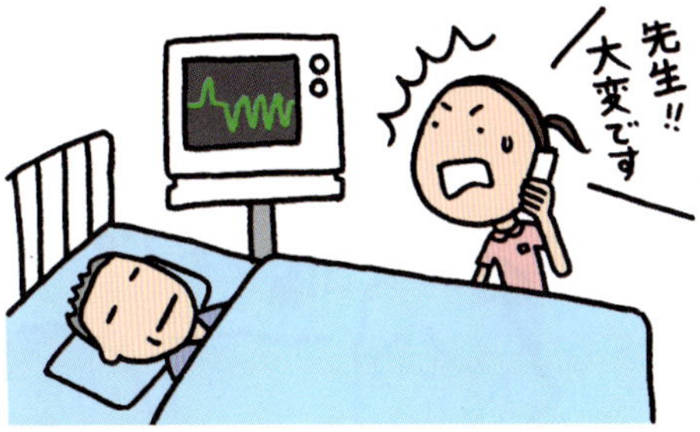

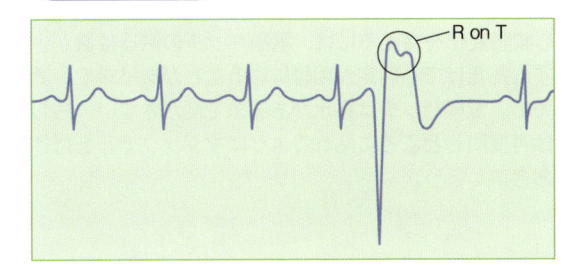

虚血性心疾患のケアのポイント

上腕の腫脹・指先の色は常にチェック！

- 治療のためのシースを上腕動脈に留置した場合、治療終了後、うまく止血ができず血液が上腕内に漏れ、パンパンに腫脹することがあります。
- また、橈骨動脈穿刺の場合、血管の走行異常で指先まで血流が行かなくなり壊死することがあります。医師がアレンテストをしたかどうかチェックしましょう。

アレンテスト

血管の走行異常があると、アレンテストで掌の色が不自然に変わる

便秘にも注意！

- 心筋梗塞後の患者さんの便秘は注意が必要です。
- 便が硬いなどということでいきむと血圧が上がり、弱った心筋に負荷がかかり、場合によっては心破裂を起こすこともあります。

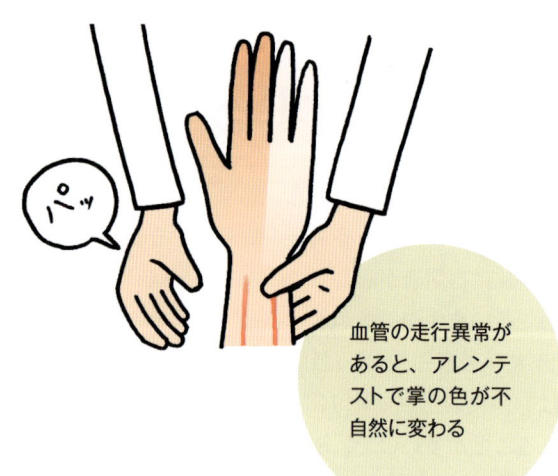

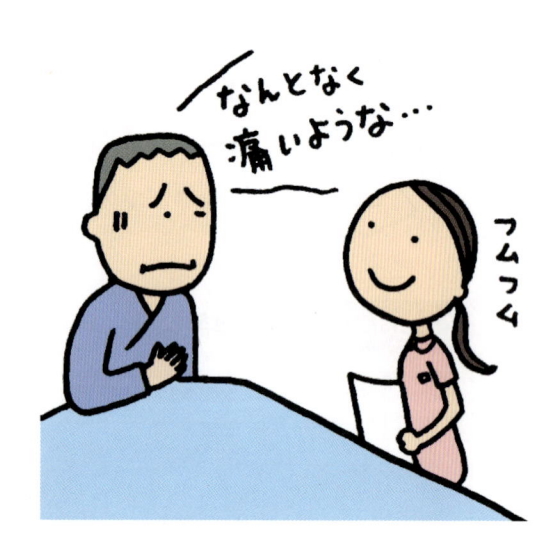

患者の訴えは聞き逃さないで！

- 心筋梗塞や狭心症の症状には無症候性もありますが、やはり患者さんの訴えは大切です。
- 特に心筋梗塞後やカテーテル治療後は、明らかな胸痛でなくても、「なんとなく重い」「なんとなく違和感がある」といったこれまで感じたことのない症状であれば、どんなささいな訴えでもきちんと耳を傾けましょう。

12誘導の電極パッチは指示があるまで剥がさない！

- 心電図変化を捉えるには、電極パッチの貼る位置が少しずれただけでも判定が困難になることがあります。そのため、電極パッチは指示があるまで剥がさない、もしくは再度同じところに貼れるようにマジックで印を付けておきましょう。

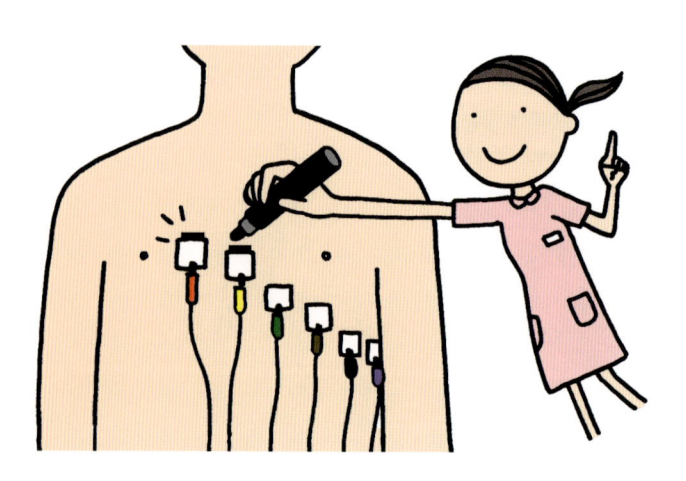

❸ 不整脈

まず頻脈・徐脈のメカニズムをおさえて治療方針をおおまかに理解する

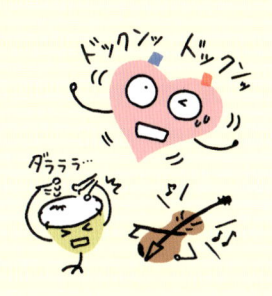

　以前、新人看護師に不整脈について聞いてみたところ、「起こってはいけないもの」「死に至る可能性があるから怖い」という答えが返ってきました。確かにそうですね。しかし、ある程度不整脈のことが理解できると、すべてが怖いわけではなく「放置しても大丈夫な不整脈」から「致死的不整脈」まで、いくつかの種類があることが見えてきます。

　なぜ不整脈で死に至るのでしょうか。答えは単純明快。「急激に心拍出量が保てなくなるもの」「不整脈になってしばらくの間は問題ないが、放っておくとしだいに心不全（心拍出量低下）となるもの」、その他「不整脈により血流が淀み、血塊ができて梗塞の原因になるもの」もあります。最後の例は別として、"不整脈の結果、死に至る"とは、すなわち"心拍出量が維持できなくて死に至ること"といえます。

　不整脈を理解するには、通らなければならないいくつかの関門があります。それは、活動電位やイオンチャネル、不応期といった生理学の知識や、頻脈や徐脈のメカニズムを理解することです。ただし、深く理解しようとして踏み込みすぎないでください。確かに細かい機序は大切ですが、臨床では大雑把に理解することも大切なのです。

　不整脈はおおよその機序はわかっているものの、実際はまだまだ不明な点も多く、ある意味、医師にとっても難しい分野です。現段階でわかっている範囲でその成り立ちを"イメージ"できれば、治療方針はほぼ理解することができます。

　例えば、心電図波形で同じように見える心室頻拍（VT）も、その発生機序を細かく調べると、あるときは異常自動能、あるときはリエントリー回路だったりします。この違いがわかったとしても、結局その対応は「意識があるか、ないか」「脈が触れるか、触れないか」が重要。また発作性上室性頻拍（PSVT）は5種類ありますが、臨床上は2種類がそのほとんどを占め、治療の考え方は同じなのです。

　種類の多い頻脈性不整脈は代表的な機序がおおよそ理解できれば、他の不整脈でも直感的にどのように対応したらよいかがわかるようになります。徐脈性不整脈は大きく分けて「洞房結節に異常があるもの（洞不全症候群）」と「房室結節の刺激伝導系に異常があるもの（房室ブロック）」の2つだけを理解できればOKです。

不整脈の原因

Point 1　イオンの出入りがうまくいかず、相対不応期に強い刺激が起こる

　心臓は、洞房結節から始まる興奮が刺激伝導系を伝わる電気的活動に合わせて、収縮や拡張という機械的活動を行っています。この電気的活動と機械的活動により、少しずつ性質の違う筋の集まりである心臓がオーケストラのようにうまく協調して動くことによって、心拍出量を維持しています。

　不整脈が原因で電気的活動がうまくはたらかなくなると、収縮や拡張といった機械的活動に影響が出て、心拍出量が低下します。

図1　心筋の活動パターン

洞房結節や房室結節による 電気的活動
洞房結節や房室接合部が発する電気刺激が、刺激伝導系を通る活動

洞房結節や房室結節の膜電位変化
- Ca
- 再分極
- 脱分極
- 主にCaの助けを借りる

His束、洞房結節、房室結節、右脚、左脚、プルキンエ線維

活動パターンの異なる心筋細胞たちがうまく協調し合うことにより、心臓が動く!

心房筋や心室筋による 機械的活動
刺激伝導系からの電気刺激を受け、収縮や拡張を行う活動

心房筋や心室筋の膜電位変化
- Na導入
- Ca
- プラトー（平坦）相
- 再分極
- 脱分極
- 静止膜電位
- 主にNaの助けを借りる

ピックアップ！　「膜電位」「分極」とは？

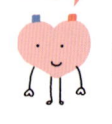

　一般に細胞は、細胞膜の内側表面に陰イオン、外側表面に陽イオンが同じ量だけ、静電気力でくっついています。この状態を分極といいます。
　細胞膜を隔てて、分極に関与したイオンの電気量に比例した電位差が発生しています。この電位差を膜電位といいます。
　心筋を含む筋肉細胞や神経細胞は、膜電位をすばやく変化させ、しかもその変化を細胞膜上で伝播させる機能をもちます。

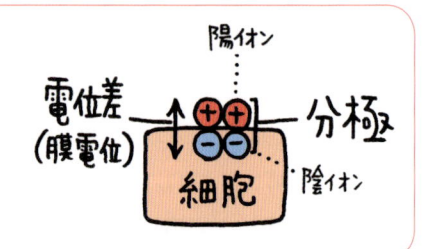

陽イオン、電位差（膜電位）、分極、細胞、陰イオン

では、よく教科書にも出てくる心室筋の電気的活動と心電図波形の関係を見てみましょう(**図2**)。

細胞は、ある一定以上の刺激だと収縮・拡張反応を起こします。反応が起こる場合の電圧の変化を活動電位といいます。細胞膜の電位は、イオンの出入りによって、はじめは(−)であった電圧が0mVを超えて(+)となります。そうして心筋が収縮するのですが、この現象を脱分極と呼びます。

つまり、不整脈が起こる原因の1つは、これらイオンの出入りがうまくいかないこと、相対不応期に比較的強い刺激が起こることが挙げられます。

図2 心室筋の電気的活動と心電図波形

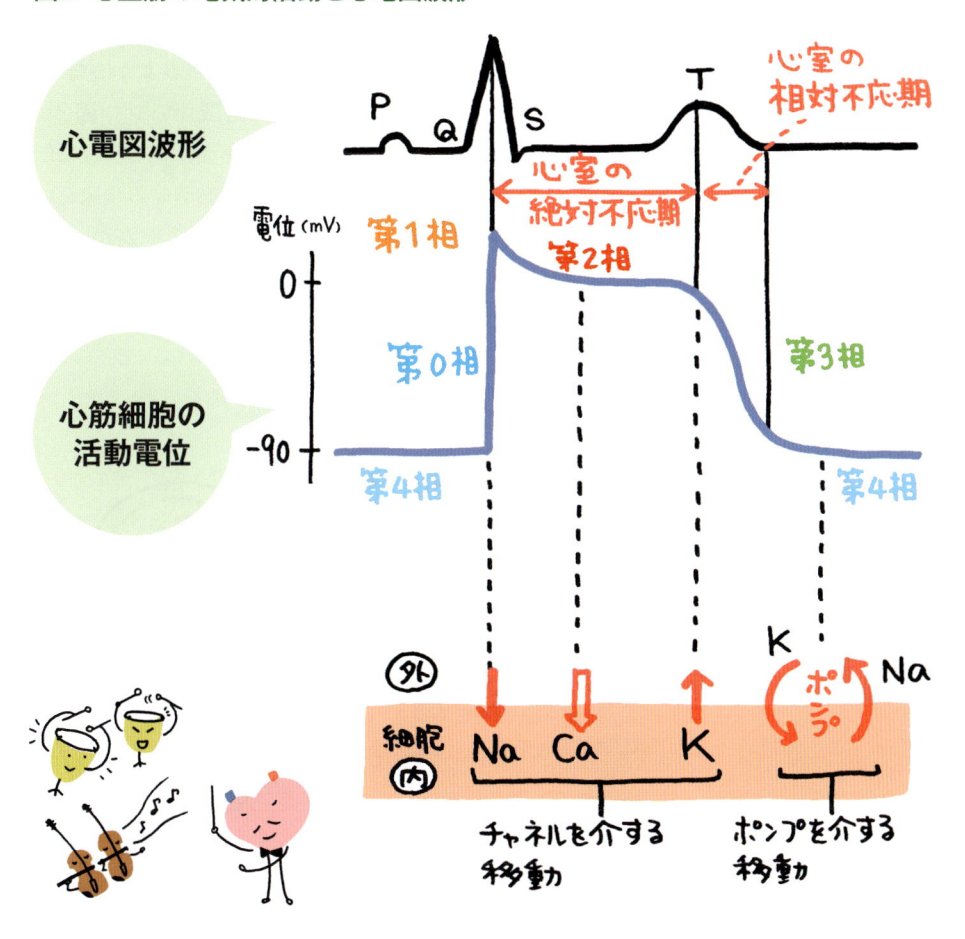

「不応期」とは?
- 「不応期」とは、細胞が興奮した後、次の興奮が可能になるまでの時間。不応期に興奮が伝わっても細胞は反応しない
- 絶対不応期:いかなる刺激を与えても反応しない期間
- 相対不応期:普通の刺激では反応しないが、比較的強い刺激なら反応する期間

「イオンチャネル」とは?
- イオンの通る道。濃度勾配や電位にしたがってイオンが受動的に移動する道(=イオンチャネル)と、電位や濃度勾配に逆らってイオンが能動的に移動する道(=ポンプ)がある

細胞外に出て行くKが抑制されると、活動電位持続時間が延長され、プラトー相が長くなる

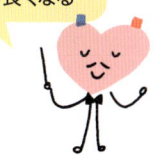

第0相
心筋の興奮で、細胞膜にあるチャネルから大量のNaが細胞内に流れ込み、活動電位は(−)から(+)へ急上昇する

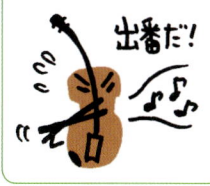

第1相
Naの流入が止まり、電位は0mV付近に降下する

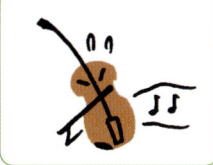

第2相
Caがゆるやかに細胞内に流入することで電位を0mV付近でプラトー状態に維持する

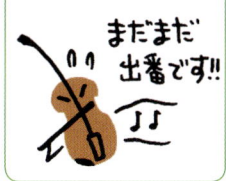

第3相
大量のKが細胞内から細胞外へ流出し、静止状態に戻ろうとする

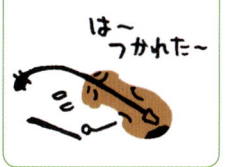

第4相〜第0相
細胞内に流入したNaは細胞外に流出したKと細胞膜にあるポンプを通じて互いに交換し合い、またCaもポンプその他で細胞外に汲み出され、静止状態となる

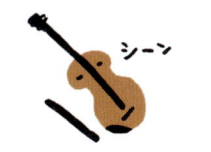

不整脈の原因

Point 2　異常自動能、リエントリー回路により頻脈性不整脈が起こる

　すべての不整脈は、その発生機序から「刺激生成異常」と「刺激伝導異常」に分けることができます。今回は、頻脈性不整脈の発生機序を取り上げます。

　頻脈性不整脈の発生機序として覚えておいてほしいのが、異常自動能（異所性自動能＋撃発活動）、リエントリー回路です。

　もともと心臓は自動能（＝自ら電気を生成する能力）をもった細胞のうち最も興奮回数の多い洞房結節から刺激が発生し、刺激伝導系を順に伝わっていきます。ところが本来は自動能を有さない心筋細胞の一部が何らかの原因（虚血や電解質異常など）により自動能を獲得すると、洞房結節を無視してそこから刺激が伝わるようになり、不整脈が生じます。これを「異常自動能」といいます（図3）。

　「リエントリー」とは、一度生じた興奮が他の部位に伝播したのち、元の部位に戻って再び興奮させる現象をいいます（図4）。このような興奮が旋回する回路が「リエントリー回路」です。頻拍のほとんどがリエントリーによるものです。

図3　異常自動能

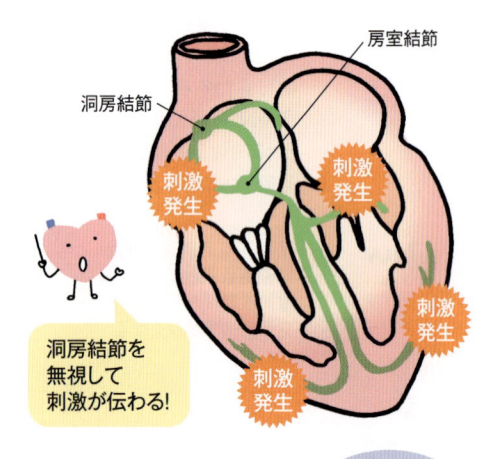

（洞房結節を無視して刺激が伝わる！）
- 房室結節
- 洞房結節
- 刺激発生

異常自動能の分類

撃発活動
- 心筋細胞の活動電位が本来の基準レベルに戻る前、あるいは戻った直後に興奮閾値となり、そこから放電が行われてしまう現象
- 早期後脱分極（EAD）と遅延後脱分極（DAD）の2種類がある

異所性自動能
- 洞房結節以外の心筋細胞が自動能を発揮した状態

図4　異常自動能

- リエントリー回路には、房室結節内など狭い範囲で起こるマイクロリエントリーと、副伝導路という異常な電気の道を介すなどして心房と心室など大きな範囲で起こるマクロリエントリーがある
- リエントリー回路は、「興奮を早く伝える伝導路」と、「遅く伝え、かつ一方通行の伝導路」が存在することではじめて発生する

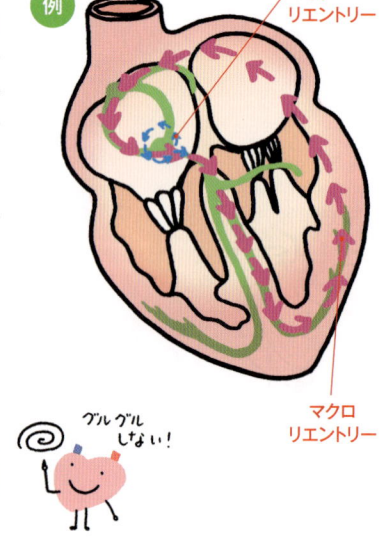

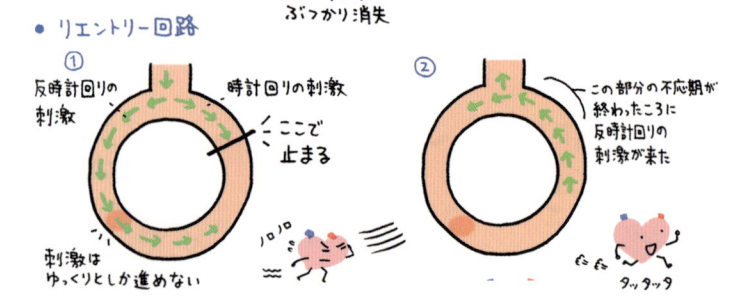

例：マイクロリエントリー／マクロリエントリー

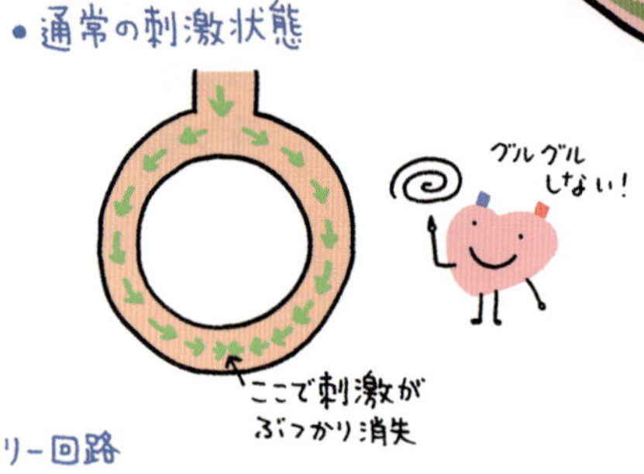

・通常の刺激状態
ここで刺激がぶつかり消失
グルグルしない！

・リエントリー回路
① 反時計回りの刺激／時計回りの刺激／ここで止まる／刺激はゆっくりとしか進めない
② この部分の不応期が終わったころに反時計回りの刺激が来た／タッタッタ

不整脈の分類

> **Point 1** 徐脈（正常心拍数より少ない）か？
> 頻脈（正常心拍数より多い）か？

　ここまで、不整脈の成り立ちを見てきました。ここからは、実際の不整脈について分類の基本を示します。1つは「徐脈か、頻脈か」です。

　まず、安静時正常心拍数を確認しておきましょう。「50～100回/分」です。つまり、50回/分より少ないと徐脈、100回/分より多いと頻脈となります。

　でも、実際の臨床現場を考慮すると、その許容範囲は少し広がり「40（45）～110（120）回/分くらいまで」といえます（**図5**）。例えば、心拍数が40台前半の人でも元気な人もいれば、ふらつき感や息切れがして治療が必要な人もいます。教科書的には異常でも、ある程度は許容範囲があるということです。だから、症状を聴くことを大切にするのです。

図5 臨床現場における正常心拍数と徐脈、頻脈

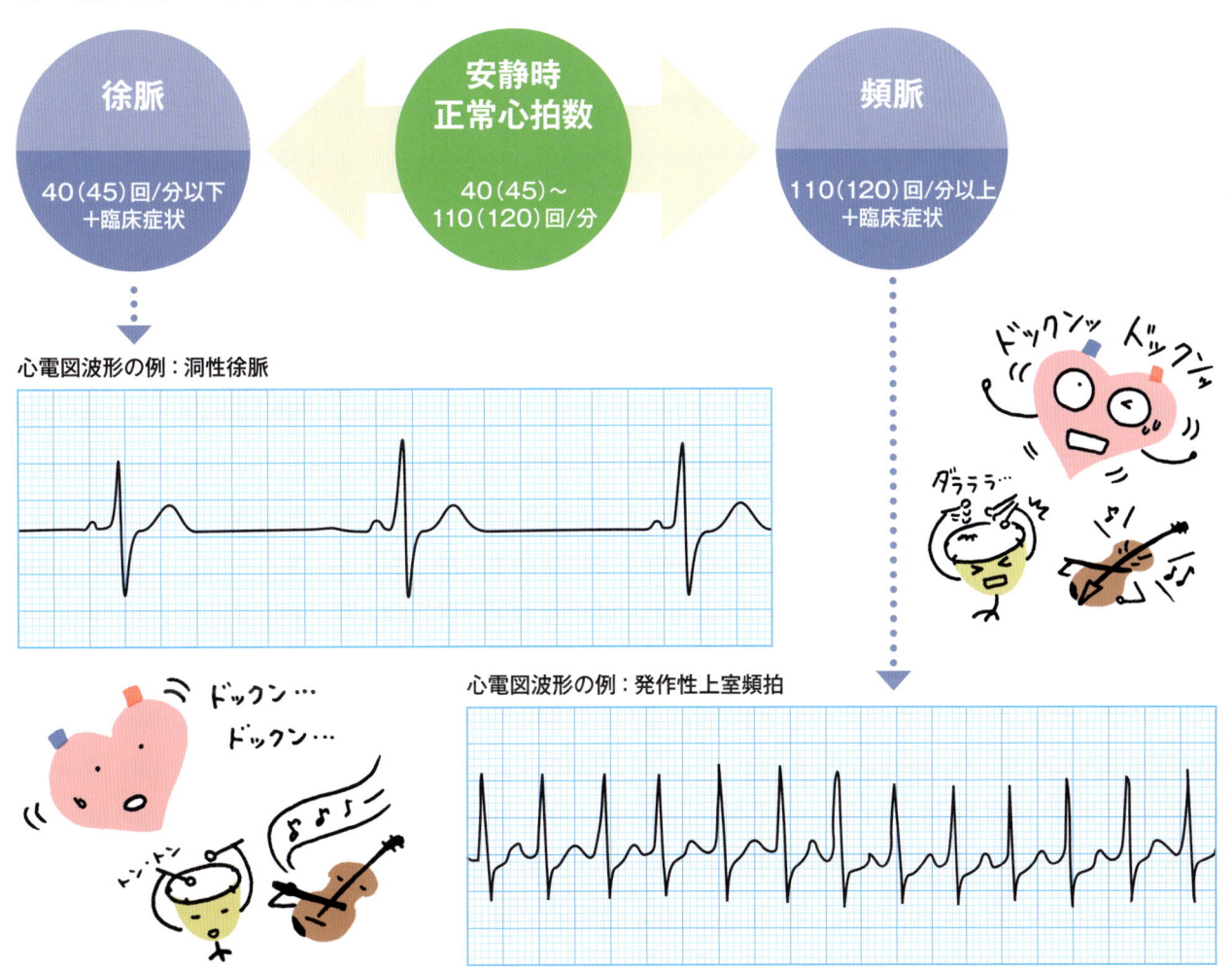

徐脈	安静時正常心拍数	頻脈
40（45）回/分以下 ＋臨床症状	40（45）～110（120）回/分	110（120）回/分以上 ＋臨床症状

心電図波形の例：洞性徐脈

心電図波形の例：発作性上室頻拍

不整脈の分類

Point 2　上室性（QRS波が狭い）か？心室性（QRS波が広い）か？

　不整脈の分類として、「上室性（心房性）」と「心室性」の違いを知ることは重要です。なぜなら、これによって不整脈の原因がかなり絞られるだけでなく、治療方針も自ずと違ってくるからです。大まかにですが、上室性より心室性のほうが危険な不整脈といえます。

　上室性か心室性かを見分けるポイントは、「QRS幅が広いか狭いか」につきます。QRS幅が3マス未満（本来は2〜2.5マスくらい）なら上室性、3マス以上なら心室性です。

図6　不整脈の「上室性」と「心室性」

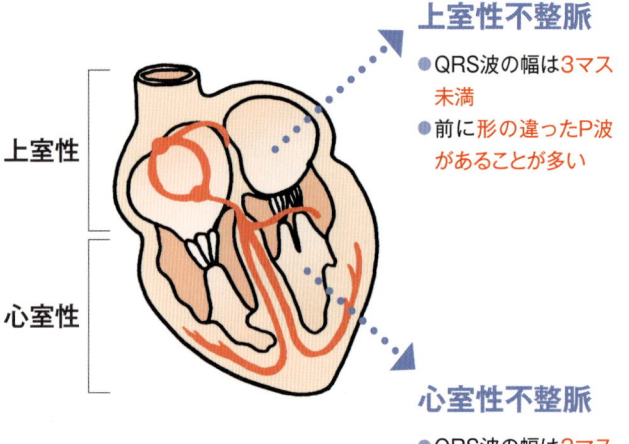

上室性不整脈
- QRS波の幅は3マス未満
- 前に形の違ったP波があることが多い

心室性不整脈
- QRS波の幅は3マス以上
- 前にP波はない

「上室性」より「心室性」のほうが危険！

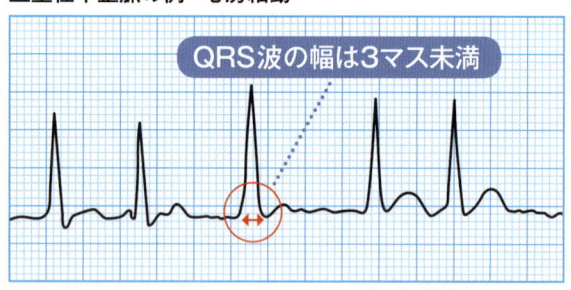

上室性不整脈の例：心房細動
QRS波の幅は3マス未満
心房細動はP波は見えない

心室性不整脈の例：心室性期外収縮
QRS波の幅は3マス以上

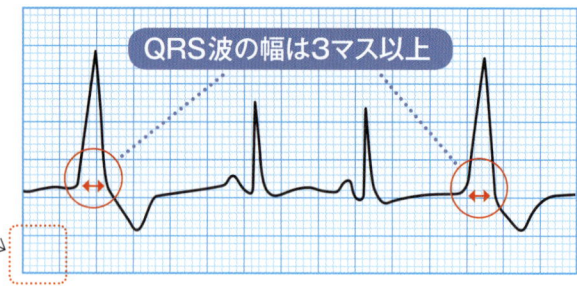

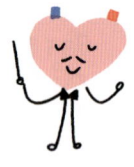

1マス＝0.04秒
5マス＝0.20秒

ちょっとひと息！　頻拍・粗動・細動の違いって何？

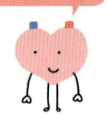

　不整脈のなかでも「頻拍」「粗動」「細動」と名のつくものをよく聞くのではないでしょうか。これらは、心拍数によっておおよそ右のように分類されますので、覚えておくとよいでしょう。

100〜250回/分	250〜350回/分	350回/分以上
↓	↓	↓
頻拍	粗動	細動

頻脈性不整脈の**メカニズム**

Point 1　心室性不整脈→生命に危険がある、危険の疑いがある

　不整脈は、「①上室性（心房性）と心室性」「②徐脈と頻脈」に大きく分類すると理解しやすくなります。

　心室性で、かつ頻脈性の不整脈（VFやVT）が、最も"生命に危険な"不整脈です（図7）。その次に怖いのが、VF、VTを誘発する可能性がある不整脈（R on T、3連発以上のPVC、多源性PVCなど）、つまり"危険の疑いがある"不整脈です（図8）。

図7　生命に危険な不整脈：VF・VT

VF（心室細動）

発生機序のポイント
- VFでは多くの場合、先にPVC（心室性期外収縮）が起こる。
- 心筋梗塞後では、生き残ったプルキンエ線維が起源となることが多い。
- このきっかけとなる1拍目（PVC）は撃発活動と考えられ、その後、プルキンエ線維内でリエントリー回路が形成され、VFが起こる。
- 臨床で出会う特殊な例に、トルサード・ド・ポアンツ（多形性心室頻拍）がある。発作自体は30秒以内で終わることが多いが、ときにVFに移行する。

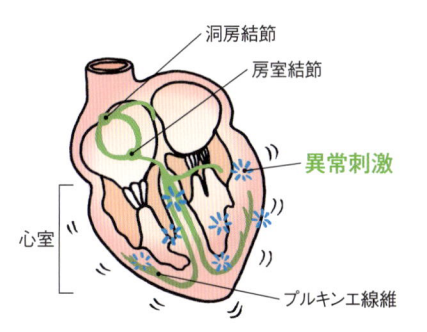

心臓の状態
- 心臓がただ小刻みに震えているだけ。
- ポンプ機能をはたさず、心拍出量は低下し、数分以内にショック状態から死に至る。電気的除細動（カウンターショック）で治療

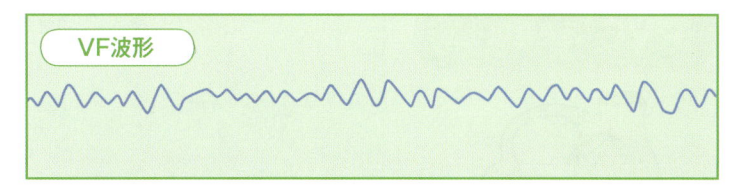

VT（心室頻拍）

発生機序のポイント
- 「血行動態の有無」「単形性心室頻拍かトルサード・ド・ポアンツ（多形性心室頻拍）か」により対応が異なる。

血行動態の有無など	対応
血行動態が安定している場合（血圧もあり脈もしっかり触れ、意識もある）	胸骨圧迫は必要ないが、長期間放置しておくと意識がなくなる可能性が高く、注意が必要
血行動態が不安定な場合（血圧は低く、脈も触れにくい、意識はかろうじてある）	除細動器を使ってカルディオバージョン（心拍に同期させた電気的除細動）を行う
PulselessVT（脈が触れないVT）や多形性心室頻拍（血行動態が不安定）の場合	電気的除細動が必要になる

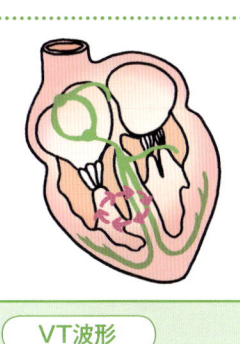

心臓の状態
- 心室の一部から起こるリエントリーや自動能亢進が連続して発生し、頻脈を呈している。
- VFに移行する危険性があるので、できるだけ早く停止させる

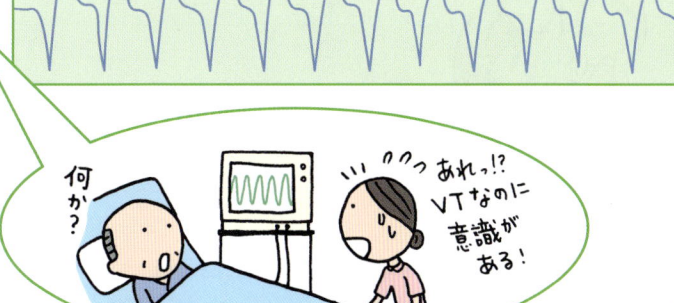

R on T、3連発以上のPVC、多源性PVCのベースは、いずれも心室性期外収縮（PVC）です。

PVCの発生メカニズムはさまざまです。頻度別に挙げると、「異常自動能＞撃発活動＞リエントリー」となります。異常自動能が原因で起こる場合は、臨床的に病的でないことが多いです。一方、撃発活動によるものは、Ca（カルシウム）の過負荷またはQT延長と関連して臨床的に病的に起こっていることが多いです。

心筋梗塞後に起こるPVCは、VTやVFなどを誘発することがあります。特にR on Tやショートラン、多源性PVCはその危険性が高いので十分に注意が必要です。

図8 危険の疑いがある不整脈：R on T・PVC（3連発以上）・多源性PVC

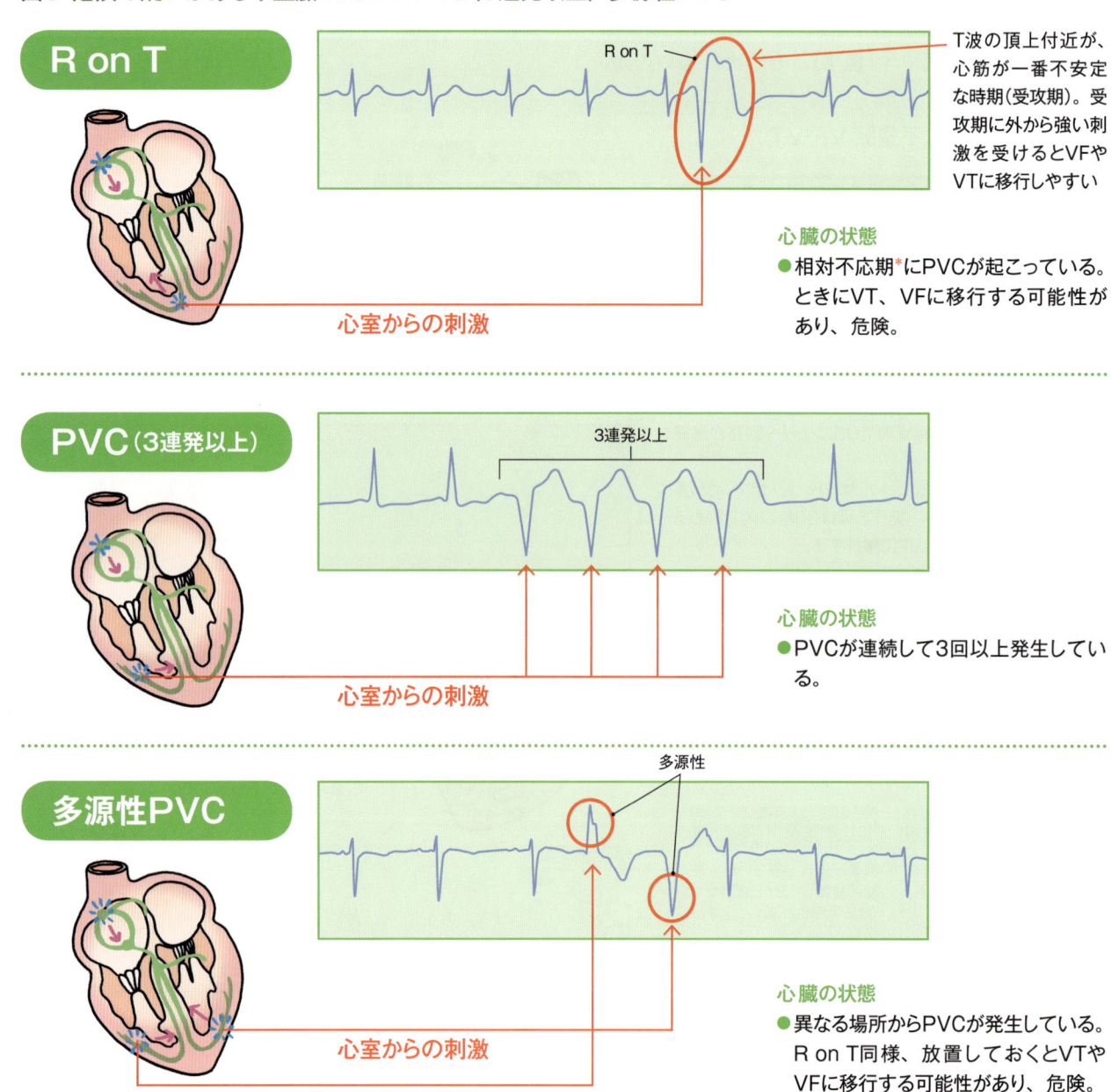

R on T

T波の頂上付近が、心筋が一番不安定な時期（受攻期）。受攻期に外から強い刺激を受けるとVFやVTに移行しやすい

心室からの刺激

心臓の状態
- 相対不応期*にPVCが起こっている。ときにVT、VFに移行する可能性があり、危険。

PVC（3連発以上）

3連発以上

心室からの刺激

心臓の状態
- PVCが連続して3回以上発生している。

多源性PVC

多源性

心室からの刺激
心室からの刺激

心臓の状態
- 異なる場所からPVCが発生している。R on T同様、放置しておくとVTやVFに移行する可能性があり、危険。

＊相対不応期：普通の刺激では心筋細胞は反応しないが、比較的強い刺激なら反応する期間

頻脈性不整脈のメカニズム

Point 2 上室性不整脈→心室性不整脈に比べて危険度は低いが治療が必要

　上室性不整脈は心室性不整脈に比べると危険度は低いのですが、治療の必要な、注意すべき不整脈がいくつかあります。ここでは、PSVT（発作性上室性頻拍）、AFL（心房粗動）、AF（心房細動）、WPW症候群を挙げます（**図9、10**）。

　PSVTは発生機序から正確には5つに分類されますが、そのほとんどはAVNRT（房室結節リエントリー性頻拍）と、ケント束を介するAVRT（房室回帰性頻拍）が占めるこの2つをしっかり理解しましょう。

図9　治療が必要な不整脈：PSVT

PSVT（発作性上室性頻拍）

- 房室結節内でリエントリー回路を形成した場合がAVNRT、ケント束（心室から心房方向に刺激が伝わる）を介してリエントリー回路が形成された場合がAVRTである。
- 発生のきっかけは上室性期外収縮。速伝導路の不応期が長い場合には、興奮は遅伝導路を通って房室結節、心室に伝わる。その際、「遅伝導路➡房室結節➡速伝導路」というリエントリー回路が成立するとAVNRTが発生する。ケント束を介してリエントリーが起こるとAVRTである。

AVNRT（房室結節リエントリー性頻拍）

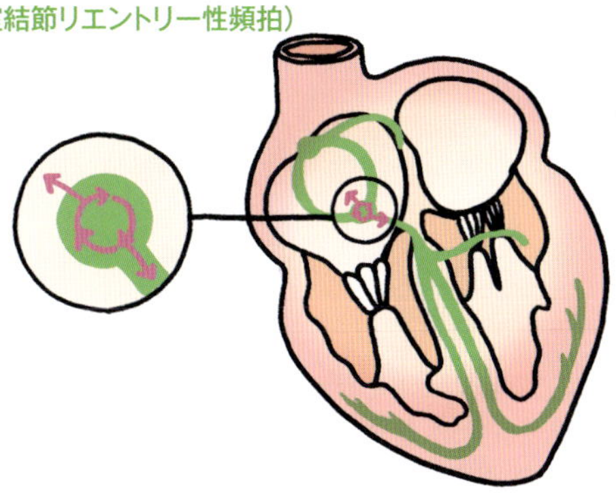

AVRT（房室回帰性頻拍）

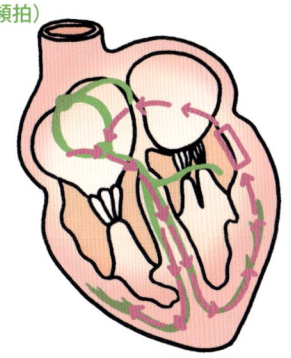

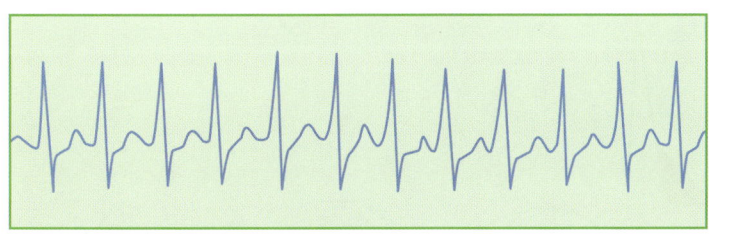

AVNRTとAVRTの波形は臨床上、鑑別が難しい

心臓の状態
- ともにリエントリー性の頻拍である。

リエントリー回路を断ち切る治療法の1つが、カテーテルアブレーション（心筋焼灼術）（57頁参照）

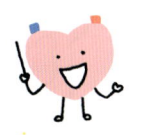

頻脈性不整脈のメカニズム

図10 治療が必要な不整脈：AFL、AF、WPW症候群

AFL（心房粗動）（2：1伝導）

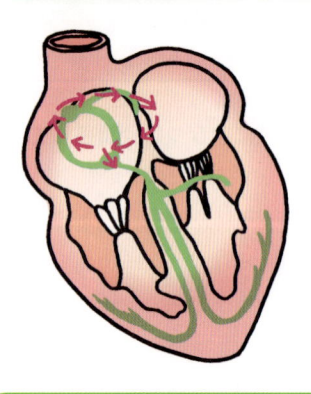

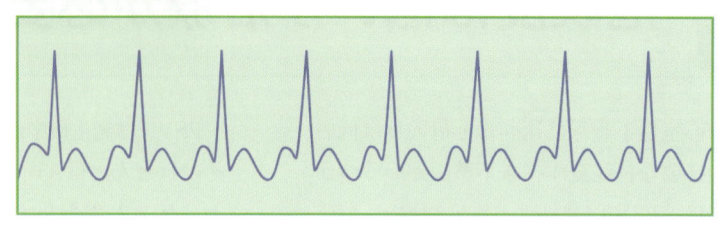

心臓の状態
- 心房内のリエントリーを機序とし、心房では250〜400回/分の規則的な興奮が起こっている。

AF（心房細動）とくにPaf（発作性心房細動）

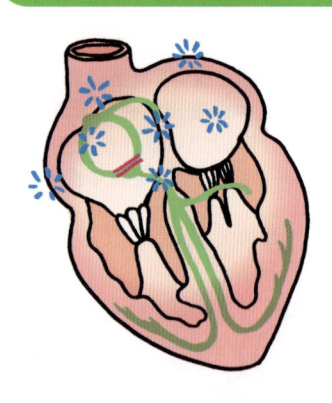

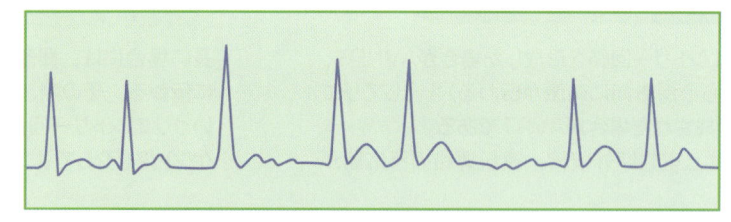

心臓の状態
- 心房で不規則な電気的興奮が無秩序に存在している。心房の興奮頻度は300〜400回/分以上。心房の収縮能は消失する。

WPW症候群

- 通常の刺激伝導系以外に、心房と心室をつなぐ副伝導路が生じることがあり、その代表がケント束。
- WPW症候群は、ケント束が存在するもののことである。
- ケント束を介する刺激の方向は、「①心房➡心室」と「②心室➡心房」がある。①が普通のWPW症候群、②はAVRTなどの原因となる（潜在性WPW症候群といい、普通Δ波は見えない）。

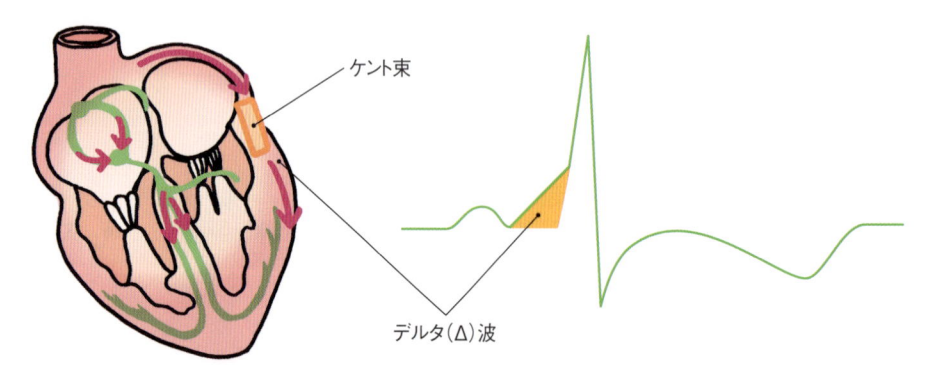

ケント束
デルタ（Δ）波

頻脈性不整脈の治療

Point 1 薬物療法では抗不整脈薬の作用機序を理解する

頻脈性不整脈の治療法として、「①抗不整脈薬（最もパワフルなのがアミオダロン塩酸塩）」「②カテーテルアブレーション」「③植込み型除細動器（ICD）」「④手術」があります。

薬物療法については、医師の処方を見て「不整脈でなぜこの薬剤を使うのだろう」と思ったことはあるのではないでしょうか。多くの医師は、図11のVaughan Williams分類を念頭に置いて対応しています。Vaughan Williams分類は、抗不整脈薬の作用機序を簡便に理解するのに有用です。

図11 Vaughan Williams分類

群		作用／その他	主な薬剤	洞性頻脈	上室性不整脈	心室性不整脈
Ⅰ群 Naチャネル遮断	Ia	●心筋の活動電位持続時間*を延長させる	●キニジン硫酸塩水和物 ●プロカインアミド塩酸塩 ●ジソピラミド	○	◎	○
	Ib	●心筋の活動電位持続時間を短縮させる	●リドカイン塩酸塩 ●メキシレチン塩酸塩			◎
	Ic	●Ia、Ibより強力な、抗不整脈作用を有する ●心臓の活動電位持続時間には、影響しない	●フレカイニド酢酸塩 ●ピルジカイニド塩酸塩	○	◎	○
Ⅱ群	βブロッカー	●陰性の変時・変力作用を有する	●プロプラノロール塩酸塩	◎	○	○
Ⅲ群	Kチャネル遮断	●心筋活動電位の持続時間および再分極過程を延長	●アミオダロン塩酸塩 ●ソタロール塩酸塩		○	◎
Ⅳ群	Ca拮抗薬（Caチャネル遮断）	●洞房結節や房室結節に作用して心拍数を減少する	●ベラパミル塩酸塩 ●ジルチアゼム塩酸塩	◎	○	○

*活動電位持続時間：活動電位の横幅。この長さがおおよその不応期、さらにQT時間に反映される

抗不整脈薬の作用部位

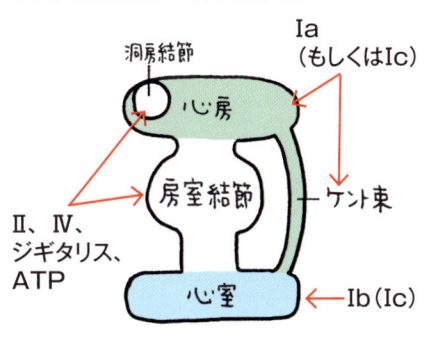

洞房結節 — Ⅱ、Ⅳ、ジギタリス、ATP
心房 — Ia（もしくはIc）
房室結節 — ケント束
心室 — Ib（Ic）

ここもポイント！ "ABCD"の薬は禁忌！

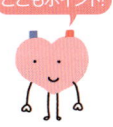

もしWPW症候群にAF（心房細動）が合併すると、AFの刺激をすべて伝えないようにはたらいていた房室結節の効果もはたらかなくなり、心房の刺激がケント束をとおしてどんどん伝えられるようになります。すると、PseudoVT（偽性心室頻拍）となり、死に至ることになります。ここで、もし誤って房室結節の伝導を遅くするような薬を使えば、ケント束を経由してよりいっそう「心房➡心室」に刺激が伝わり、危険です。

WPW症候群＋AFの場合に使用してはいけない薬

- A アデノシン
- B βブロッカー
- C Caブロッカー
- D ジギタリス製剤

頻脈性不整脈の治療

不整脈を治療する根拠を、**図12**に挙げます。いったん危険な不整脈が発生してしまえば、死に至る可能性もあります。臨床現場では、"予期せぬ不整脈"が一番怖いもの。どのような患者に不整脈が起こりやすいか、日ごろから認識しておきましょう（**図13**）。

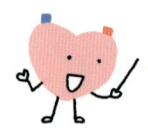

> 日ごろから、どんな不整脈が起こる可能性があるか、予測しておこう！

図12 不整脈を治療する根拠

- 突然死する危険性をなくす
- 心不全の出現や増悪を阻止する
- 心房細動により生じる塞栓の予防
- 患者のQOLの改善

図13 不整脈が起こりやすい状態

① 心不全の患者

- 心不全では不整脈が起こりやすく、また、どんな不整脈も起こりうる！
- しかも、「不整脈から突然死」「トルサード・ド・ポアンツからVT」など変化が激しい！

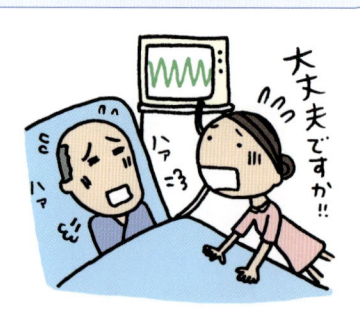

② 電解質異常のある患者

- 例えば、下痢がある場合はカリウムが大量に排泄され、カリウム不足になる。それが原因で不整脈が起こることがある

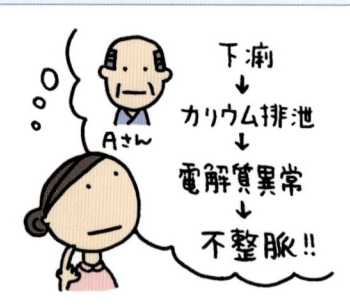

下痢 → カリウム排泄 → 電解質異常 → 不整脈!!

③ 心筋梗塞後の患者や心筋症の患者

④ 呼吸状態の悪い患者

- 呼吸状態が悪いと血中酸素濃度が減少する。結果、冠動脈への酸素供給が減り、心不全同様不整脈が生じやすくなる。

ここもポイント！ 抗不整脈薬の「催不整脈作用」

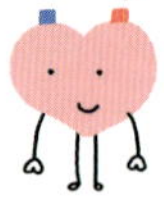

抗不整脈薬には、催不整脈作用があるというのはご存じですか？心筋梗塞後の抗不整脈薬の検証であるケーススタディでそれが判明し、他の場合でも、抗不整脈薬は使う必要がなければできるだけ使わない傾向になりました。

不整脈は、放っておくと心筋がリモデリングを起こし、治りにくくなります。しかし、ある一定期間整脈が続くと、投与をやめても不整脈が起こらなくなることがあります。そこで少しずつ薬を中止するのですが、臨床現場ではやめるとまた再発するなど、なかなか難しいものです。

徐脈性不整脈のメカニズム

Point 1　洞不全症候群（SSS）→洞房結節に異常がある

　洞房結節は、心臓内に規則的な電気刺激を送る"発電所"のような役割をもっています。

　何らかの原因で洞房結節のはたらきが低下し、「電気刺激をつくることができない」「電気刺激をつくり出したのに途中で遮断されて、心房より下に伝わらない」「電気刺激を激しくつくり出したり、ときに休んだりと、規則正しい脈拍をつくれない」といった状況で徐脈を伴う場合を「洞不全症候群（SSS）」といいます。

　洞房結節は、音楽バンドのドラマーのようなものです。普通なら一定のテンポでリズムをとるのに、テンポが遅かったり、途中でやめたら、演奏は成り立ちません。

　洞不全症候群の代表的な心電図は、①洞性徐脈、②洞房ブロック、洞停止、③徐脈頻脈症候群の3つです（図14）。

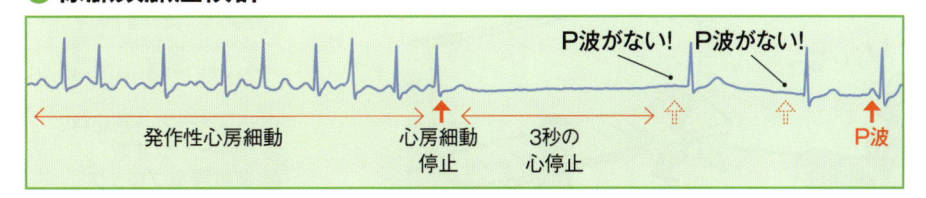

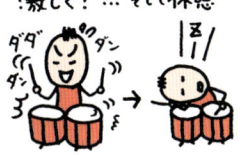

図14　洞不全症候群（SSS）
洞不全とは、洞房結節が正常にはたらいていない（つまり不全）という意味。

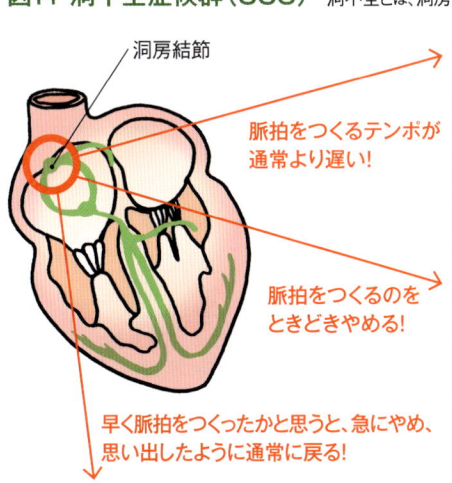

❶ 洞性徐脈
- 脈拍をつくるテンポが通常より遅い！
- 心拍数50回/分以下
- P波

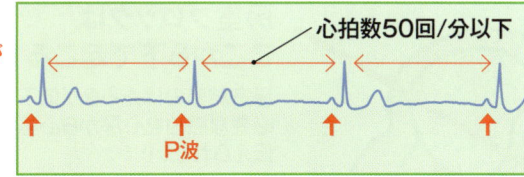

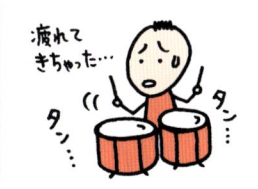

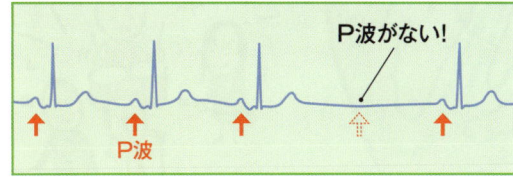

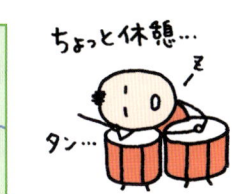

❷ 洞房ブロック、洞停止
- 脈拍をつくるのをときどきやめる！
- P波がない！
- P波

❸ 徐脈頻脈症候群
- 早く脈拍をつくったかと思うと、急にやめ、思い出したように通常に戻る！
- 発作性心房細動／心房細動停止／3秒の心停止／P波がない！／P波がない！／P波

洞不全症候群の原因
　冠動脈が狭窄して洞結節に血流が滞ることで起こる場合（虚血性心疾患）や、サルコイドーシス、心筋症などがある。
　しかし、原因不明の場合がその大半を占める。

代表的な症状
　代表的な症状は、めまいと失神発作である。
　失神発作はてんかんなどでも起こるが、心疾患が原因の場合は、発作の前後で記憶がはっきりしていることが特徴。「発作後あまり記憶がない」「覚醒後、ボーッとしている」といった場合は、他の疾患（てんかん発作や迷走神経反射による失神など）が原因である可能性が高い。

対応・治療の基本
　以下の場合、ペースメーカーの適応となる*。
- めまいや失神といった症状があり、かつRR間隔が最大3秒以上ある場合
- 原因が薬剤（ジギタリス、β遮断薬、ワソランなど）によるもので、治療上どうしても薬剤を使わざるを得ない場合

*ペースメーカー適応であっても、身体にものを埋め込むのがどうしても嫌であるなどで永久ペースメーカー植込みまでに時間がかかる場合は、それまで薬剤投与（アトロピン硫酸塩水和物やイソプレナリン塩酸塩、シロスタゾールなど）や一時ペーシングを行う。

徐脈性不整脈のメカニズム

Point 2　房室ブロック → 房室結節の刺激伝導に異常がある

刺激伝導系の中継地点である房室結節のはたらきが低下し、必要な電気信号を心房から心室に伝えられない状態を「房室ブロック」といいます（図15）。

Ⅰ度房室ブロックは、房室結節経由の伝導が遅くなり、PQ間隔の延長を認める場合をいいます。Ⅱ度房室ブロックは一部の心房興奮が心室に伝わらない場合であり、モービッツⅡ型とウェンケバッハ型があります。Ⅱ度房室ブロックのうち、房室伝導比が2：1より低い場合が高度房室ブロックです。Ⅲ度房室ブロック（完全房室ブロック）は、心房の興奮がまったく心室にたどり着かず、心房と心室が勝手なペースで興奮しています。

房室ブロックへの対応は、一時ペーシング、薬剤投与、冠動脈の精査です（洞不全症候群も同様）。房室ブロックのうち、モービッツⅡ型、高度房室ブロック、完全房室ブロックがペースメーカーの適応となります。

図15　房室ブロックの種類

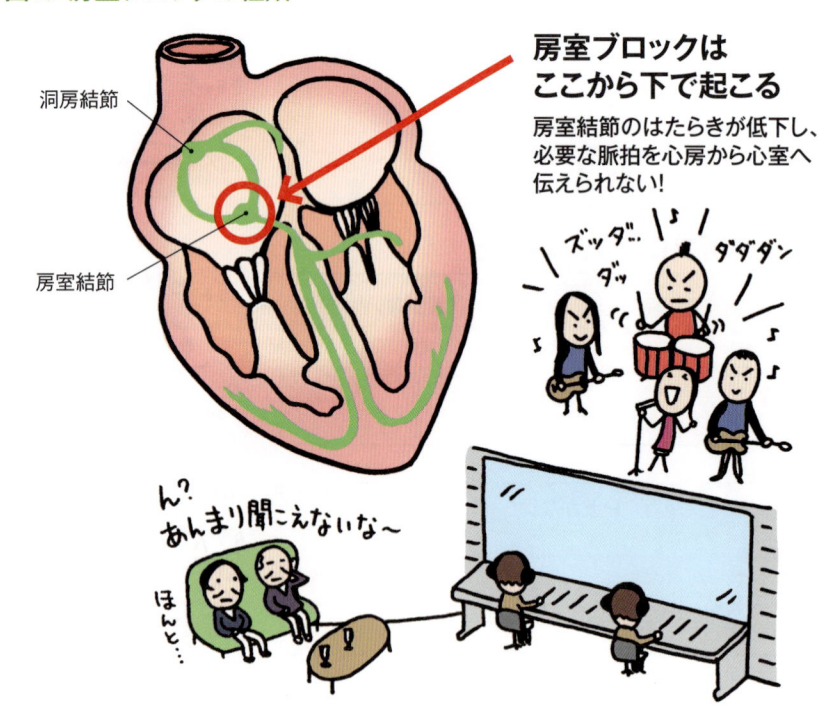

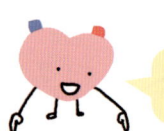

房室ブロックはここから下で起こる
房室結節のはたらきが低下し、必要な脈拍を心房から心室へ伝えられない！

洞房結節
房室結節

房室ブロックは4種類

1. Ⅰ度房室ブロック
2. Ⅱ度房室ブロック
   - モービッツⅡ型
   - ウェンケバッハ型*
3. 高度房室ブロック
4. 完全房室ブロック

＊「ウェンケバッハ型」は「モービッツⅠ型」の別称

ペースメーカー適応は、
- モービッツⅡ型
- 高度房室ブロック
- 完全房室ブロック

ここもポイント！　ペースメーカー治療の前に、まずは血管を調べる！

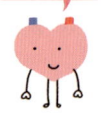

房室ブロックへの対応として、永久ペースメーカーを入れる前には、冠動脈狭窄がないかを調べます。なぜなら、洞房結節や房室結節に栄養している血管（冠動脈）の狭窄が原因で十分な血流が得られず、酸素や栄養が滞り、洞不全症候群や房室ブロックが起こっている可能性があるからです。

もし狭窄が原因で、冠動脈形成術により冠血流が改善すれば、徐脈性不整脈が改善するかもしれません。

そのため多くの場合、ペースメーカー植込みの前に冠動脈造影（coronary angiography：CAG）を行います。現在では、心臓MDCTでも代用可能です。

では、モービッツⅡ型、高度房室ブロック、完全房室ブロックの心電図波形を見てみましょう（図16）。

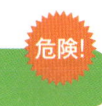

モービッツⅡ型は、P波とQRS波の間隔が変わらず、P波の後に突然、QRS波が欠落します。一方、ペースメーカーの適応にならないウェンケバッハ型は、P波とQRS波の間隔が少しずつ広がり、やがてQRS波が欠落します。モービッツⅡ型のほうが危険です。

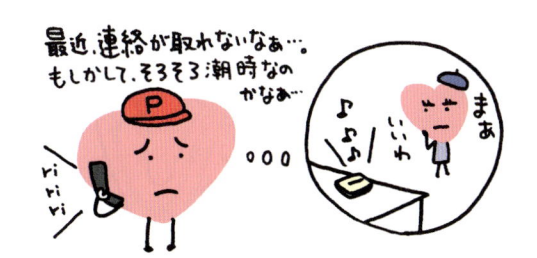

これは、P波とQRS波を一組のカップル（P君、QRS子さん）に例えると、イメージしやすいかもしれません。

P君とQRS子さんは定期的に連絡を取っていたのに、ある日突然、P君の連絡にQRS子さんが出なくなったとしましょう。ウェンケバッハ型のように、少しずつ連絡を取れる間隔が空いていくならば、何となくP君は"別れ"を予感し、心の準備もできることでしょう。しかし、モービッツⅡ型のように突然、何の前ぶれもなく連絡が途絶えれば、P君のダメージは大きいはずです。

図16 房室ブロックの心電図波形

モービッツⅡ型（Ⅱ度房室ブロック） 危険! 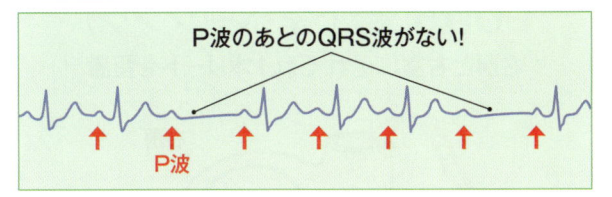
P波のあとのQRS波がない!
P波とQRS波の間隔が変わらず、P波の後に突然、QRS波が欠落する

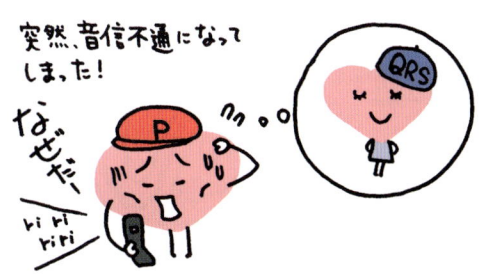

ウェンケバッハ型（Ⅱ度房室ブロック） 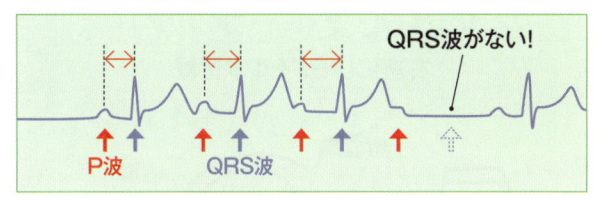
QRS波がない!
P波とQRS波の間隔が少しずつ広がり、やがてQRS波が欠落する

高度房室ブロック 危険! 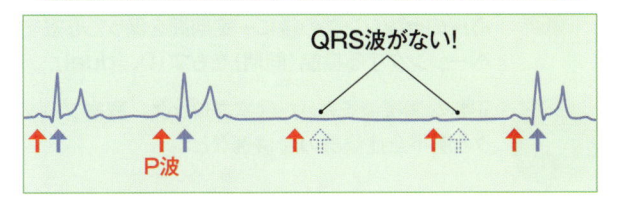
QRS波がない!
P波が何度か続いて、QRS波がときどき起こる

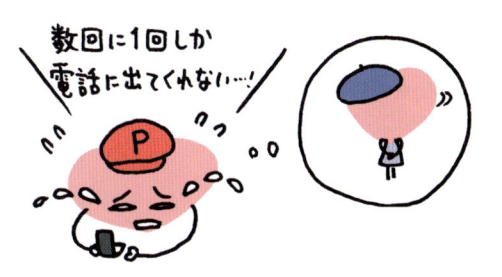

完全房室ブロック 危険! 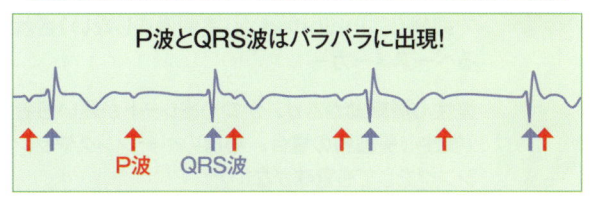
P波とQRS波はバラバラに出現!
心房と心室の連絡が完全に遮断され、心房は心房で、心室は心室で勝手に脈拍をつくっている状態

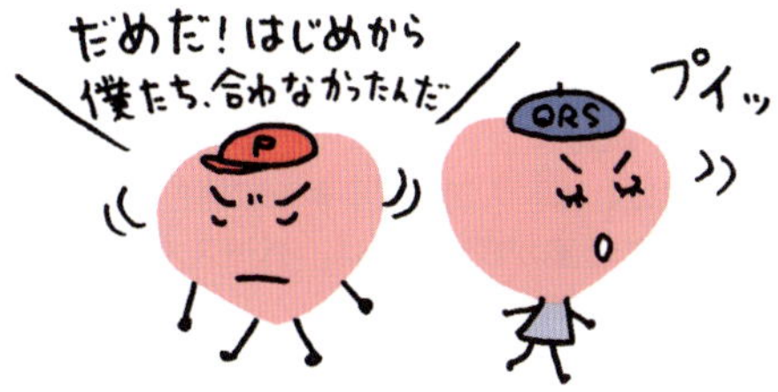

徐脈性不整脈の治療

Point 1 原因を見きわめ、ペースメーカーを使い分ける

　ここからは、徐脈性不整脈の根治術としてのペースメーカー植込み術について解説します。

　ペースメーカーの種類はアルファベット3文字で表記されており、「VVI」「DDD」「AAI」「VDD」の4種類があ

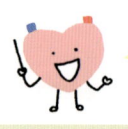

図17 これだけは知っておきたい！ペースメーカーの種類

> 一時ペーシングは、多くの場合VVIが使われる！

VVI（心室ペーシング）
右室にリードを1本留置

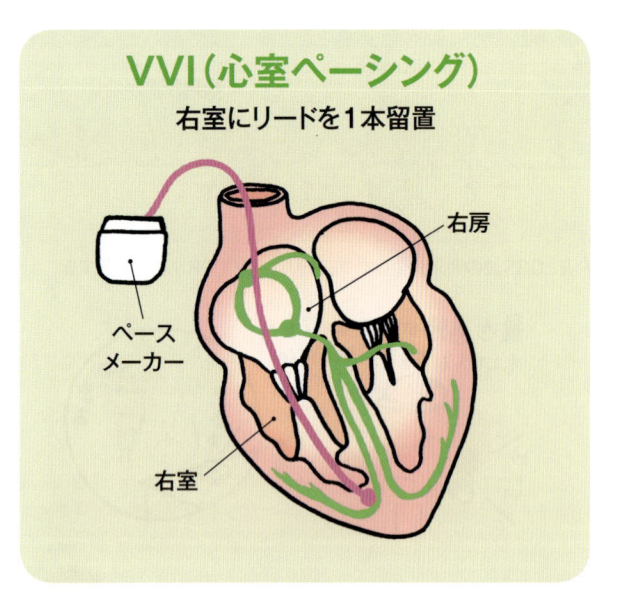

VVIとは…　心室（V、ventricle）でセンシング（感知）とペーシング（刺激）を行い（VV）、心室の自発興奮で抑制（I、inhibited：心室刺激をしない）されるペースメーカー

適応　慢性心房細動があり、かつ心室レートが遅い患者（慢性心房細動の場合、心房のペーシングやセンシングをしても意味がない）

- 慢性心房細動や心房粗動で、かつ徐脈の場合に使われる形式です。
- つまり、心房からの刺激がP波なのかそれ以外なのか区別がつかないため、心房の感知（センシング）は無視して、心室での収縮の有無を感知します。
- もし収縮がなければ、人工的に心室を収縮させます。ある一定時間のあいだに心室が収縮すれば、ペースメーカーからの電気刺激は出しません（抑制、I）。

DDD（心房心室ペーシング）
右房と右室にそれぞれ1本リードを留置

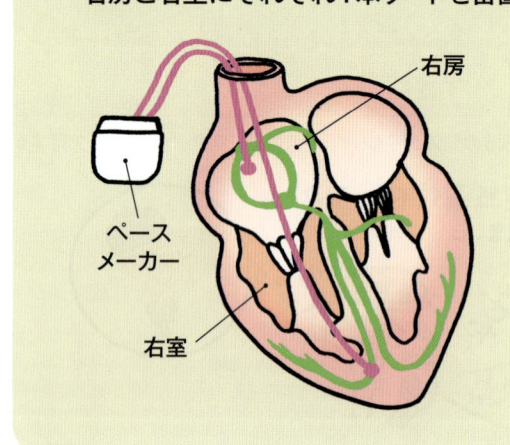

DDDとは…　心房、心室の両方（D、dual）でセンシング（感知）とペーシング（刺激）を行い（DD）、抑制（I）と、心房のセンシングの後に一定期間を保って心室をペーシングする機能（同期）をもつ（D、dual）

適応　正常な洞機能をもった房室ブロック、房室ブロックと洞不全症候群の合併例など

- 心房、心室の両方からの刺激を感知して、P波からの自己心拍が発生しなければ電気刺激により人工的にP波をつくります。
- その後、一定時間、QRS波が出るかを監視します。
- QRS波が出たのを感知できれば心室からの電気刺激は出さず、ある一定時間QRS波が出なければ、心室を電気刺激して、人工的にQRS波をつくります。

ります。

ペースメーカーを理解するために重要な3種類が「VVI」「DDD」「AAI」です（図17）。なお、現在の臨床現場ではVVI、DDDがよく使われ、AAIは今はめったに使われません。

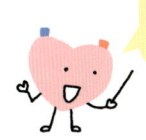

> 洞不全症候群にはAAI、DDD
> 心房細動や心房粗動にはVVI、
> 房室ブロックにはDDD、VDDを使用する

> ペースメーカーの表記は、
> 「1文字目が刺激部位」
> 「2文字目が感知部位」
> 「3文字目が応答様式」
> と決められている

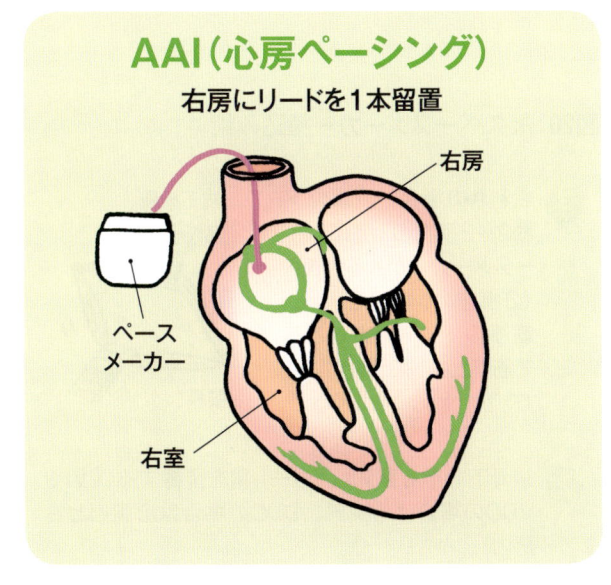

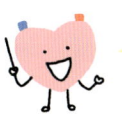

表1　ペースメーカーの表記方法（ペースメーカーコード）

分類コード	1文字目 刺激部位	2文字目 感知部位	3文字目 応答様式
AAI	A（atrium）：心房	A（atrium）：心房	I（inhibited）：抑制
VVI	V（ventricle）：心室	V（ventricle）：心室	I（inhibited）：抑制
DDD	D（dual）：心房・心室	D（dual）：心房・心室	D（dual）：刺激・抑制

【刺激】ペーシング　【感知】センシング

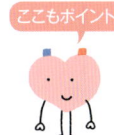

AAI（心房ペーシング）
右房にリードを1本留置

（ペースメーカー、右房、右室）

AAIとは…　心房（A、atrium）でセンシング（感知）とペーシング（刺激）を行い（AA）、心房の自発興奮で抑制（I、inhibited：心房ペーシングをしない）されるペースメーカー

適応　洞不全症候群による徐脈で、房室伝導が問題でなく、慢性的または頻繁な心房性頻脈がないとき

- 自分自身がペースメーカーになり、ある患者さんのP波、QRS波を1日中監視しているとしましょう。
- 正常なP-QRSが出て、その後P波が出ると思っていたところ、時間になってもP波が現れません。このままP波が出なかったら、患者さんは失神してしまうかもしれません。こんなとき、どうしますか？
- P波が出なければ失神するのであれば、すぐに患者さんの心房に電気刺激を送り、人工的にP波をつくります。このP波からの刺激が房室結節以下に伝わり、心室がうまく収縮したら大成功！このようなはたらきが、「AAI」です。

> **ここもポイント!**　4つめのモード「VDD」とは？
>
> VDDは、DDD（心房心室ペーシング）の別バージョンで、リード線を1本しか入れないものです。リード線はY字になっています。刺激部位は心室（V）で、心房と心室の両方を監視でき（D）、抑制・同期ができます（D）。

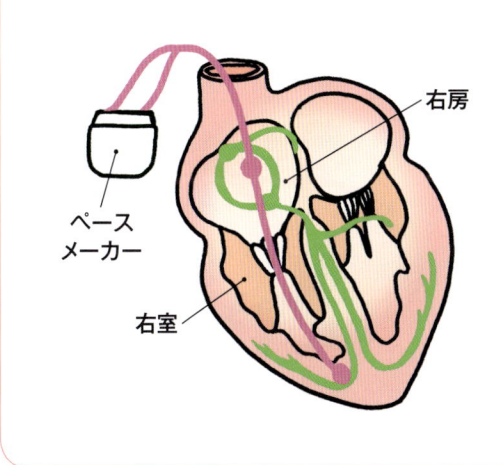

（ペースメーカー、右房、右室）

徐脈性不整脈の治療

Point 2 一時ペーシングの後、永久ペースメーカー植込み術の必要性を判断する

　緊急に一時ペーシングが必要と判断したら、通常は透視室にて内頸静脈や鎖骨下静脈、大腿静脈からバルーン付きリードを右室心尖部付近に挿入し、コネクティングケーブルからペースメーカー本体につなぎます（図18）。後日、徐脈の原因が冠動脈の血流不全によるものか検査するなどして（図19）、永久ペースメーカー植込み術の必要性を判断します。

　永久ペースメーカー植込みの手術は、図20のような流れで行います。術後、皮下ポケット内に血腫ができないように軽く圧迫したり、ドレナージチューブを挿入することもあります。

図18 緊急一時ペーシング（VVI）

- 体外式ペースメーカーによる一時ペーシング
- 内頸静脈や鎖骨下静脈、大腿静脈からバルーン付きリードを挿入し、コネクティングケーブルからペースメーカー本体につなぐ

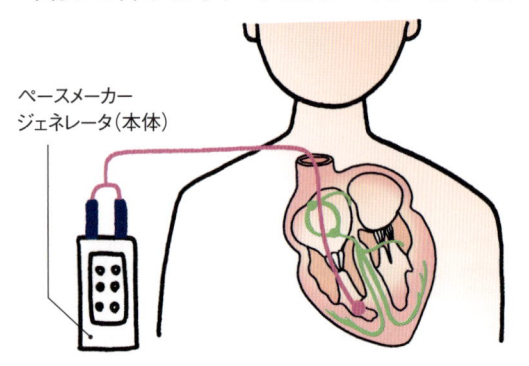

図19 刺激伝導系と冠動脈の関係

- 刺激伝導系につながる冠動脈の閉塞が徐脈の原因とわかれば、ペースメーカー植込みより、冠動脈の再灌流が優先される

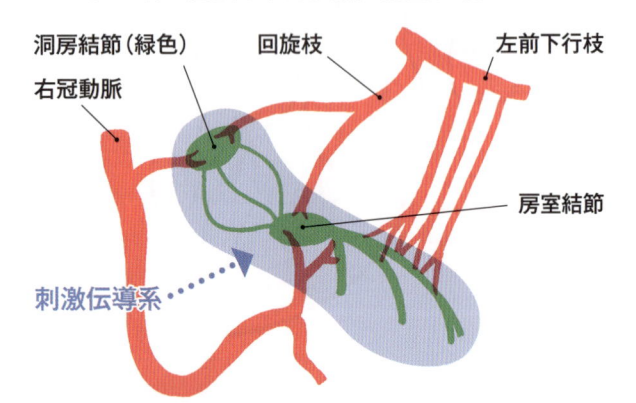

図20 永久ペースメーカー植込み術

1. 右利きの場合、左鎖骨下約2〜3横指のところにペースメーカーが入る大きさ（3横指）の切開を入れ、筋膜の上に達したところで筋膜と皮下脂肪の間に袋（皮下ポケット）をつくる

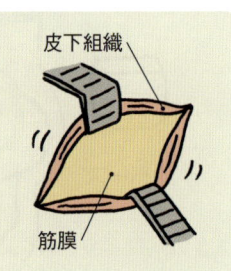

2. 鎖骨下静脈を穿刺し、リード線を留置する（VVIやVDDの場合は心尖部、DDDの場合は心尖部と右房内）

3. センシング閾値やペーシング閾値*を測定し、適切な場所にリード線の先端を設置する

4. リード線のもう一方をペースメーカー本体につなぎ皮下に植込み、皮膚を縫合する

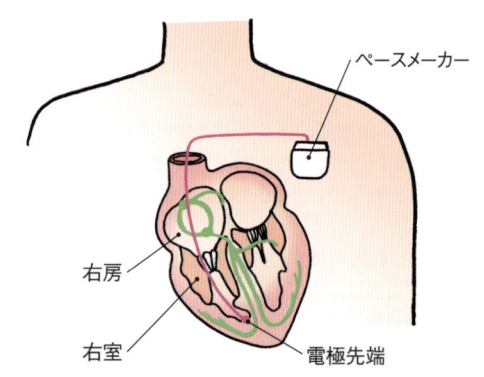

*センシング閾値・ペーシング閾値：心内心電図でのP波高（右房リードの場合）やR波高（右室リードの場合）が感知されなくなる最大電位をセンシング閾値、心筋を脱分極させるために必要な最小電圧をペーシング閾値という。

徐脈性不整脈の治療

Point 3 ペースメーカー心電図とペーシング不全への対応

ペースメーカーにはAAI、VVI、DDD、VDDの4つの種類があります（62頁参照）。ここでは、それぞれの心電図波形を見ていきましょう（図21）。縦に垂直に入っているのがペーシングスパイクで、ペースメーカーからの刺激信号です。

なお、モニター心電図でペーシングスパイクが見えにくいときは、ハム・筋電図といったフィルター機能をオフにして心電図をとってください。

ペースメーカーは、徐脈が起きないように心臓を刺激するためのものです。最終的には電池の消耗が最小限になるよう、自己波を生かした設定にするため、P波、QRS波の前にスパイクがある場合とない場合が混在することになります（図22）。

図21 ペースメーカー心電図（100%ペーシングした場合の心電図波形）

① AAI

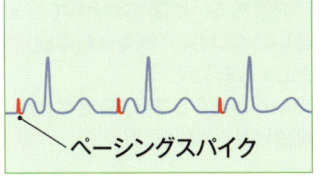

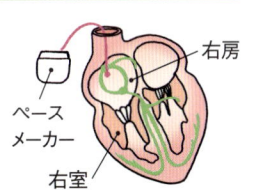

ペーシングスパイク／右房／ペースメーカー／右室

② VVI

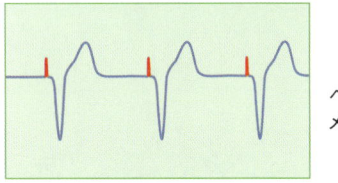

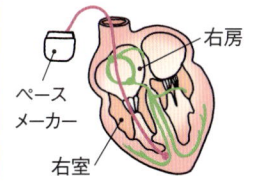

右房／ペースメーカー／右室

③ DDD

右房／ペースメーカー／右室

④ VDD

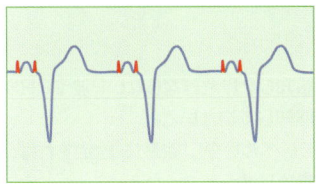

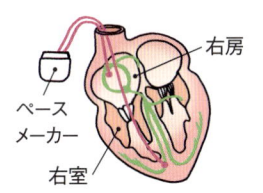

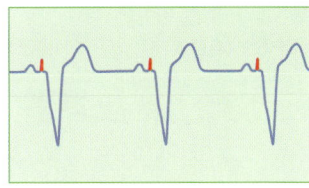

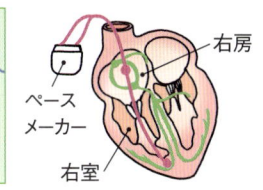

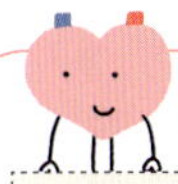

右房／ペースメーカー／右室

図22 自己波が混在したペースメーカー波形（DDDの例）

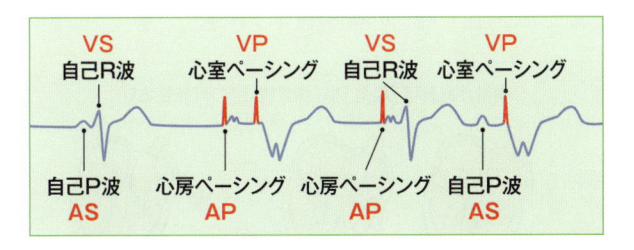

VS 自己R波 ／ VP 心室ペーシング ／ VS 自己R波 ／ VP 心室ペーシング
自己P波 AS ／ 心房ペーシング AP ／ 心房ペーシング AP ／ 自己P波 AS

ピックアップ　覚えておくと役立つ用語

AS（エーセンス）	心房（A、atrium）のP波を感知（センシング）して刺激しない場合
AP（エーペース）	心房（A、atrium）のP波が出ないことを感知して刺激を出す（ペーシング）場合
VS（ブイセンス）	心室（V、ventricle）のQRS波を感知（センシング）して刺激しない場合
VP（ブイペース）	心室（V、ventricle）のQRS波が出ないことを感知して刺激を出す（ペーシング）場合

徐脈性不整脈の治療

ペースメーカー植込み後、心房や心室にあるリードの先端位置が移動してずれたり、心尖部に留置したリードが心臓を突き抜けてしまうことがあります。一刻も早く気づかなければ、再び患者さんが失神しないともかぎりません。場合によっては、緊急に開胸手術が必要です。

心拍数が設定値より明らかにずれているようなら要注意。このような状況を察知するために知っておいてほしいのが、**ペーシング不全**(pacing failure)と**センシング不全**(sensing failure)です(図23、24)。

図23 ペーシング不全

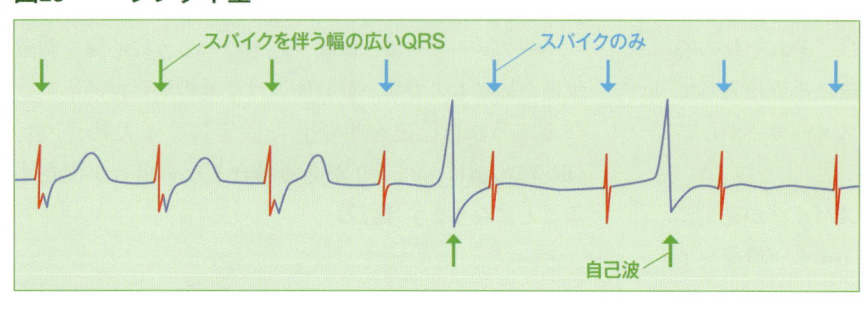

- ペースメーカーからの電気刺激に対して、心筋の電気的興奮が起こらない状態
- 心電図では、ペーシングスパイクに続くはずのP波やQRS波が見られないことで判断される

自己波があるのに、ペースメーカーが認識できず、またペーシングスパイクを出しても(刺激)心筋は反応していない

図24 センシング不全

①オーバーセンシング

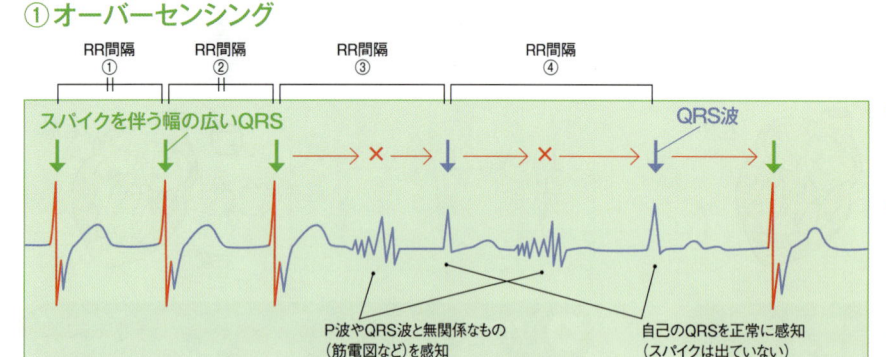

- 本来、P波あるいはQRS波として感知してはいけないもの(例えば筋電図)まで感知してしまうこと
- 感知のレベルを少し"鈍く"設定すれば、この現象は見られなくなる

心臓の興奮を感知しすぎてペーシングスパイクのRR間隔(①、②:等間隔)より、3つめ(③)、4つめ(④)のRR間隔は広くなっている

②アンダーセンシング

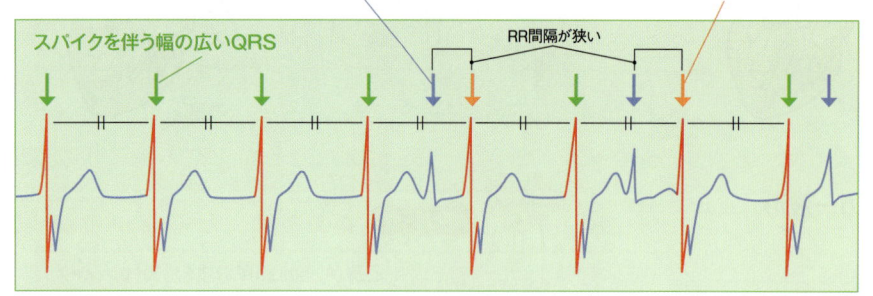

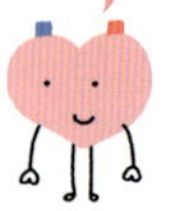

- 本来感知しなければならないP波やQRS波を感知していないこと
- 感知のレベルを少し"鋭敏に"設定すれば、この現象は見られなくなる

心臓の興奮を感知しきれず、自己波(青色のQRS波)を無視して、一定の割合でスパイク波を出しQRS波をつくっている

ここもポイント！ ペースメーカー不全をすぐに見つける方法

- RR間隔が設定値より広すぎないか、狭すぎないか
- スパイクのあとにちゃんとP波、QRS波が出ているか

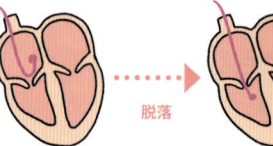

異常があれば「脱落」や「突き抜け」の可能性あり！

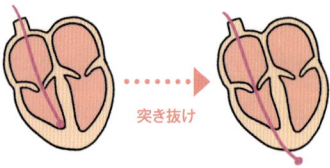

ペースメーカー植込み術後のケアのポイント

ここでは、知っておいてほしいペースメーカー植込み術後の合併症を取り上げます。また、入院・外来にかかわらず、その患者さんにペースメーカーが植込まれているかどうかで注意しなければいけないことについても、合わせて示します。

ポケット内の血腫

- ペースメーカー植込み後に最もよく起こる合併症である。
- 術中、筋膜を傷つけてしまい筋束がバラバラになると、じわじわとした出血が続き、皮下に血腫をつくりやすい。
- 術前に抗凝固療法や抗血小板療法を施行している患者に起こることが多い。
- 血腫が増大すると、痛みの出現や創部の解離、感染の温床になる可能性もある。

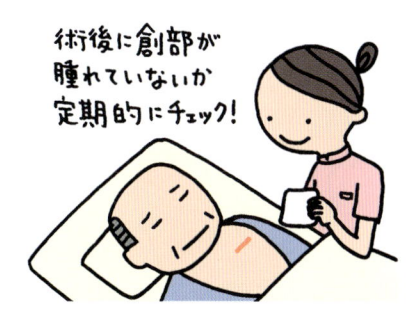

ペースメーカー症候群

- 心房収縮と心室収縮のタイミングがうまくかみ合わず、1回心拍出量（血圧）が変動し、めまいなどの臨床症状が現れる。
- 特にVVIは心房収縮と心室収縮の生理的な順次性が保てないため、AAIやDDDに比べて心拍出量が約20％も落ちる。
- これが原因で、ペースメーカー植込み後に、動悸、めまい、ふらつき感、呼吸促迫、胸部不快感、冷汗、顔面紅潮などの症状を訴える。
- 対応として、まずペーシングレートを下げて症状が軽減しないか確認する（レートを下げることにより心室拡張期が延長し十分な心室充満が確保できるとともに、ペーシングQRSの前に自発P波が出る確率が高まる可能性がある）。
- 症状が軽減しない場合は、DDDやVDDに変更する必要がある。

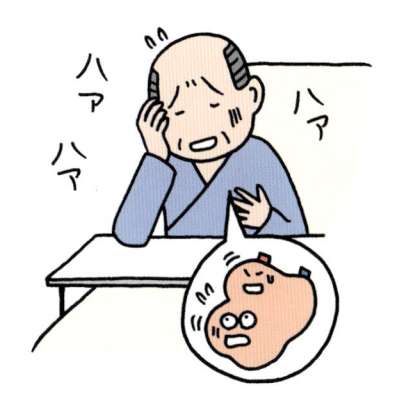

ペースメーカー起因性頻拍（PMT）

- 狭義では、DDD、VDDにおいて心室興奮の後に逆行性房室伝導が起こると心房が興奮し、これをペースメーカーが感知するとそれに同期して心室ペーシングが起こる。「心房➡ペースメーカー➡心室➡心房」という一種のリエントリー回路が形成され、際限なく頻拍が続くようになる（endless loop tachycardiaともいう）。
- PMTが起こった場合、緊急処置としてマグネットを使用してマグネットモードにし、その後、プログラマーで設定変更をする。

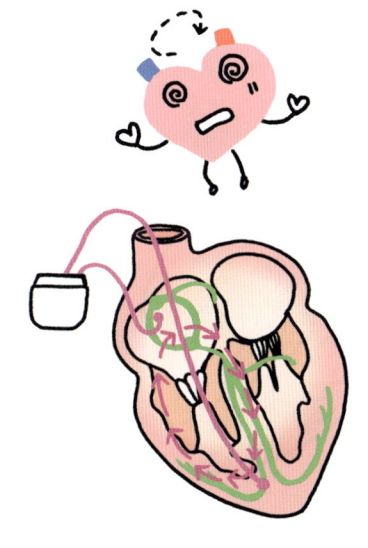

気胸

- 呼吸苦や酸素飽和度の低下などがあれば気胸の可能性がある。
- 気胸の場合、患側の肺胞音が聴き取りにくい。
- わかりにくければ、聴診器を当てながら患者に声を出してもらう。患側の音が明らかに健常側と比べて小さく聴こえにくいことで判断できる。

ペースメーカー感染

- 術後急性期（2週間以内）に起こることはまれで、術後1か月以降に起こることが多い。
- 血腫などが感染の温床となる。
- ポケット内に感染を起こせば、滲出液や膿が貯留し、静脈を介して敗血症から死に至ることもある。

ペースメーカー植込み患者ではここにも注意!

ペースメーカー植込み後の患者にMRIや心臓MDCTは禁忌!

- MRIや心臓MDCTでは、ペースメーカーの誤作動が報告されています*
- 脳梗塞が疑われたときや整形外科的にMRI検査が必要なときなど、ペースメーカーが植込まれていることを確認せずにそのままMRI検査を行ってしまうと、誤作動を起こして危険です。

*最近、一部のメーカーよりMRIで使用可能なペースメーカーが発売されたが、さまざまな条件がある。

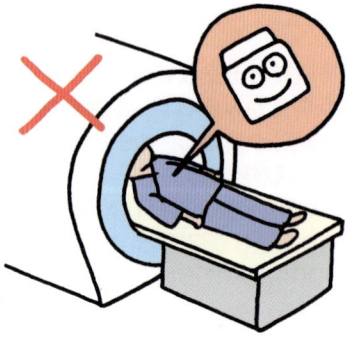

身近な機器で電磁波障害の危険あり!

- ペースメーカーから22cm以内で携帯電話を使うと、ペースメーカーの作動に悪影響を与える可能性があります。
- IH機器などは、ペースメーカーから50cm以上離れていれば影響は与えないといわれています。
- 空港での金属探知機は禁忌です。必ず職員に申し出ましょう。
- ポケットに入れた音楽再生機によるペースメーカー誤作動の報告があります。

DDDのときに心房細動や心房粗動が起こったら大変!

- DDDペーシングのときに心房細動や心房粗動が起こると、ペースメーカーは細動や粗動波と正常のP波の区別がつかず、すべてP波として拾う。さらに、これらのP波に合わせてQRS波を起こします。
- 細動や粗動は心拍数が250回/分以上であるため、それらにすべてペーシングがかかることになり、大変な頻拍になってしまいます。
- この場合は、ペースメーカーの設定を「DDI」にします。
- DDIモードはDDDモードと違い、心房の興奮を感知した後に心室刺激を行う機能がありません。つまり、自己の心房興奮が増加したときにそれに伴って心室刺激の増加ができないモードであり、この性質を利用して、心房細動や心房粗動で用いられます。

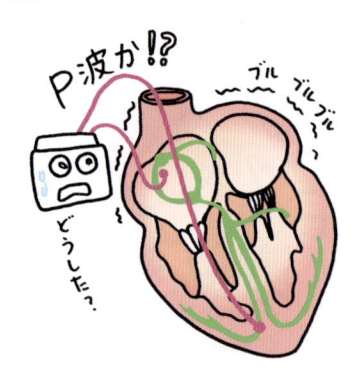

ここもポイント!「心室中隔ペーシング」が増えている!

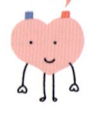

心室ペーシング部位として従来から行われてきた右室心尖部からのペーシングが、長期的に見ると左心機能の低下をもたらし、心不全と心房細動・心室性不整脈を発生しやすくすることが明らかとなってきました。

心尖部ではなく心室中隔にリードを留置する「心室中隔ペーシング」は、心室内で刺激伝導系を使った電気の流れをつくります。右室でヒス束以下の右脚・左脚の根元を刺激することで、より生理的な心収縮ができます。

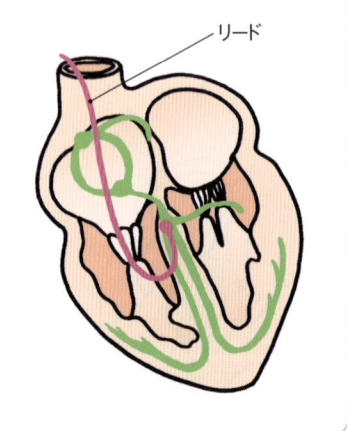

ちょっと一言 ペースメーカーに似ているものがある!

一見、ペースメーカーに似ているけれど、徐脈の治療を目的としないものがあります。

植込み型除細動器(ICD)は、VT・VFといった頻脈性不整脈による心臓突然死を予防するためAEDを植込むものです。また、心不全治療としての心室再同期(CRTおよびCRT-D)として両室ペーシングが行われる場合もあります。

④ 高血圧

血圧が高い＝降圧と単純に考えずに患者の病態をよく見る

　看護師のみなさんは仕事上、いつもバイタルサインを測定しますね。Vital＝生きている、Sign＝徴候、つまりヒトが生きていることを示す徴候（サイン）のことを、バイタルサインといいます。通常、「血圧」「脈拍数」「呼吸数」「体温」の４つを指しますが、ここでは血圧について考えます。

　血圧の正常範囲を知っていますか。"正常範囲といわれても、血圧ってちょっとした動作で変動するものだし、同じ姿勢でも、風呂あがりや運動後で違う値を示すから……"まさにそのとおり。個人差はありますが、一般に、血圧の正常上限は140mmHg/90mmHgと習ったと思います。この値はどのように決められたのでしょうか。

　一般的に"安静時"に血圧を測定した場合、140/90mmHg以上が高血圧と定義されています。これは世界各地で疫学調査が行われた結果、脳卒中や心筋梗塞など、さまざまな疾病の発症リスクを回避するためには、140/90mmHg以下に血圧をコントロールするのがよいことがわかったからです。

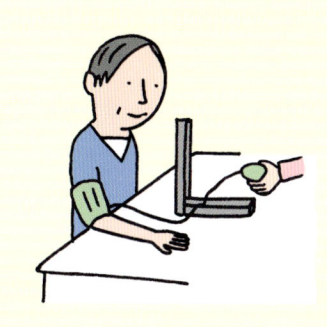

　一方、「血圧が180台と高いので、指示にある降圧薬を使ってもよいですか？」と医師に連絡して、「必要ない」と言われた経験はないでしょうか。脳梗塞で入院したばかりの患者さんの場合などは、140mmHg以上だからといって安易に降圧してもよいのでしょうか。

　機械的に血圧を測定して、"ある値より高いなら薬を使う"というだけなら別に医療従事者でなくてもできますが、実際そう簡単にいかないから私たち専門職が必要なのですね。

　ここでは、ガイドラインに取り上げられているたくさんの項目の中から、ここだけはおさえておきたいポイントや、どんなときは無理に降圧してはいけないかなど、身近でありながらきちんと勉強していないかもしれない血圧について学びます。

血圧のメカニズム

Point 1　血液の量と血管の抵抗が血圧のレベルを決める

　左室より送り出された血液は、血管を通り、全身の臓器へと送り出されます。このとき動脈壁に及ぼす圧力のことを血圧といいます。

　「血圧が高い」「血圧が低い」といいますが、これら血圧のレベルを決める因子が2つあります。1つは心臓より送り出される血液の量（＝心拍出量）、もう1つは血液が全身の臓器を循環するときの血管の抵抗（＝全末梢血管抵抗）です。そのため、教科書などでよく"血圧＝心拍出量×全末梢血管抵抗"と説明されています。

　このことを理解するために、注射器に水を入れて押し出している様子をイメージしてみましょう（図1）。水の拍出量を心拍出量、出口の太さを末梢血管抵抗として表します。

図1　血圧に影響を与える2つの因子

［因子❶］水の拍出量（＝心拍出量）

- 出口の太さが同じ場合、ピストンの押し出す力（圧力）に比例して水の拍出量も増加する
- 拍出量増加に比例して、水の飛び出す勢いも強くなる（＝動脈壁にかかる圧力が上がる＝血圧が上がる）

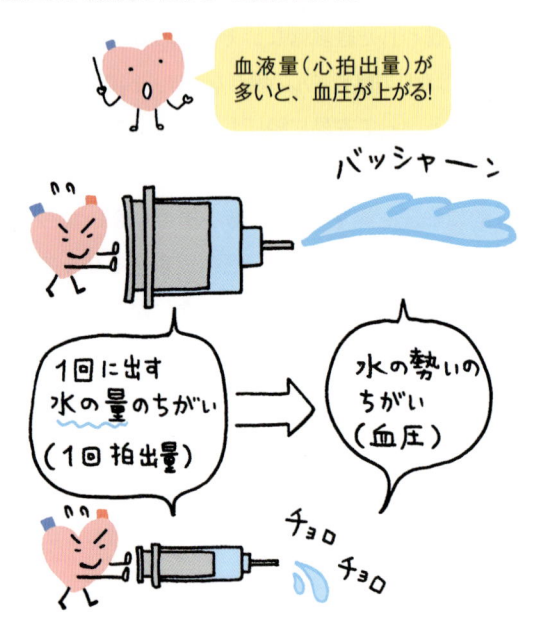

血液量（心拍出量）が多いと、血圧が上がる！

バッシャーン

1回に出す水の量のちがい（1回拍出量）→水の勢いのちがい（血圧）

チョロチョロ

［因子❷］出口の太さ（＝末梢血管抵抗）

- 同じ強さでピストンを押せば、出口の太さによって水の飛び出す勢いが違ってくる
- 水を同じ量だけ押し出す場合、出口が細いほどピストンを押す力も強くする必要がある（＝血圧が上がる）

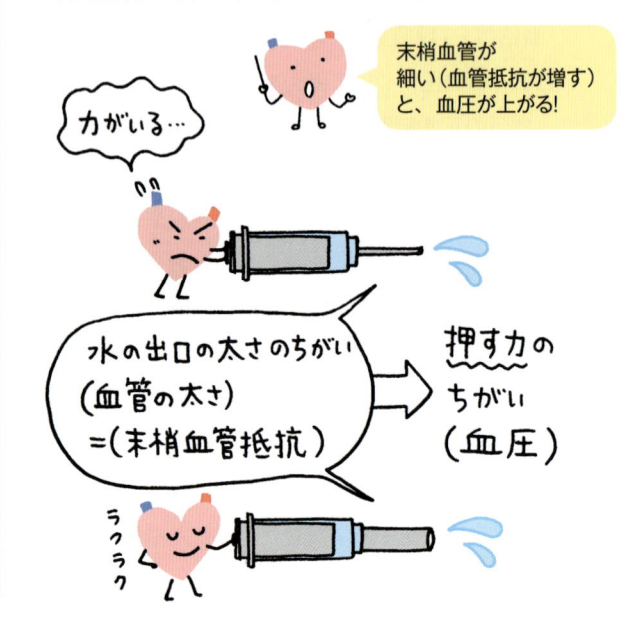

末梢血管が細い（血管抵抗が増す）と、血圧が上がる！

力がいる…

水の出口の太さのちがい（血管の太さ）＝（末梢血管抵抗）→押す力のちがい（血圧）

ラクラク

式としては、このように表される！

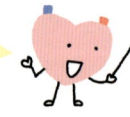

血圧 ＝ 心拍出量（＝ 1回拍出量 × 心拍数）× 全末梢血管抵抗

血圧 ∝ 心拍出量　かつ　血圧 ∝ 末梢血管抵抗

血圧のメカニズム

Point 2 血圧に影響を与える要因①：自律神経系

血圧に影響を与える要因はたくさんありますが、重要なのは、①自律神経系、②RAA系／KK系、③ナトリウム調節系（腎臓でのNaの排泄）の3つです。このなかでは特に末梢血管抵抗を上昇させる因子（①②）が重要です。

まず、自律神経系の影響を示します。動脈の血管は3層構造で、中膜を中心に平滑筋という筋肉で構成されています。この平滑筋は自律神経、つまり交感神経と副交感神経によって支配されています（図2）。

図2 血圧に影響を与える自律神経の2つの因子

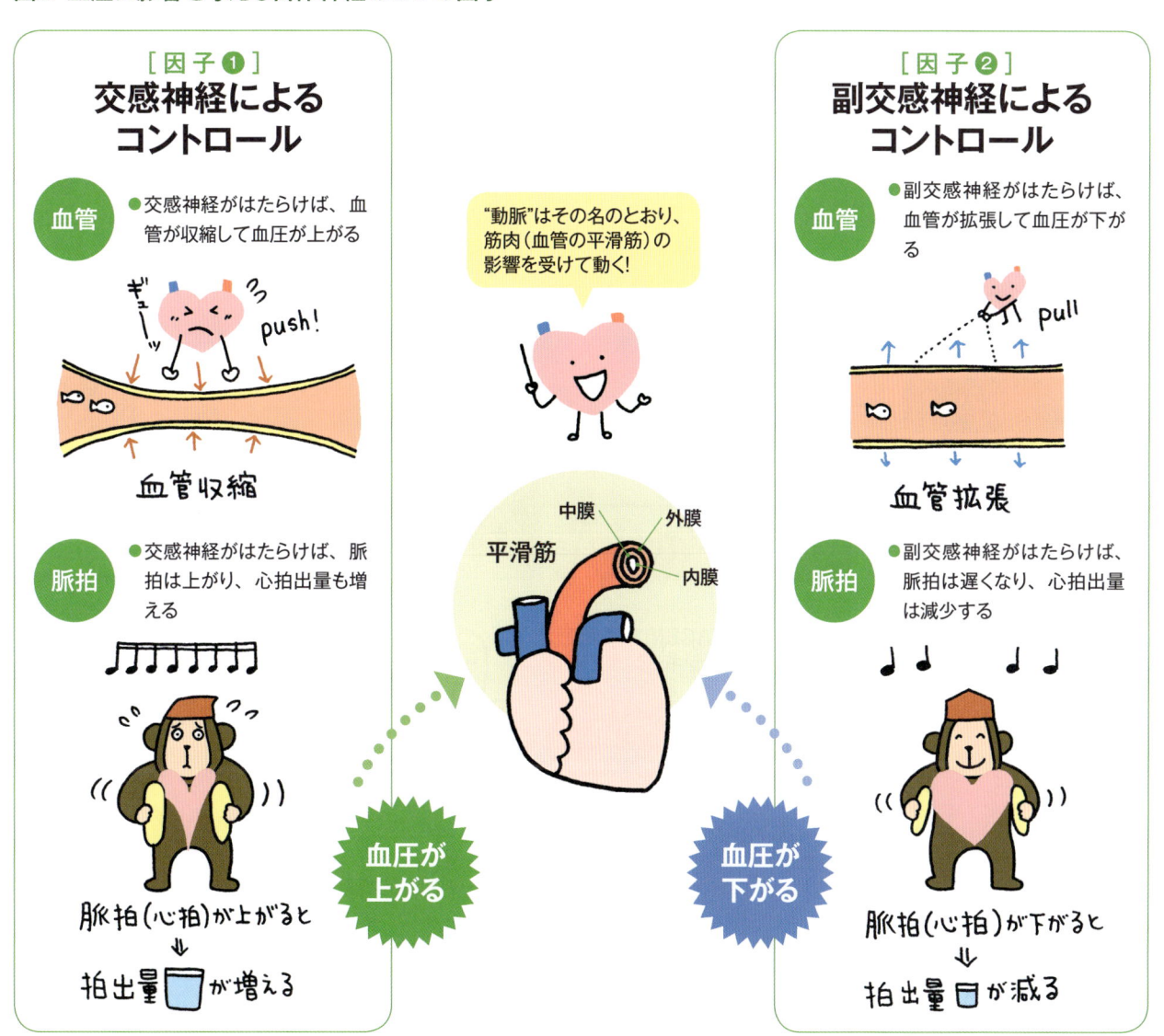

[因子❶] **交感神経によるコントロール**

- 血管：交感神経がはたらけば、血管が収縮して血圧が上がる

  血管収縮

- 脈拍：交感神経がはたらけば、脈拍は上がり、心拍出量も増える

  脈拍（心拍）が上がると
  ↓
  拍出量が増える

→ 血圧が上がる

"動脈"はその名のとおり、筋肉（血管の平滑筋）の影響を受けて動く！

平滑筋／中膜／外膜／内膜

[因子❷] **副交感神経によるコントロール**

- 血管：副交感神経がはたらけば、血管が拡張して血圧が下がる

  血管拡張

- 脈拍：副交感神経がはたらけば、脈拍は遅くなり、心拍出量は減少する

  脈拍（心拍）が下がると
  ↓
  拍出量が減る

→ 血圧が下がる

血圧のメカニズム

Point 3　血圧に影響を与える要因②：RAA系とKK系

血圧に影響するものとして、RAA（レニン・アンジオテンシン・アルドステロン）系とKK（カリクレイン・キニン）系があります（図3）。RAA系の**アンジオテンシンⅡ**（図3-①）は、**血圧上昇＋心血管系の組織障害をもたらす**生理活性ペプチドです。一方、KK系にある**ブラジキニン**（図3-②）は、血管内皮細胞のB2受容体を介して、一酸化窒素（NO）およびプロスタサイクリン合成を増加させ、その結果、**血管拡張（＝血圧低下）**をきたします。

RAA系の**ACE**（アンジオテンシン変換酵素）は、後にKK系のキニナーゼⅡと同一物質であることがわかりました。ACE阻害薬を用いることで、「アンジオテンシンⅡ生成阻害による降圧」と、「ブラジキニン増加による降圧」という**2つのメカニズムによる降圧**が解明されています。

また、ACE阻害薬の副作用に"空咳"があり、これもブラジキニンの増加に起因します。この空咳という副作用を利用して、誤嚥性肺炎の予防にタナトリル®を投与することもあります（シンメトレル®は、タナトリル®の副作用である空咳を増強するので併用することが多い）。

図3 レニン・アンジオテンシン・アルドステロン系とカリクレイン・キニン系の血圧への影響

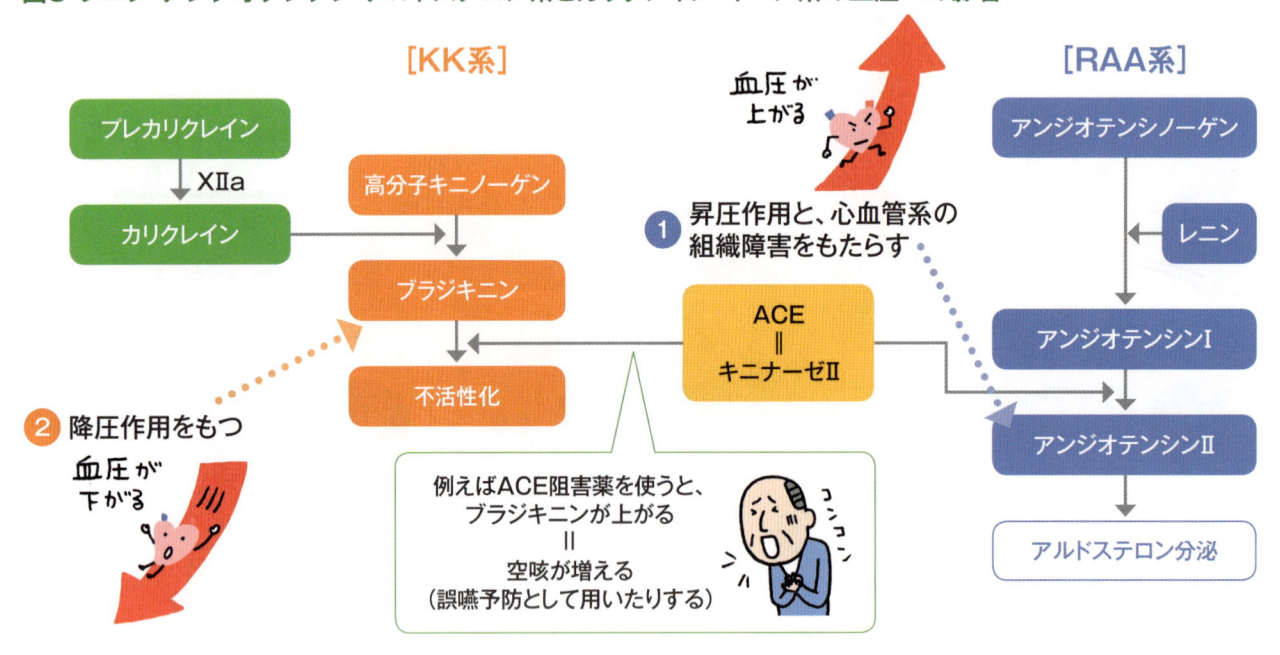

[KK系]

プレカリクレイン → （XIIa） → カリクレイン
高分子キニノーゲン → ブラジキニン → 不活性化

ACE ＝ キニナーゼⅡ

❶ 昇圧作用と、心血管系の組織障害をもたらす
　血圧が上がる

❷ 降圧作用をもつ
　血圧が下がる

例えばACE阻害薬を使うと、ブラジキニンが上がる
＝空咳が増える
（誤嚥予防として用いたりする）

[RAA系]

アンジオテンシノーゲン ← レニン
→ アンジオテンシンⅠ
→ アンジオテンシンⅡ
→ アルドステロン分泌

ちょっと一言!　最大血圧・最小血圧、平均血圧の定義

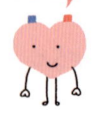

心収縮直後より血圧は上昇し、最大となります。これを「最大血圧」あるいは「収縮期血圧」といいます。同様に、心臓の拡張に伴って血圧は低下し、最小となります。これを「最小血圧」あるいは「拡張期血圧」といいます。

「平均血圧」とは、"1心拍の血圧曲線を積分した面積を、1心拍の時間で除した値"という定義があります。しかし実際は、便宜的に下の式で計算した値を用いています。

平均血圧
＝最小血圧＋脈圧（最大血圧と最小血圧の差）×（1/3）

血圧のメカニズム

Point 4 血圧に影響を与える要因③：ナトリウム調節系

　血管内の血漿量の増減も血圧に影響を及ぼします。血液は閉鎖された空間を循環しています。そこで血管をゴム風船（閉鎖空間）に例えてみましょう（**図4**）。空気が増えれば増えるほど風船が膨らみ、中の圧力も上がるのはイメージできますね。

　この循環血漿量は、Na（塩分）摂取と腎臓の排泄でコントロールされています。そのため、腎臓でのNa排泄が低下すると循環血漿量が増えて血圧は高くなり、血圧が高くなると腎臓からNa排泄が増え、血圧は下がります。これを圧利尿といいます。

　ここで覚えておいてほしいのは、Naは水と一緒のほうが安定するため、Naが移動すれば水も一緒に移動することです（**図5**）。そのため、腎臓でのNa再吸収を阻害する薬、いわゆる"利尿薬"を使うことにより、体外にNaを排泄することで、水分も一緒に体外に排出します。その結果、循環血液量を減少させ、血圧を低下させるのです。

図4 ナトリウム調節系の血圧への影響

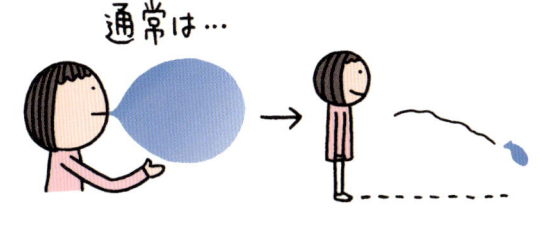

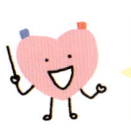

通常は…
空気（血漿）を入れれば入れるほど中の圧力が高くなり、風船が強く遠くに飛んでいく力になる（＝血圧が上がる）

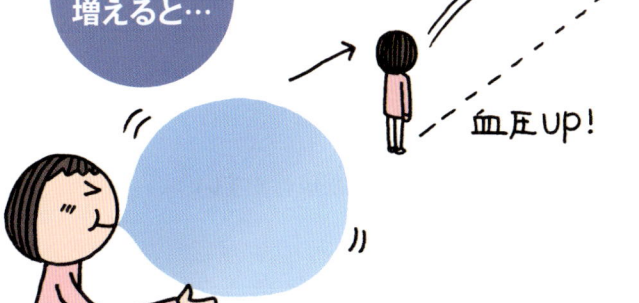

血漿成分が増えると…
血圧UP！

ちょっと一言! 利尿薬と電解質の関係

　利尿薬の代表的な副作用は、Na過剰排泄による低Na血症や、低K血症、高血糖、高尿酸血症などがあります。Kを体内に保持できる利尿薬もありますが、一般にK濃度は、高すぎても低すぎても不整脈が誘発され危険です。そこで、例えばラシックス®（低K血症を誘発）とアルダクトン®A（高K血症を誘発）を併用してK濃度の変化を避けるなどの工夫をします。
　最近、Naを含まず純粋な水だけを排泄できる利尿薬が発売されました。機序は、腎臓の集合管に存在するバゾプレシンV₂レセプターに対する拮抗作用により、アクアポリン-2（水チャネル）の発現を抑制して水の再吸収を抑制し、その結果、利尿作用を示すものです。

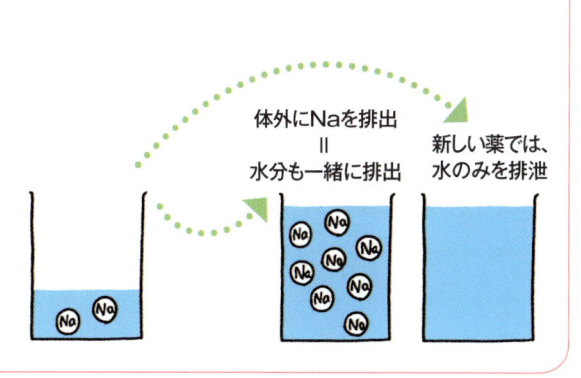

体外にNaを排出 ＝ 水分も一緒に排出
新しい薬では、水のみを排泄

血圧のメカニズム

図5 ナトリウムが移動すれば水も移動する

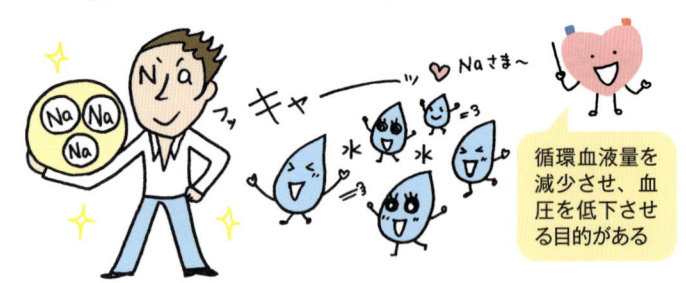

循環血液量を減少させ、血圧を低下させる目的がある

"血圧に影響を与える要因"について、ここでは代表的な3つを示しました。

なお、自律神経系は血圧を秒～分単位で変化させ、RAA系やKK系は血圧を分～時単位で変化させます。

そして腎臓は血圧を時～日単位で変化させます。

これ以外にも血圧を変化させる器質的な要因を図6、7に示します。

図6 血圧が変動する"外的な"理由

血圧が変動するのは、血管内の血流が常に一定量流れているわけではなく、心臓の収縮により送り出される脈流だからです。

また、血管に弾力性があることも関係します。末梢血管と違い、太い血管（例：大動脈）は血液の駆出で血管が膨らみ一時的に血液を蓄え、その後、弾力収縮により順行性に血流を生じながら血管径は元に戻ります。末梢血管抵抗を上下させる自律神経系ともからみ、たくみに血圧を調節しているのですね。

① 収縮期

左室の駆出血流によって、伸展する

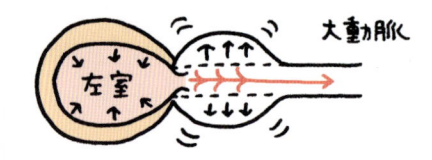

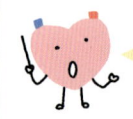

血管には弾力性があり、心拍の血流に応じて伸び縮みする！

② 拡張期

拡張期に動脈壁が弾性収縮することで、順行性の血流が生じている

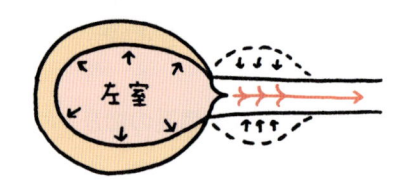

図7 硬い血管では上下の血圧差が現れやすい！

血圧の変化にもう1つ関連する要素として、「血管のふいご効果」があります。

血管は弾力性があるため、血圧を微調整して維持できています。つまり、血管がゴムのように弾力性があれば伸びることで圧が上がりにくくなりますし、元に戻るときも急に圧が落ちることはありません（ふいご効果）。

しかし、もし血管に弾力性がなく"鉄のように"硬ければ、同じように圧をかけても、そのまま圧を反映します。また圧を下げても、鉄の場合はすとんと落ちます。

血管が"ゴム"のようであれば…

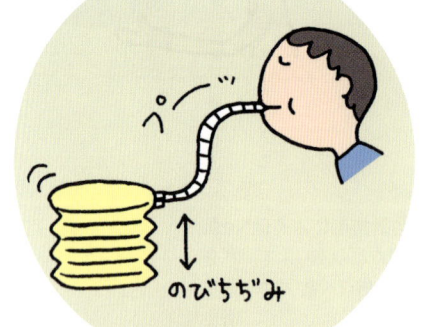

のびちぢみ
内圧が保てる

血管が"鉄"のようであれば…

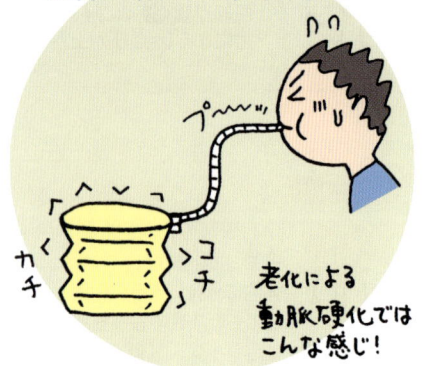

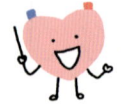

老化による動脈硬化ではこんな感じ！

老化して血管に弾力性がなくなると（動脈硬化）、極端に圧を反映しやすくなるため、収縮期圧と拡張期圧の差（＝脈圧）が大きくなる

高血圧の分類

Point 1 特定の原因が不明な本態性高血圧と原因が明らかな二次性高血圧

　高血圧なら降圧薬と単純に考えている方も多いようですが、じつは高血圧で薬を使うのはそのほとんどが"本態性高血圧"の患者さんに対してです。"本態性"とは"特定の原因がわからない"という意味です。

　一方、原因が明らかな高血圧を、"二次性高血圧"といいます。原因を取り除けば基本的に治癒します。つまり、高血圧＝本態性高血圧＋二次性高血圧となります（図8）。ここでは本態性高血圧を中心に解説します。

図8 本態性高血圧と二次性高血圧

原因がハッキリしている 二次性高血圧 [5%]
- 腎実質性高血圧
- 腎血管性高血圧
- 内分泌性高血圧
- 中枢神経系高血圧
- 薬剤誘発性高血圧
など

それぞれの原因を治療して取り除けば治る！

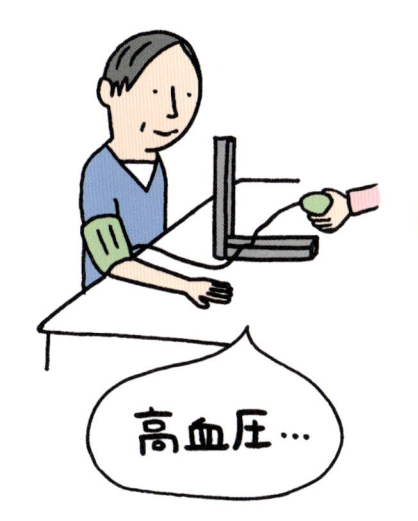

二次性高血圧以外すべてが 本態性高血圧 [95%]

まず、以下の生活習慣を改善する
1. 食塩摂取過剰
2. 肥満（減量）
3. 運動不足
4. 節酒
5. 禁煙
6. 野菜・果物の積極的摂取

それでもコントロールできないとき、初めて投薬開始！

ピックアップ！ 二次性高血圧は、この3つの分類から理解しよう

腎実質性高血圧
- 腎実質性高血圧において、血圧が上がる理屈を難しく考える必要はない
- 腎臓自体が悪くなって尿をこし出せないために、循環血液量が増えて血圧が上がる（例：慢性糸球体腎炎、慢性腎盂腎炎、多発性嚢胞腎、糖尿病性腎症など）

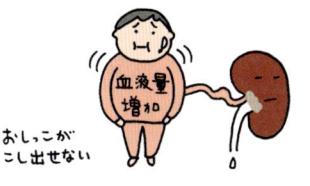

腎血管性高血圧
- 腎動脈が狭窄することにより、RAA（レニン・アンジオテンシン・アルドステロン）系の機序がはたらいて血圧が上がる（72頁参照）
- 狭窄を解除すれば治る（例：粥状硬化による狭窄、線維筋性異形成、大動脈炎症候群など）

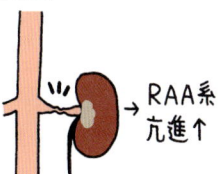

薬剤誘発性高血圧
- 主に以下の4つの薬剤を使用することによって起こる
  ① 非ステロイド抗炎症薬（NSAIDs）
  ② 甘草（グリチルリチン）
  ③ 糖質コルチコイド
  ④ シクロスポリン

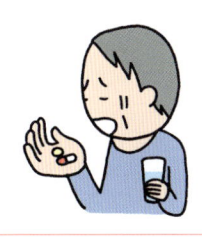

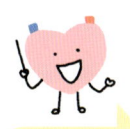

内分泌系高血圧の代表例として、①原発性アルドステロン症、②クッシング症候群、③褐色細胞腫という3つの名前は覚えておこう

高血圧の分類

Point 2　140/90mmHg以上＝一般的な高血圧の定義で、治療が必要となる値

　図9は2009年の高血圧治療ガイドラインで示されている血圧値の分類です。至適血圧、正常血圧、正常高値血圧……と細かく分類されていますね。なぜここまで細かく分類しているのでしょうか。

　それは、"高血圧の予後評価（リスク予測）"のためです。もちろん、高血圧の予後は血圧値自体に左右されますが、血圧だけではなく、糖尿病や心血管障害、臓器障害などの有無によりさらに影響を受けることは重要です。

　注意してほしいのは、「至適血圧」が一番よいのであって、「正常血圧」や「正常高値血圧」は、生涯のうちに高血圧へ移行する確立が高いという事実です。だから140/90mmHg未満に保つのは"最低限"ということなんですね。試験に例えると、「至適血圧」が100点満点なら、「正常高値血圧」は60点ぎりぎりの合格点というところでしょうか。

図9　成人における血圧値の分類（mmHg）

- 140/90mmHg以上が「一般的な高血圧の定義」で、治療が必要となる値
- ただし、120/80mmHg以下の「至適血圧」以外は、将来高血圧になるリスクがある
- 高血圧のリスク評価のために細かく分類している

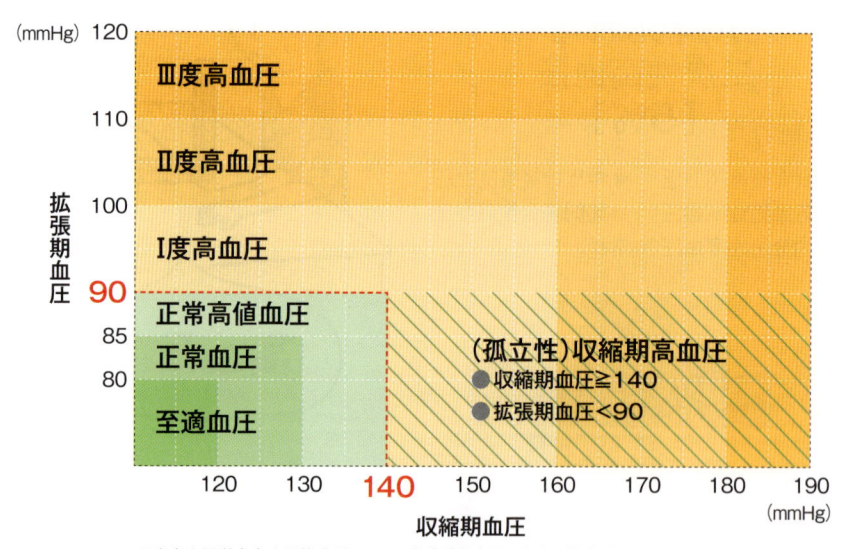

（図：拡張期血圧（縦軸mmHg）と収縮期血圧（横軸mmHg）のグラフ。Ⅲ度高血圧、Ⅱ度高血圧、Ⅰ度高血圧、正常高値血圧、正常血圧、至適血圧、（孤立性）収縮期高血圧［収縮期血圧≧140、拡張期血圧＜90］に分類）

日本高血圧学会高血圧治療ガイドライン作成委員会編：高血圧治療ガイドライン2009. 日本高血圧学会, 東京, 2009：14.より一部改変して引用

ちょっと一息！　見すごされやすい仮面高血圧

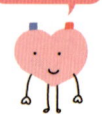

　血圧は、"診察室"と"診察室外"では違った値を示すことがあります。この観点では「正常血圧」「白衣高血圧」「仮面高血圧」「（持続性）高血圧」の4つに分類されます。なかでも一番重要なのは、診察室では正常なものの実際には血圧が高い**仮面高血圧**の存在です。

　仮面高血圧のなかでも特に知っておきたいのは「夜間高血圧」と「早朝高血圧」の存在です。夜間の血圧は日中の血圧よりも変動が少なく、かつ1日のほぼ3分の1の時間を占めます。よってこの夜間血圧が高い場合、より強く心血管リスクと関連します（約8時間は高い血圧が放置されていることになるため）。また「早朝血圧」は、脳、心臓、腎臓などすべての心血管リスクと有意に相関します。よって、この時間帯に血圧が高いことは問題なのです。

　このような状態を未治療のまま見すごしていると大変です。現在ではABPM（24時間血圧測定）が利用可能ですが、入院時は看護師が定期的に血圧を測ることで、これらの病態が明らかになることがあります。深夜に血圧を測ることは患者さんの睡眠を妨げてかわいそうに思えるかもしれませんが、血圧測定は大切なのです。

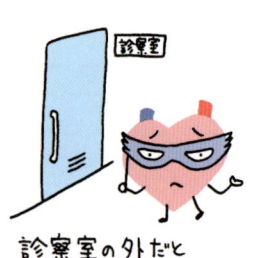

診察室の外だと高血圧…

高血圧の治療

> **Point 1** 本態性高血圧の治療の基本は、①生活習慣の改善、②降圧薬の使用

本態性高血圧の治療戦略は、まず減塩・肥満の改善、禁煙などの生活習慣の改善をはかることです。それでもだめなときに、はじめて薬を使用します。

治療目標は、140/90mmHg未満です。疾患の合併の程度や年齢によって目標値は多少異なり、降圧薬はその特性や禁忌などにより使い分けますが、もっと大切なのは、"降圧すること"です。以下では簡単にその使い分けを見てみることにしましょう（図10）。

なお、二次性高血圧も、原因を取り除くまでの間は降圧薬で治療しますが、ここでは本態性高血圧にしぼって説明しています。

図10 ナースが知っておきたい降圧薬のポイント

- 降圧薬は、禁忌や慎重使用などの合併する病態がなければ以下の5つ
- 降圧目標に達しない場合は、2剤、3剤と併用する

Ca拮抗薬
- 降圧薬の中でも降圧力が一番
- 夜間の降圧も必要なので、1日1回で長時間作用型が有効
- 末梢血管拡張作用以外に、冠動脈拡張作用（冠攣縮性狭心症）を有するものがあるため、目的を把握する
- 循環器医は頻脈が原因の心不全を嫌うため、投薬前の脈拍を見ながら、脈拍が過度に上がらないように薬を使い分けている。L型Ca拮抗薬は一般に脈拍増加傾向になり、N型やT型は脈拍増加を起こしにくい*

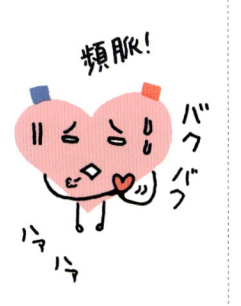

ARB（アンジオテンシンⅡ受容体阻害薬）
- 心保護効果：心肥大抑制、心不全の予後改善
- 腎保護作用：タンパク尿を減少させる
- 心房細動発生抑制作用もある
- Kの上昇に注意（特にクレアチニン2mg/dL以上で）

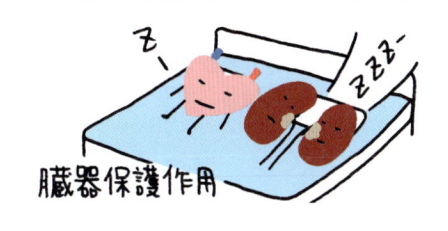

ACEI（アンジオテンシン変換酵素阻害薬）
- ARBにほぼ同じ
- 副作用に咳
- Kの上昇に注意

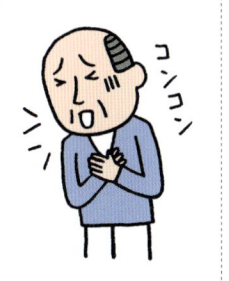

利尿薬
- 日本人は高食塩摂取者が多いため、利尿薬は有用
- クレアチニン2.0mg/dL以上であればサイアザイド系利尿薬は無効、これ以上はループ利尿薬を使用
- 低Kに注意
- K保持性利尿薬もあることや、純粋に水のみを排泄する新薬は73頁参照

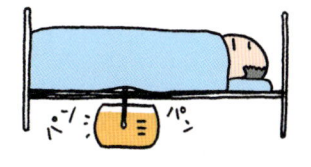

β遮断薬
- 気管支喘息患者には基本的に禁忌
- 徐脈傾向の患者には注意（より脈が遅くなるため）

*Caチャネルのタイプ。L型、N型、T型がある

高血圧のケアのポイント

特に「高血圧緊急症」では1時間以内の降圧が必要

- 高血圧緊急症とは、単に血圧が高いだけの状態ではなく、血圧の上昇（多くは180/120mmHg以上）が原因で、脳、心臓、腎臓、大血管などの臓器に急性の障害が生じ、進行している状態をいいます。
- 例として、高血圧を伴う急性大動脈解離、肺水腫を伴う高血圧脳症、高血圧性左心不全などがあり、1時間以内の降圧が必要です。
- 一方、血圧が異常値であっても、急性あるいは進行性の臓器障害がなければ切迫症として扱います。24時間以内に降圧できればOKです。

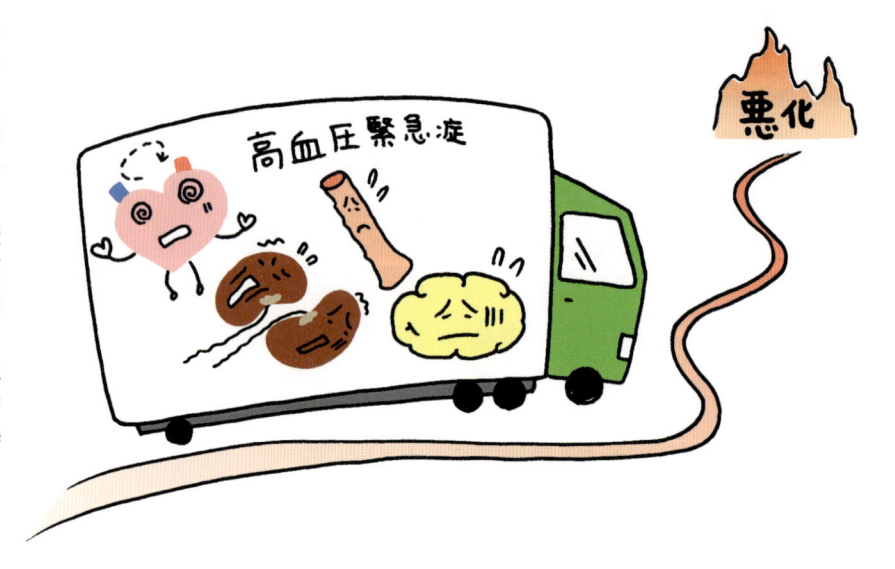

血圧を左右測るのはなぜ？
左右差に隠れた病気、高安病

- 高安病（大動脈炎症症候群、121頁参照）とは、動脈が閉塞したり拡張したりする原因不明の非特異的血管炎です。
- 臨床症状として、血管の狭窄により脈が触れなかったり、左右差が出たりします。
- よって一方の血圧だけで判断して降圧すると、失敗することがあります。入院時は必ず左右の血圧を測る習慣をつけましょう。

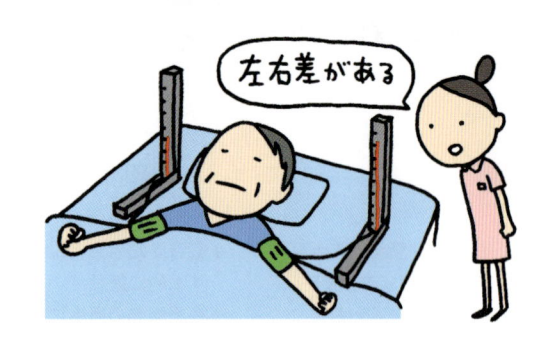

急性大動脈解離は
120mmHg未満にコントロール

- 急性大動脈解離は、収縮期圧を120mmHg未満にコントロール。治療薬はβ遮断薬を使用します。
- 緊急手術の適応とならないB型（Stanford分類のB型のことで、上行大動脈に解離がないもの）の場合には、3日間の絶対安静が必要です。

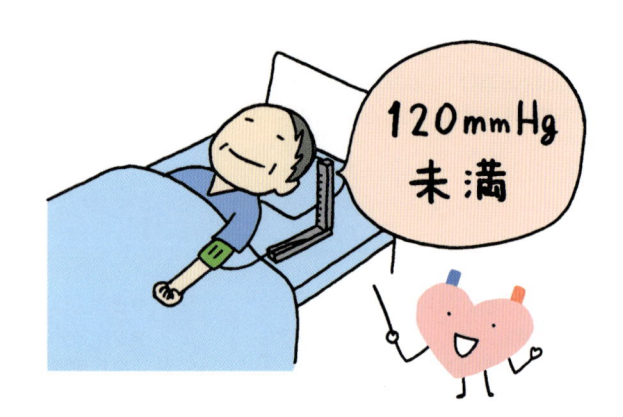

「脳梗塞」と「脳出血」の血圧管理の違い（中枢神経系高血圧の例）

- 急性期の降圧の程度は、脳梗塞では前値の85〜90％、脳出血では前値の80％をめやすとします。
- 脳梗塞急性期の血圧上昇は一種の代償機転であり、一過性のことが多いでしょう。急性期は脳血流の自動調節能が損なわれ、降圧により過度に脳血流が低下しやすい状態で、過度に降圧すると梗塞巣の範囲が拡大します。180mmHgくらいでも降圧治療を行いません。
- 脳出血の場合、急性期は血腫の増大を防ぐため、積極的な降圧を図ります。通常140mmHgくらいまでは降圧します。

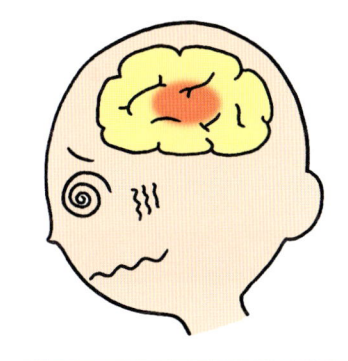

脳梗塞：急性期は過度に降圧しない

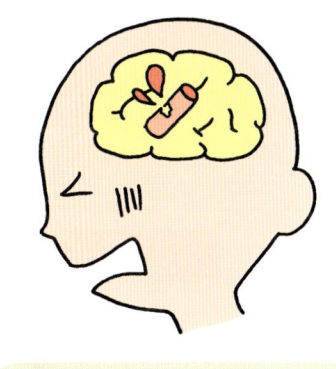

脳出血：急性期はある程度積極的に降圧する

睡眠時無呼吸症候群（SAS）も高血圧の原因

- 睡眠時無呼吸症候群（sleep apnea syndrome：SAS）は高血圧（特に夜間高血圧、76頁参照）の原因の1つですが、入院するまで気づかなかったという場合もあります。
- 入院後、看護師の指摘により発覚するケースも多いです。夜間の巡視でも、ぜひ注意してみつけて、医師に報告してください。

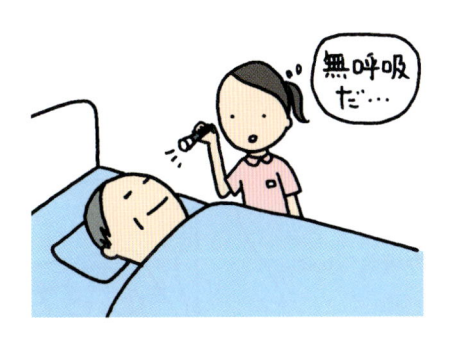

外来患者、家庭での血圧測定が"朝と寝る前"のワケ

- 外来では、患者さんに"朝と寝る前"に血圧測定をするように指導します。それは、76頁で説明したような、「白衣高血圧」や「仮面高血圧」、特に「夜間高血圧」や「早朝高血圧」の問題があるからです。
- 夜間と早朝の血圧が高いままだと脳梗塞などの心血管リスクが高くなることがわかっており、"朝と寝る前"の血圧値を把握することで、治療が必要な高血圧を見すごさないようにしているのです。

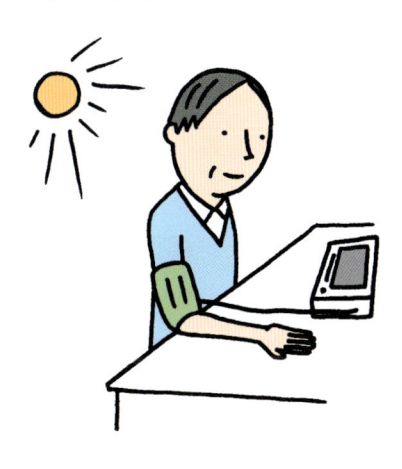

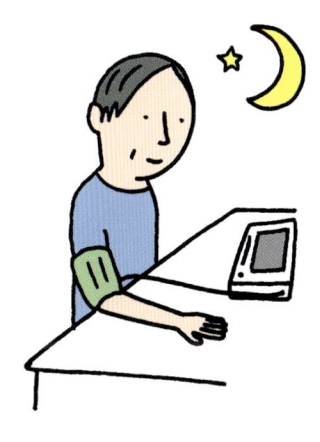

Column 患者の症状を聞き分けるポイント

　症状は、多くの心疾患やその他の疾患の診断のきっかけになります。正しく患者さんの症状を聞き分けることはきわめて重要であり、積極的に聞きましょう。ポイントは以下のとおりです。

- 入院時に診断されている循環器疾患によるものか（例えば悪化など）、循環器疾患の治療に関連するものか（例えばカテーテル治療後で内服している抗血小板薬の副作用による出血性潰瘍など）、その他入院してから起こった新たな疾患か、など。
- 患者が言い残していること（こちらがあえて質問しないと答えない症状など）がないか、など。

主要な症状から考えたいこと

呼吸困難	●入院中に起座呼吸や夜間呼吸困難が出た場合は、循環器的には心不全を疑う（ただし、気管支喘息のこともある）。逆に心不全なのに気管支喘息と間違うこともあるので注意 ●心疾患以外でも出現する。代表は呼吸器疾患。気管支喘息や慢性閉塞性肺疾患、気胸など多くの呼吸器疾患で認められる。呼吸器疾患以外で重要な呼吸困難の原因は、貧血、甲状腺機能亢進症、過換気症候群、肺塞栓など ●がまん強い患者は、ずいぶん前から呼吸困難感があったにもかかわらず、"この程度の息苦しさはあたりまえ"だと思い込んでいることがある
胸痛・胸部圧迫感	●胸痛を認めた場合、考えるべき重要な心血管系疾患は、循環器的には狭心症、心筋梗塞、心筋炎・心膜炎、大動脈解離、肺塞栓など ●その他、大動脈弁狭窄症、僧帽弁逸脱症、不整脈（特に心室性期外収縮を胸痛として訴える患者が少なくない）、自然気胸、消化性潰瘍、胆道炎、急性膵炎、食道痛、肋間神経痛、帯状疱疹などがある
心悸亢進	●発作性上室性頻拍症 ●発作性心房細動 ●頻脈性心房粗動
失神	●洞機能不全症候群　　●心筋梗塞 ●アダムス-ストークス症候群　●肺血栓塞栓症 ●心室頻拍　　●大動脈弁狭窄症患者の脱水 ●心室細動　　●大動脈弁狭窄症患者の発作性心房細動 ●大動脈解離（スタンフォードA型）
胃腸症状	●うっ血性心不全の症例では、胃腸管や肝臓にもうっ血が生じるので、腹部膨満感が生じる ●ジギタリスが投与されている患者で食欲不振や嘔吐が現れている場合もある ●ストレス性の胃潰瘍もある ●抗血小板薬の副作用としての胃潰瘍
泌尿器症状	●心不全では腎臓のうっ血もきたし、尿の排泄減少をきたす ●乏尿で高比重、暗赤色のタンパク尿は、心不全のよい所見

❺ 弁膜症

弁膜症診断の決め手は、心音の聴診とX線画像の見きわめ

　65歳の女性が息切れやめまい感、胸痛を自覚するようになり来院されました。みなさんはこの症状からどのような疾患を考えますか。心不全や不整脈、狭心症は思いつくでしょう。しかし、もう1つ忘れてはならない循環器疾患があります。弁膜症です。

　弁膜症は、しっかり意識して診察するとけっこうな割合でめぐり合う疾患です。仮に見つけられずに放置されると手術時期を逸してしまい、患者さんが大変不幸なことになってしまいます。

　こんな重大な疾患を、医師はどのようにして見つけているのでしょうか。心エコーで発見することもありますが、多くの場合、診断のきっかけは聴診器による診察です。弁膜症の診断に聴診は欠かせません。血圧を測ったり肺音を聴いたりするだけでなく、心臓が発する音を認識して聴く訓練をすれば、みなさんにとって聴診が大きな武器となります。

　聴診に興味をもって何人かの音を聴くとちょっと自信がついて、"心音なんてけっこう簡単"と思うかもしれません。しかし、実際はいろいろな患者さんにあたればあたるほど、「あれ？　これは何の音？」「どれがⅠ音？　どれがⅡ音？」など混乱したり、心音・心雑音を聴取できるようになっても、そこから病態を完全に把握するのは難しいものです。

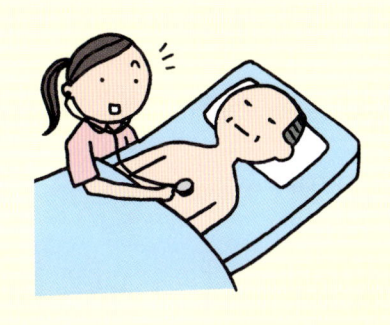

　すべて把握できなくても最低限ここだけはおさえたいというポイントはそんなに多くありません。この章では、看護師にとって"最低限の聴診の知識"で"看護にも活かせる"という観点から、かなり項目を絞りました。

　また心疾患に必要な胸部X線についても解説します。通常、胸部X線といえば、肺炎や気胸といった呼吸機能としての肺の状態を知ることが目的の検査というイメージがありますが、弁膜症が原因で起こった心臓や血管の形態変化をとらえることもできるのです。例えば「大動脈弁閉鎖不全症」です。胸部X線画像を健常の人の画像と比べると、上縦隔が右肺側に出っ張っているのが見られるでしょう。そのほか、心不全の有無も胸部X線から判断できます。

　心音に加え、胸部X線画像を見ることによって、より深く患者さんの病態を把握できます。このように、いくつもの検査のなかで昔から使われ、簡便で有用なのが胸部X線検査なのです。

弁膜症の原因と分類

Point 1　弁がうまく開かない、閉じない、逆流する

心臓は、4つの部屋（右[心]房、右[心]室、左[心]房、左[心]室）に分かれていることはご存じですね（図1）。

右室では、入口に三尖弁、出口に肺動脈弁があります。左室では入口に僧帽弁、出口に大動脈弁があります（図2）。

各弁は、効率よく血液を一定の方向に流れるようにするための逆流防止の役割を果たしています。

図1　心臓の4つの弁

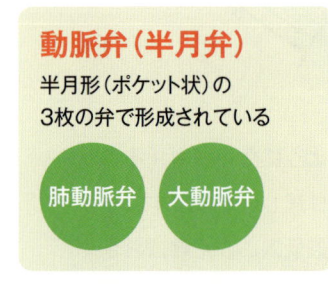

動脈弁（半月弁）
半月形（ポケット状）の3枚の弁で形成されている
- 肺動脈弁
- 大動脈弁

房室弁
房室弁は、弁尖・弁輪・腱索・乳頭筋という構造でできている
- 三尖弁
- 僧帽弁

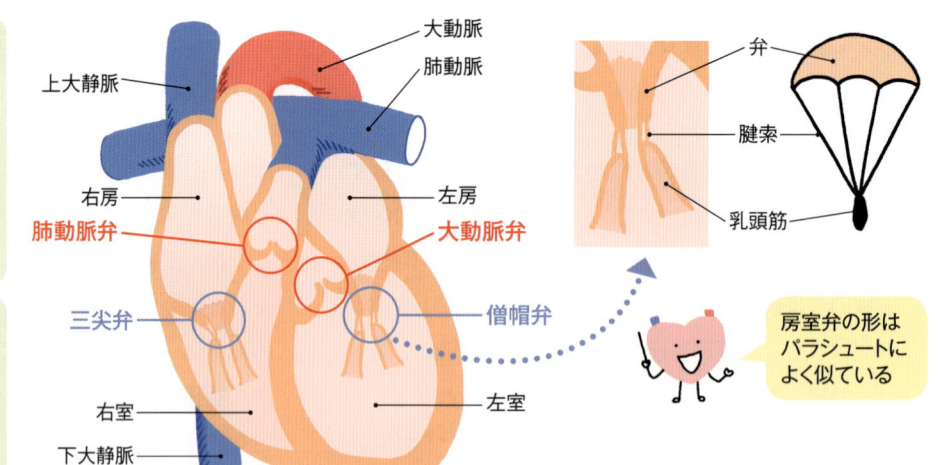

房室弁の形はパラシュートによく似ている

図2　弁の開閉の様子（心臓の上から見たところ）

- 拡張期では、「僧帽弁」と「三尖弁」が開き、「肺動脈」と「大動脈弁」が閉じる
- 収縮期には逆に、「僧帽弁」と「三尖弁」が閉じ、「肺動脈」と「大動脈弁」が開く

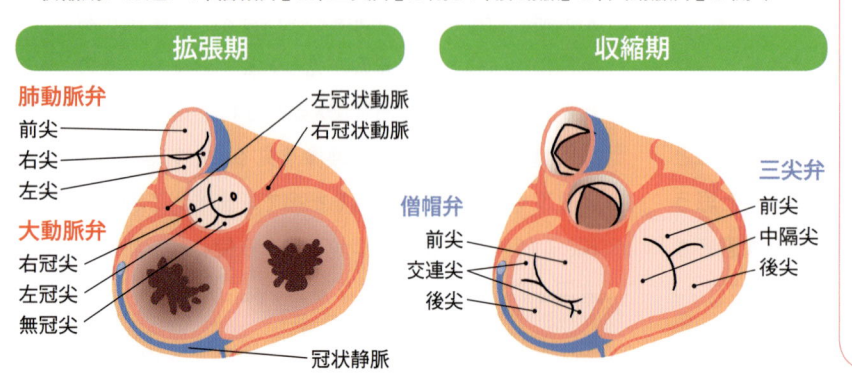

拡張期
肺動脈弁：前尖、右尖、左尖
大動脈弁：右冠尖、左冠尖、無冠尖
左冠状動脈、右冠状動脈、冠状静脈

収縮期
僧帽弁：前尖、交連尖、後尖
三尖弁：前尖、中隔尖、後尖

ここもポイント！　僧帽弁の詳しい呼び名

僧帽弁に関しては、心臓外科医が手術で眺めるSurgeon Viewといわれる方向からみて、図のようにA1、A2、A2、P1、P2、P3と部位を分けて呼んでいます（心エコーでは逆になる）。

弁の呼び名などは、一般病棟では必要ないかもしれませんが、循環器病棟やCCU、ICU、手術室の看護師は必ず知っておきたい知識です。

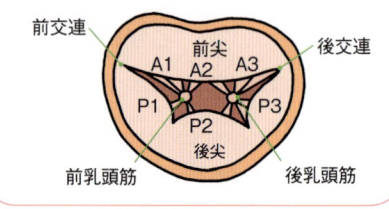

前交連、後交連、前尖（A1、A2、A3）、後尖（P1、P2、P3）、前乳頭筋、後乳頭筋

弁の役割を「血液が"一定の方向に流れる"ように逆流を防止している」と説明しましたが、少しでも血流が逆流すれば弁膜症というのでしょうか？ それは違います。

心エコーで見てみると、小さな生理的逆流や、軽度の弁の石灰化自体はよく見かけますが、それだけでは弁膜症とは診断されません。

「弁膜症」は、弁が正しく機能しなくなり、臨床症状の原因が弁の機能不全であると診断された場合を指します。"逆流防止がうまくいかない"以外にも、"弁が石灰化してうまく開かない"ことも弁膜症となります。

弁膜症は、狭窄症（弁がうまく開かない）と閉鎖不全症（弁がうまく閉じない、逆流する）に大別されます（図3）。

なお、臨床で多いのは4つの弁の中でも大動脈弁と僧帽弁の弁膜症で、手術を含めた治療対象の代表です。

図3 弁膜症の種類

狭窄症
弁のつなぎ目が癒合して狭くなり、弁解放時に血液の通過が妨げられる

「弁の開きが悪い！」

少ししか通れない…

連合弁膜症
単独の弁だけでなく、2つ以上の弁が同時に障害されたもの。大動脈弁と僧帽弁、僧帽弁と三尖弁が同時に傷害される組み合わせが多い

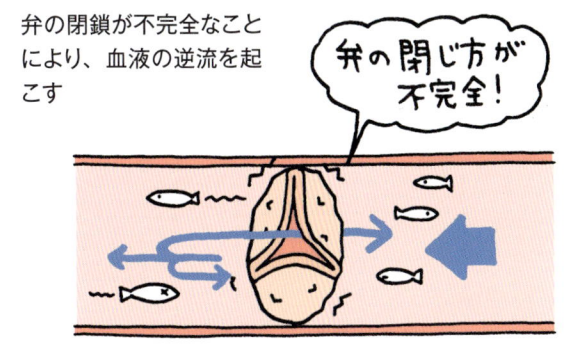

閉鎖不全症
弁の閉鎖が不完全なことにより、血液の逆流を起こす

「弁の閉じ方が不完全！」

逆流してしまう…

狭窄兼閉鎖不全症
狭窄症と閉鎖不全症が合併するもの

ピックアップ！　弁膜症の名前（略語）を覚えよう

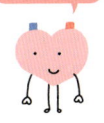

弁膜症の名前（略語）は、4つの弁の頭文字と、閉鎖不全症Rと狭窄症Sの組み合わせと考えると覚えやすいです。この機会に、代表的な弁膜症4つだけでも、覚えておきましょう。

表の4つ以外に、僧帽弁逸脱症（mitral valve prolapse：MVP）も特別に覚えてください。

肺動脈弁 Pulmonary valve：P弁
大動脈弁 Aortic valve：A弁
三尖弁 Tricuspid valve：T弁
僧帽弁 Mitral valve：M弁

代表的な弁膜症	略語
大動脈弁閉鎖不全症	AR（エーアール）
大動脈弁狭窄症	AS（エーエス）
僧帽弁閉鎖不全症	MR（エムアール）
僧帽弁狭窄症	MS（エムエス）

弁膜症の診断

Point 1 聴診で心音・心雑音を聴き分ける

　皆さんは、いつも聴診器を携えて仕事をしていますが、聴診器で実際には何を聴いていますか？　多くは血圧を測ったり、肺音を聴いたりするために使用しているのではないでしょうか。

　弁膜症を理解するためには、**心音の聴診知識**の習得が必要です。ここではその導入として、「**心音の聴診の手技**」について解説します（図4、5）。聴診をもっと活用して、心音を聴けるようになりましょう。

図4　聴診器のベル型と膜型の特徴と当て方のコツ

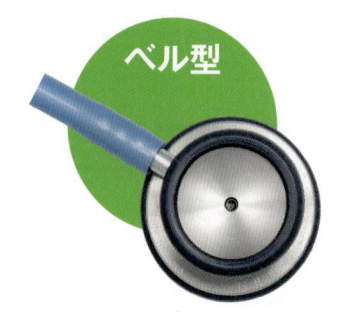

ベル型

特徴
- 低音に適している（高音も聴き取れるが、膜型にはかなわない）

当て方のコツ
- やさしく当てる
- 強く押し当ててしまうと皮膚が緊張して、振動板（膜型の膜の部分）の代わりとなってしまうため、低音が聴こえにくくなる

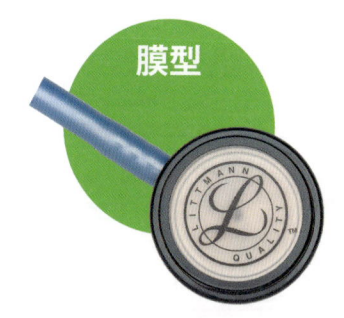

膜型

特徴
- 高音に適している

当て方のコツ
- ある程度しっかり当てる
- 強く当てすぎた状態で大きく息を吸うと、皮膚と膜がこすれる音（雑音）が入ってしまうことがあるため、強く押しつけすぎない

図5　聴診部位

- 心音は、胸のどこに当てても聴こえるが、効率よく多くの心臓の情報を得るためには、聴診器を当てる場所が重要になる
- 一般的には以下の5つの場所を中心に聴く
- 下図の聴診部位によって必ずしもその弁の音だけが聴き取れるわけではないことに注意が必要である

心音の聴診部位によって、どの弁の音が強く反映されるかが変わってくる

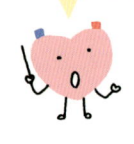

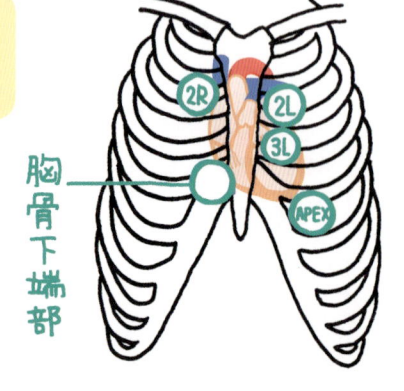

胸骨下端部

第2肋間胸骨右縁を中心とする領域	⇒	2R（大動脈弁領域）
第2肋間胸骨左縁を中心とする領域	⇒	2L（肺動脈弁領域）
第3肋間胸骨左縁を中心とする領域	⇒	3L（Erbの領域）
第5肋間胸骨右縁〜第4肋間胸骨左縁	⇒	胸骨下端部（三尖弁領域）
心尖部（鎖骨中線上第5肋間）	⇒	APEX（僧帽弁領域）

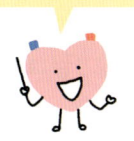

ここからは、心音と心雑音の"実際の音"についてです。

いきなり心疾患患者の心音を聴いても、どの音が正常でどの音が異常かわからないので、まずは自分の胸に聴診器を当てて、正常な心音（Ⅰ音、Ⅱ音）を聴く練習をしましょう（図6-①、②、③）。正常な心音が聴き取れるようになりましたか？

次は、心音がどのようなメカニズムで発生する音なのかということと、「心雑音」にも少し話を進めてみましょう（図7）。

心音は、Ⅰ音やⅡ音が"ドッ・クン"とか"ドッ・キン"と表現されるような"短い音"であるのに対し、「心雑音」は、"ザー"という感じの"長い音"として聴こえます。心音のうちⅠ音とⅡ音は"正常な音"ですが、これ以外の心音（Ⅲ音とⅣ音）は「過剰心音」といって、心雑音とあわせて"病的な音"です（Ⅲ音は正常若年者で聴取されることもあります）。

図6 心房・心室の動きと弁の開閉および心音のタイミング

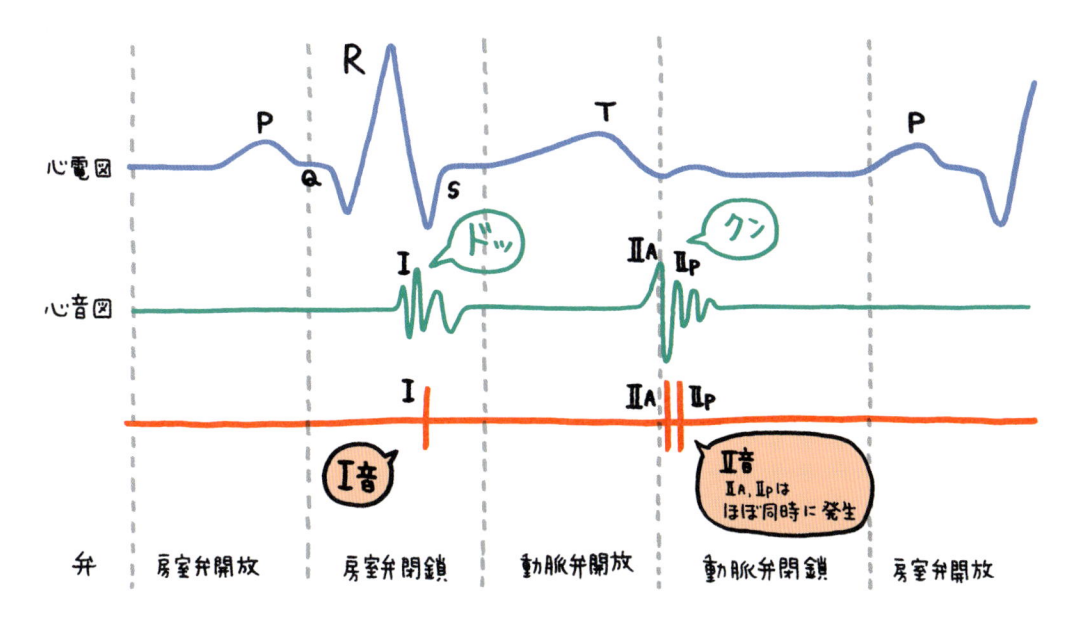

① まずはⅠ音とⅡ音を聴き分ける

第3肋間または第4肋間胸骨左縁に聴診器を当ててください。今回は、膜型のほうを使用します。ドッ・クン、ドッ・クンと音が聴こえますか？Ⅰ音をドッと表現すると、Ⅱ音はクンとなるのですが、Ⅰ音はどちらかというとシャープに、Ⅱ音は少し軽く聴こえると思います。

② Ⅰ音とⅡ音の区別がつかない人は…

頸動脈を触診しながら聴いてみましょう。頸動脈の触知と同時に聴こえるのがⅠ音です。僧帽弁閉鎖時にⅠ音が聴こえ、その後、血液が大動脈弁を通って駆出されるため、そのときに押し出された血流が頸動脈を押し上げます。続いて、大動脈弁が閉鎖しⅡ音が発生します。僧帽弁領域ではⅠ音がⅡ音より大きく聴こえ、大動脈弁領域ではその逆でⅠ音がⅡ音より小さく聴こえます。

③ 次にⅡ音の少しずれる音（ⅡA、ⅡP）を聴き分ける

特に2Lに聴診器を当て心音を聴くと、呼吸に合わせてⅡ音がわずかに分裂して聴こえます。これは正常な心音であり、それぞれⅡA、ⅡPといいます。ここまで聴き分けられれば合格です。

じつは、約半数の人がⅠ音も分裂して聴こえます。しかし臨床上では問題にならないため、どの教科書も強調して説明していませんので安心してください

図7 心音と心雑音の違い

房室弁と動脈弁の開閉に密接な関係がある
心音＝短い音
Ⅰ音もⅡ音も、弁が"閉じるとき"に聴こえる音

Ⅰ音 ●収縮期の初期に房室弁が閉じる際に聴こえる音

房室弁 — 心房／心室／血流　開　閉：Ⅰ音発生　ドッ

Ⅱ音 ●拡張期の初期に動脈弁が閉じる際に聴こえる音

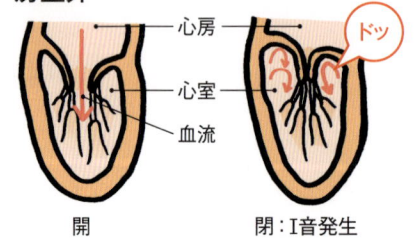

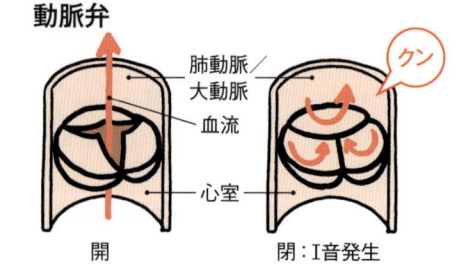

動脈弁 — 肺動脈／大動脈／血流／心室　開　閉：Ⅱ音発生　クン

心音と心音の間に聴かれる音。持続時間が心音より長い
心雑音＝長い音

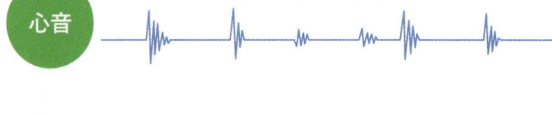

心音：Ⅰ音　Ⅱ音　Ⅲ音　Ⅳ音　Ⅰ音　Ⅱ音
心雑音：収縮期雑音　拡張期雑音　連続性雑音

- Ⅰ音とⅡ音の間の音が「収縮期雑音」
- Ⅱ音とⅠ音の間の音が「拡張期雑音」
- 収縮期と拡張期にまたがって聴かれる場合の音が「連続性雑音」
- Ⅲ音とⅣ音は"過剰心音"といい、Ⅱ音とⅠ音との間に聴こえることがある

ちょっとひと息！　なぜ弁が閉まるときだけ音が聴こえるのか？

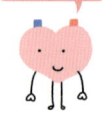

イメージとしてとらえやすくするために、戸の開け閉めを想像してください。開けるときはあまり音はしませんが、閉めるときはバタンと音が出ますよね。これが「心音」です。一方、戸を開け閉めしている途中に、蝶番が古かったり、立て付けが悪かったりして、ギーと音がしますが、あの感じが「心雑音」ですね。

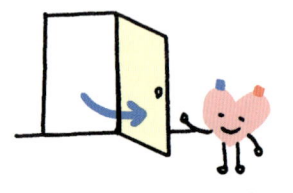

開けるとき　あまり音はしない（正常）
閉めるとき…　バタン　音が出る（正常）⇒Ⅰ音やⅡ音
開け閉めの途中に…　ギー　音が出る…立て付けが悪い（異常）⇒心雑音

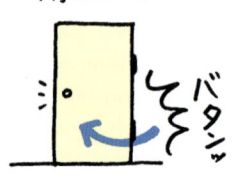

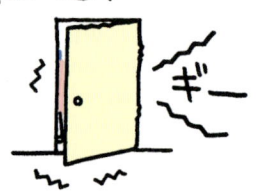

86

弁膜症の診断

Point 2 聴診の実際①：心音をとらえる

　ベッドサイドでの聴診の進め方と聴き取りたいポイントについて示します。聴診の進め方は表1のとおりです。
　この聴診で、例えば医師は収縮期駆出性雑音が聴こえた場合、「"大動脈弁狭窄症が疑われる？"→さらに大動脈領域の聴取を念入りに行い、その音が頸部にも放散していないか確認する」、あるいは「"三尖弁閉鎖不全が疑われる？"→僧帽弁領域をしっかりさらに細かく聴いて、その雑音が左腋窩から背中に向けて放散していないか確認する」などの鑑別を行っていきます。
　まず看護師は、表1の①～③にトライしてみましょう。つまり、心尖部でⅠ音・Ⅱ音の強弱を聴き、その他に別の心音（Ⅲ音・Ⅳ音）が聴こえるかどうかから始めます。
　④⑤も、知っておいて損はない聴診情報です。

表1 聴診の進め方

1. 心尖部を探して聴診器のベル型を軽く当て、Ⅰ音・Ⅱ音をとらえる
2. Ⅰ音がⅡ音より「音量が大きい」ことを確認する
3. Ⅰ音・Ⅱ音以外に、「別の音が聴こえないか」確認する
4. 聴診器を膜型に変え、心基部でⅡ音を聴く
5. 心雑音がないか聴く

図8 心音の聴診の進め方

1 心尖部を探して聴診器のベル型を軽く当て、Ⅰ音・Ⅱ音をとらえる

- 左胸（乳首の下あたり）に人差し指と中指を当ててみます。
- 拍動（ぴくぴく）を触れるところが「心尖部」です。そこで最もよくⅠ音・Ⅱ音が聴こえるでしょう。

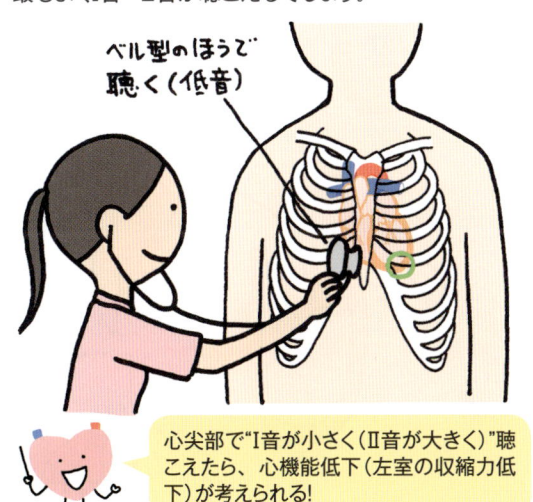

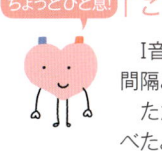

ベル型のほうで聴く（低音）

心尖部で"Ⅰ音が小さく（Ⅱ音が大きく）"聴こえたら、心機能低下（左室の収縮力低下）が考えられる！

ちょっとひと息！「これってⅠ音？ Ⅱ音？」と迷ったら？

　Ⅰ音とⅡ音の判別は、まず音を2つとらえ、「Ⅰ音～Ⅱ音の間隔よりも、Ⅱ音～Ⅰ音の間隔が長い」ことで確認します。
　ただ、間隔が同じくらいでわからないときは、前回述べたように頸動脈の触知で確かめます。あるいは別の方法として、心音を聴きながら聴診器を少しずつずらして、心尖部から心基部に移していきながら音を聴くと、"より小さくなっていくほう"がⅠ音、"より大きくなっていくほう"がⅡ音とわかります。

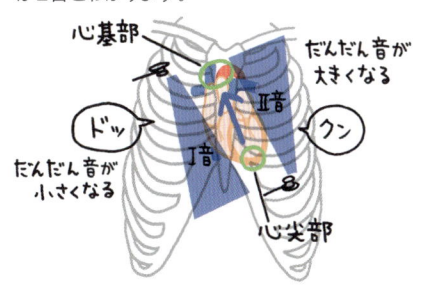

心基部／だんだん音が大きくなる／ドッ／クン／Ⅰ音／Ⅱ音／だんだん音が小さくなる／心尖部

弁膜症の**診断**

2 Ⅰ音がⅡ音より「音量が大きい」ことを確認する

- 「Ⅰ音」がとらえられたら、強弱を確認します。
- 心尖部でⅠ音とⅡ音を比べ、Ⅰ音がⅡ音より音量が大きければ「問題なし」。もしⅠ音が小さければ「異常」です。
- なぜなら、Ⅰ音は一般に"左室の収縮力低下"によって弱くなるからです。ここで心機能の低下を見分けます（弁膜症で音が小さい場合もあります）。

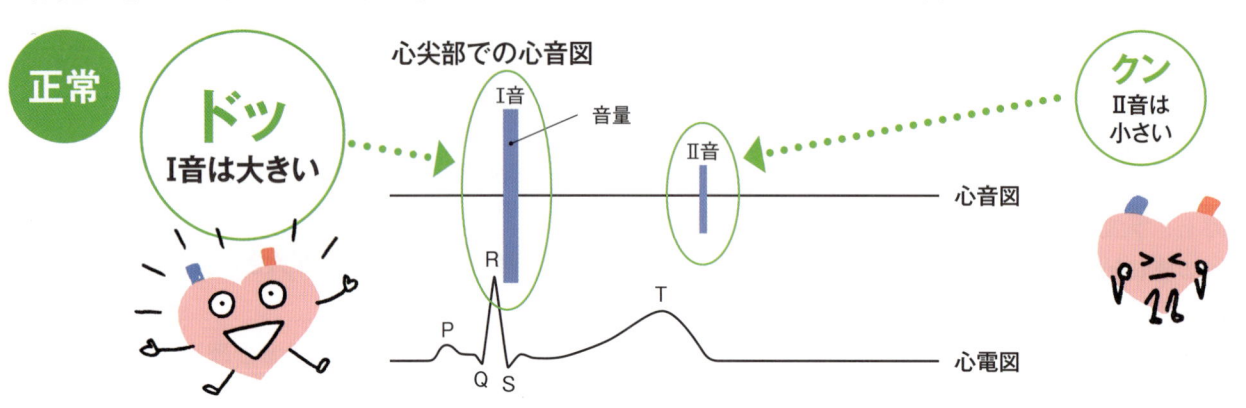

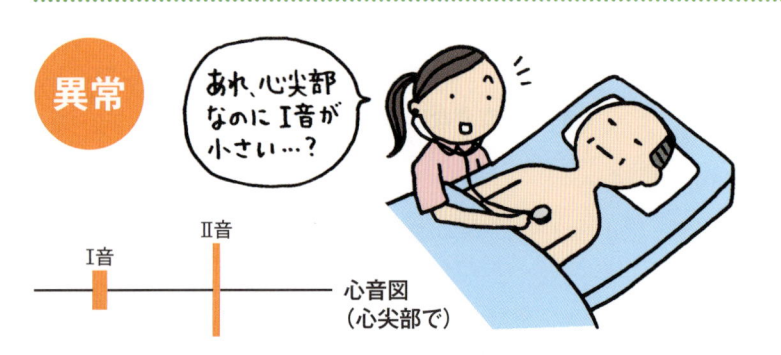

正常

ドッ　Ⅰ音は大きい

心尖部での心音図

Ⅰ音　音量　Ⅱ音　心音図

P Q R S T　心電図

クン　Ⅱ音は小さい

異常

あれ、心尖部なのにⅠ音が小さい…？

Ⅰ音　Ⅱ音　心音図（心尖部で）

このとき、左心機能が低下する何かが起こっている

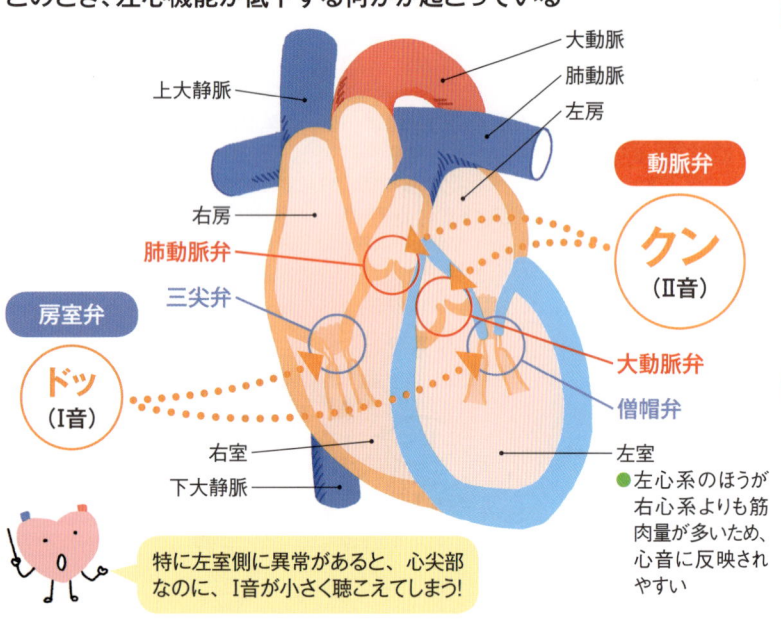

- 上大静脈
- 大動脈
- 肺動脈
- 左房
- 右房
- 肺動脈弁
- 三尖弁
- 大動脈弁
- 僧帽弁
- 右室
- 左室
- 下大静脈

房室弁　ドッ（Ⅰ音）
動脈弁　クン（Ⅱ音）

● 左心系のほうが右心系よりも筋肉量が多いため、心音に反映されやすい

特に左室側に異常があると、心尖部なのに、Ⅰ音が小さく聴こえてしまう！

左室の異常の例

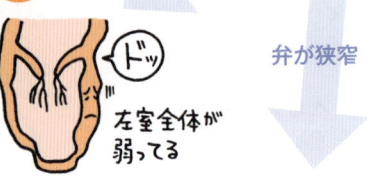

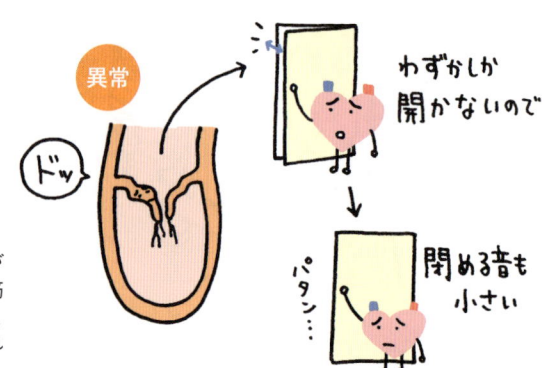

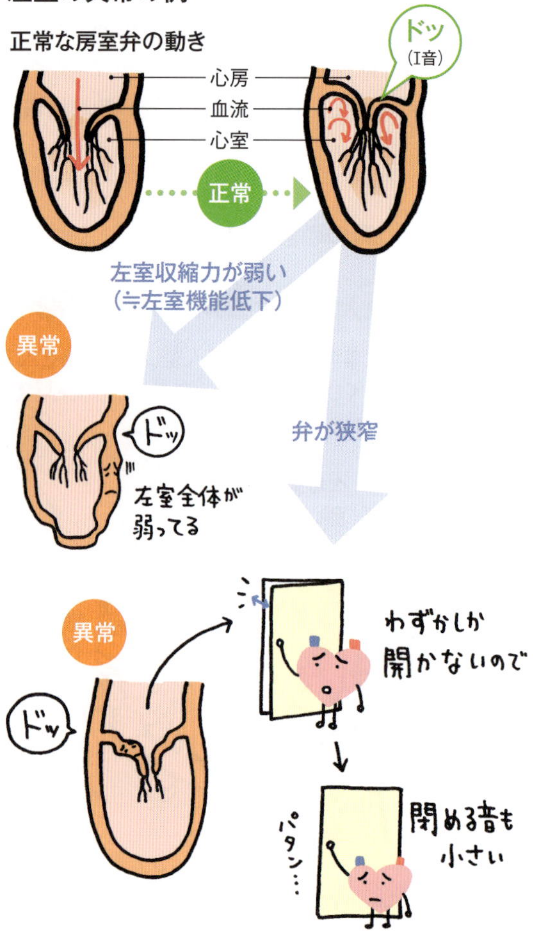

正常な房室弁の動き

- 心房
- 血流
- 心室

ドッ（Ⅰ音）

正常

左室収縮力が弱い（≒左室機能低下）

異常　ドッ　左室全体が弱ってる

弁が狭窄

異常　ドッ　わずかしか開かないので　パタン…　閉める音も小さい

❸ Ⅰ音・Ⅱ音以外に、「別の音が聴こえないか」確認する

- Ⅰ音・Ⅱ音以外にも、別の音が聴こえる場合があります。Ⅲ音とⅣ音（過剰心音）です。
- じつはⅢ音・Ⅳ音は、もともと起こってはいるものの、正常時は聴取できる大きな音にまでにはなりません。聴こえるまでになれば"異常"ということです。
- ただし、健康な若い人の場合、Ⅲ音が聴取できます。これを「生理的Ⅲ音」といって、病的なⅢ音と区別します。

"Ⅰ音が小さい"場合
- Ⅰ音が小さく、Ⅱ音以外にさらにⅢ音やⅣ音が聴こえると、馬が走っている音に似て聴こえるので「ギャロップリズム」と呼ばれます。

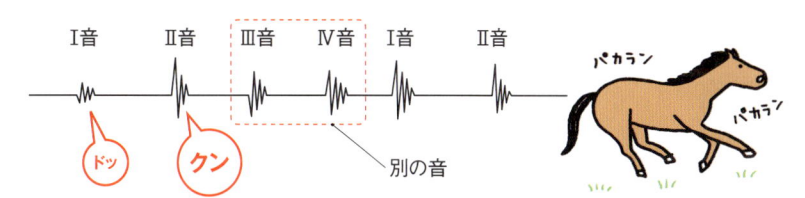

Ⅰ音 Ⅱ音 Ⅲ音 Ⅳ音 Ⅰ音 Ⅱ音
ドッ クン　別の音
パカラン パカラン

心室の拡張早期
左室に勢いよく当たった際の音＝Ⅲ音

拡張早期に聴こえる音。心室の内圧が心房の内圧を下回り、房室弁が開くと、心室に血液が流入しはじめる。このとき、左室に勢いよく当たった音がⅢ音。低調の小さな音として聴こえる

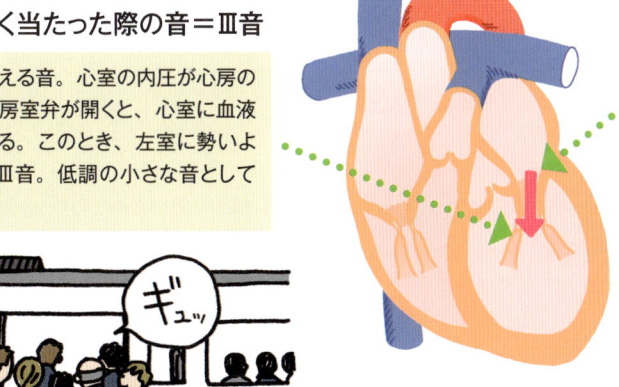

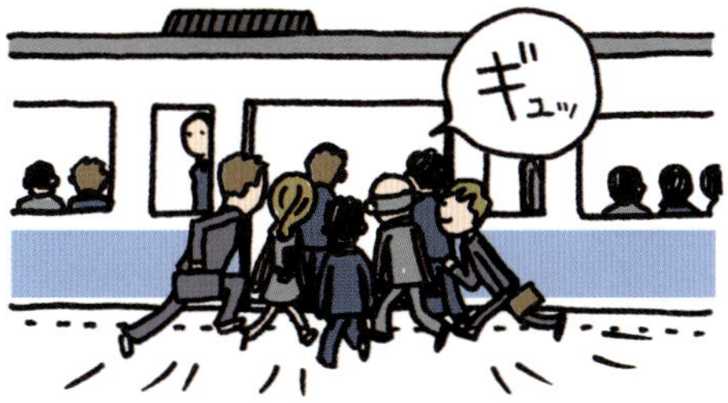

心室の拡張後期
左房が最後に絞りだした際の音＝Ⅳ音

拡張後期に聴こえる音。心房が収縮して心房内の血液を心室に向けて搾り出した最後の音。心房音とも呼ばれる

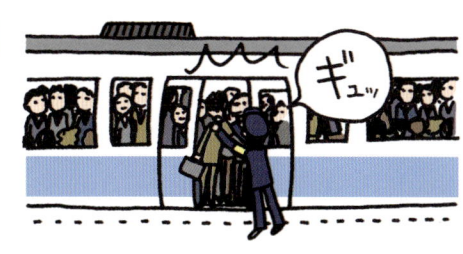

リズムとして、Ⅰ音・Ⅱ音を合わせると、Ⅲ音は「オッカサン（Ⅰ・Ⅱ Ⅲ）」
Ⅳ音は「オトッツァン（Ⅳ Ⅰ・Ⅱ）」という感じで聴こえる（「・」は間隔）。

➡ 病的Ⅲ音やⅣ音が聴こえたら要注意！

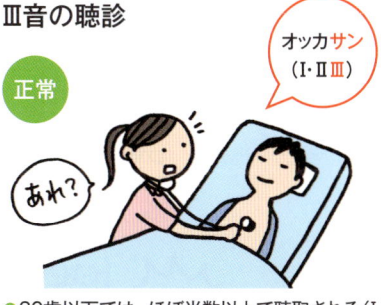

Ⅲ音の聴診

正常 オッカサン（Ⅰ・Ⅱ Ⅲ）
- 30歳以下では、ほぼ半数以上で聴取される（Ⅰ音は心尖部で大きく聴こえる）
- 逆に若くて聴こえなければ、高血圧や心筋肥厚の恐れがあるので注意！
- Ⅰ音、Ⅱ音も大きく聴こえていれば、生理的（異常のない）Ⅲ音と判断できる

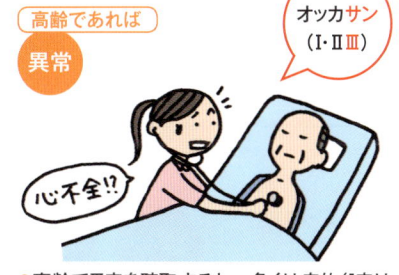

高齢であれば 異常 オッカサン（Ⅰ・Ⅱ Ⅲ）
- 高齢でⅢ音を聴取すると、多くは病的（Ⅰ音は心尖部で小さく聴こえる）
- 医学的には、拡張期に容量負荷があると考えられる

要経過観察
- 心不全を疑う

Ⅳ音の聴診

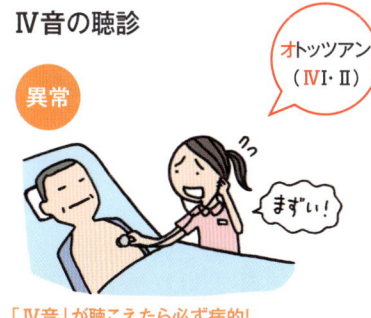

異常 オトッツアン（Ⅳ Ⅰ・Ⅱ）
- 「Ⅳ音」が聴こえたら必ず病的！
- 左室コンプライアンス低下を疑う
- 肥大型心筋症を疑う
- 高血圧性疾患を疑う
  （左室拡張末期圧が上がっているということ）

89

4 聴診器を膜型に変え、心基部でⅡ音を聴く

Ⅱ音の亢進

- 次は聴診器を心基部（2Lや2R）に移動してみましょう。
- 心尖部でも、Ⅱ音がⅠ音と同じくらいの大きさに聴こえていて、さらに心基部でⅡ音が亢進していれば、"弁が押し返される力"が増加することによる異常が疑われます。
- 例えば高血圧。弁が閉まる際、大動脈側の圧力が高いため、普通より強く弁が押し返されるので、音が大きくなります。

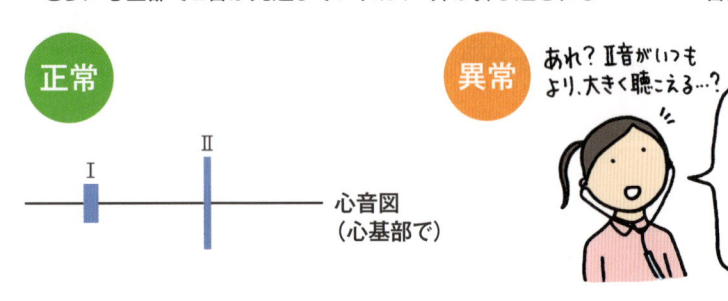

正常 心音図（心基部で）

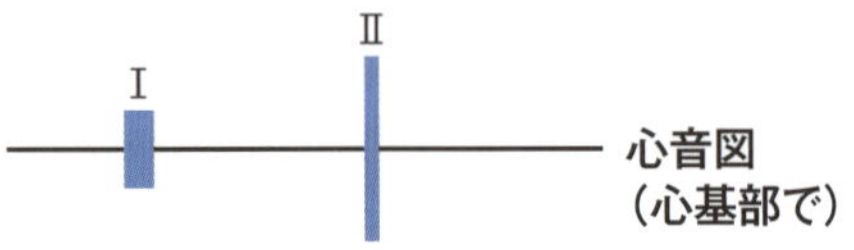

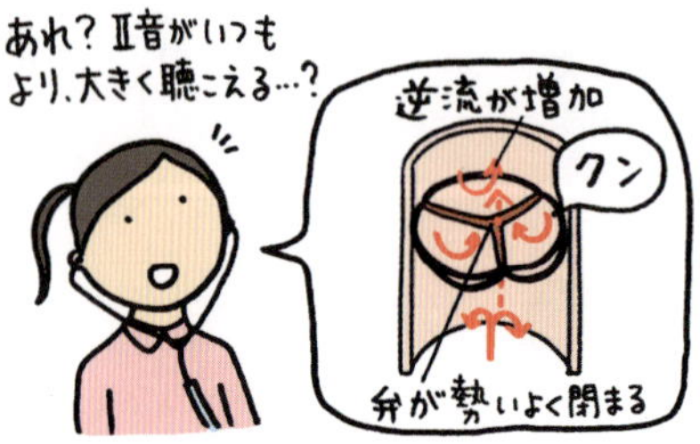

異常 あれ？Ⅱ音がいつもより大きく聴こえる…？
逆流が増加 クン 弁が勢いよく閉まる

例えば高血圧があると、動脈硬化が起こるので弁が傷み、弁膜症の割合も高くなりがちです！

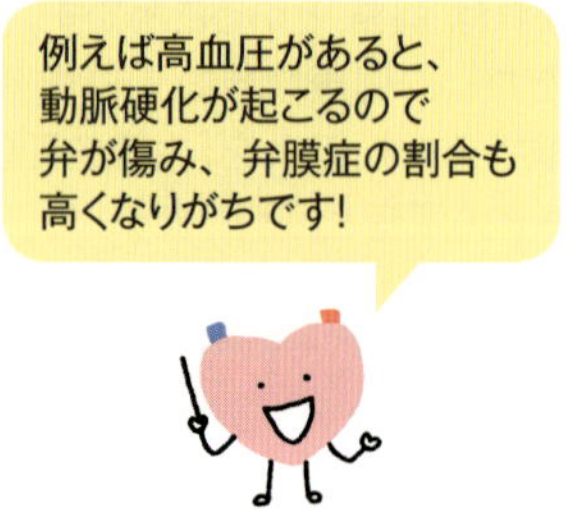

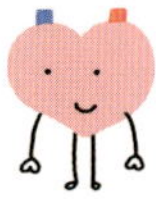

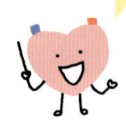

Ⅱ音の分裂

- Ⅱ音は、心基部のうち特に2Lで明らかになります。
- 呼吸をしてもらいながら聴いて、Ⅱ音が分裂しっぱなし（＝バラバラに聴こえる）であれば、異常が疑われます。

異常 ドッ Ⅰ クン クン ⅡA ⅡP 心音図（心基部で）

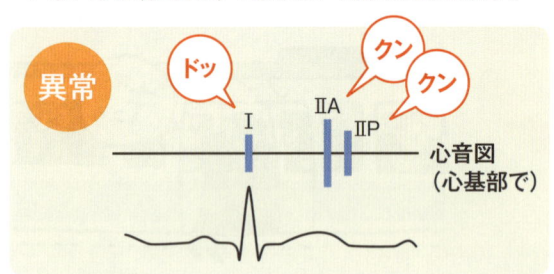

ピックアップ！ 聴診器の「ベル型」と「膜型」を使い分けてみるのもコツ！

心尖部で"Ⅰ音が減弱しているかも……？"と疑った場合は、一度、膜型で聴いてみるのも1つの手です（減弱している音が聴こえなくなる）。また、「オトツァン（ⅣⅠ・Ⅱ）」と聴こえたら"必ず病的"だと示しましたが、迷った場合は、Ⅳ音を聴いているベル型を強く押し当てます。これで聴こえなくなったら、本当にⅣ音です。

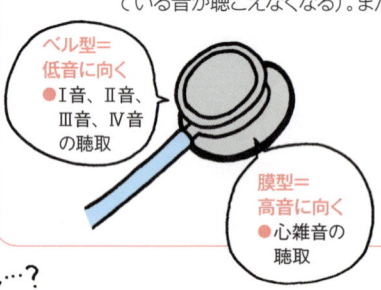

ベル型＝低音に向く
- Ⅰ音、Ⅱ音、Ⅲ音、Ⅳ音の聴取

膜型＝高音に向く
- 心雑音の聴取

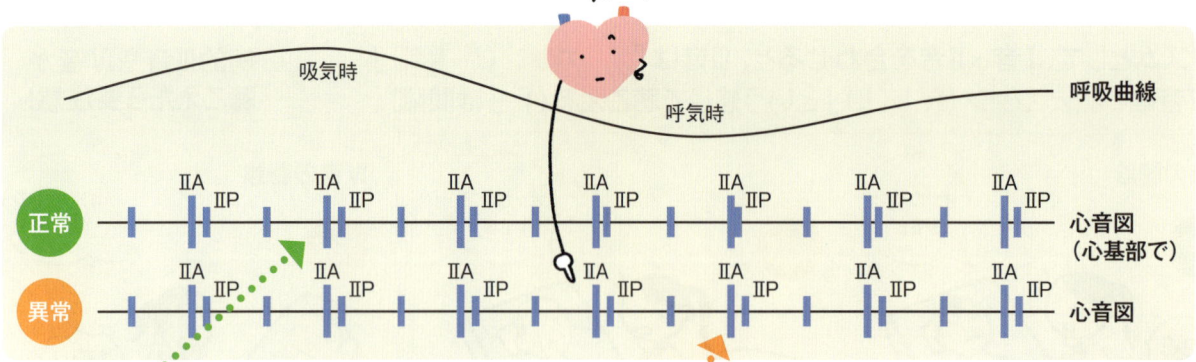

吸気時　呼気時　呼吸曲線

正常 ⅡA ⅡP …… 心音図（心基部で）
異常 ⅡA ⅡP …… 心音図

正常 吸気時に分裂して聴こえても大丈夫だけれど…（生理的なⅡ音の分裂）
- 吸気時には胸腔内圧が陰圧になる
- 静脈還流量の増加により、右室から肺動脈に駆出すべき血液量が増える
- その処理に手間取って、動脈音の閉じる音がⅡAとⅡPに分裂して聴こえる（間隔が広がる）

異常 呼気時に分裂して聴こえると病的！
- 「呼気時」はそれほど分裂しないので、呼気時に聴かれたら異常！

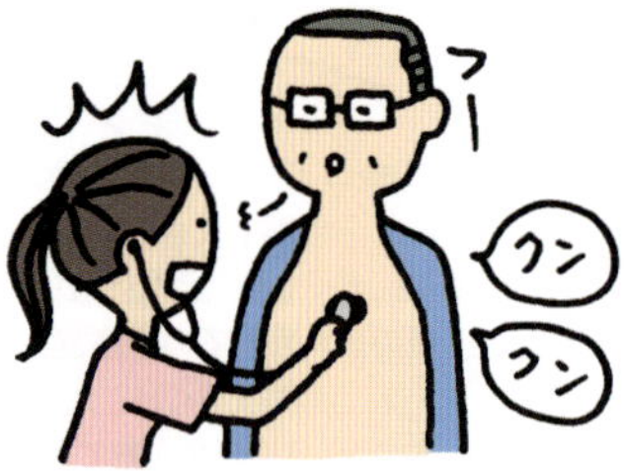

弁膜症の診断

Point 3 聴診の実際②：2つの心雑音に注意する

「心雑音」は普通、正常者には聴こえないものです。また弁膜症が原因で聴取される場合、特有の音として聴かれるパターンがあります。

ここで看護師が覚えておきたいのは、弁膜症の異常で特徴的に聴き取れる「2つの心雑音」（図9）です。なお、心雑音は高音であるため、聴診器の膜型で聴取します。

図9 弁膜症で特徴的な心雑音

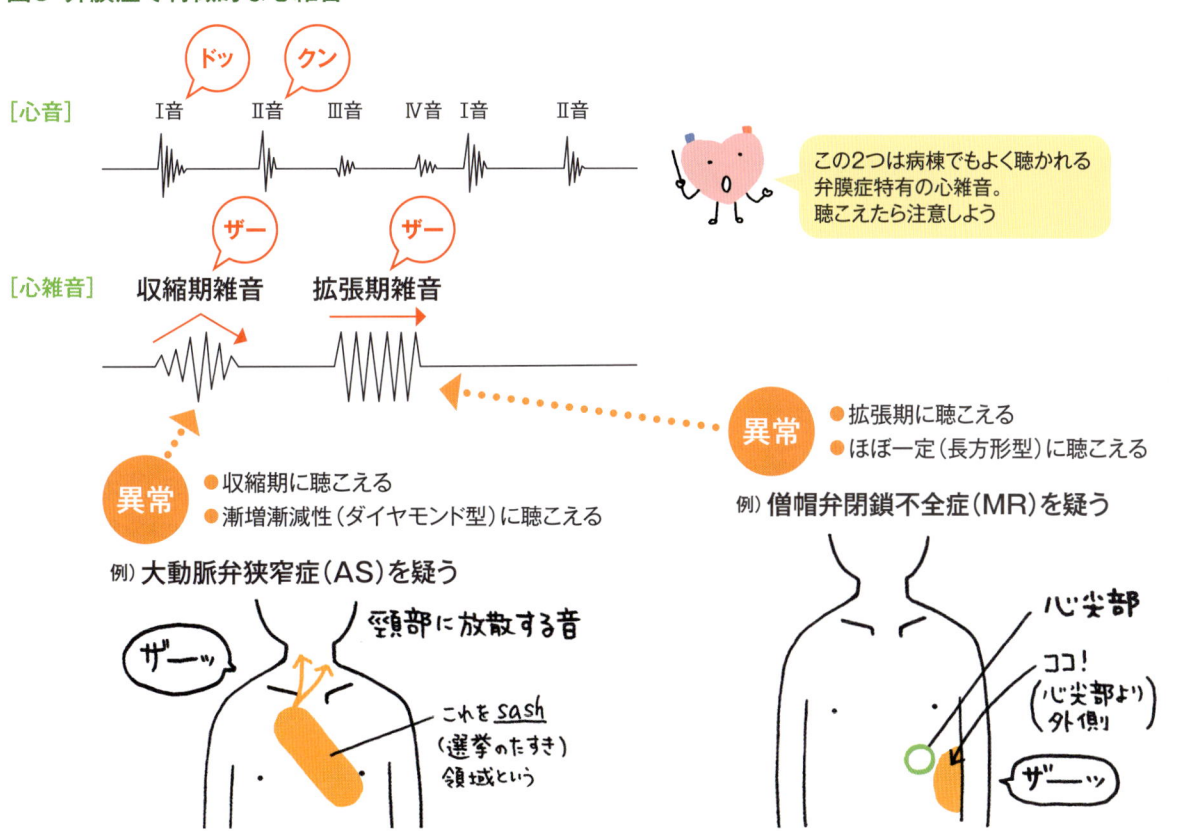

[心音] ドッ クン
I音　II音　III音　IV音　I音　II音

この2つは病棟でもよく聴かれる弁膜症特有の心雑音。聴こえたら注意しよう

[心雑音] ザー ザー
収縮期雑音　拡張期雑音

異常
- 収縮期に聴こえる
- 漸増漸減性（ダイヤモンド型）に聴こえる

例）大動脈弁狭窄症（AS）を疑う

ザーッ　頸部に放散する音
これをsash（選挙のたすき）領域という

異常
- 拡張期に聴こえる
- ほぼ一定（長方形型）に聴こえる

例）僧帽弁閉鎖不全症（MR）を疑う

心尖部
ココ！（心尖部より外側）
ザーッ

ここもポイント！ 拡張期雑音はすべて病的雑音。そのほとんどが"逆流性"雑音！

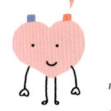

心雑音はその原因により、「駆出性雑音」（弁を通過するときに出る雑音）と、「逆流性雑音」（弁で逆流して起こる雑音）に分けられます。

ここで気をつけたいのは、拡張期雑音（II音とI音の間に聴こえる雑音）はすべて病的な雑音であり、そのほとんどの原因が逆流性雑音であるということです。また、急に聴こえる雑音も、逆流のみです。

なお、駆出性雑音の場合は、心疾患が重症になると、より高音として聴こえ、逆に逆流性雑音は重症になると、より低音として聴こえます。これを聴き分けられるようになると、日常の看護に活かせます。

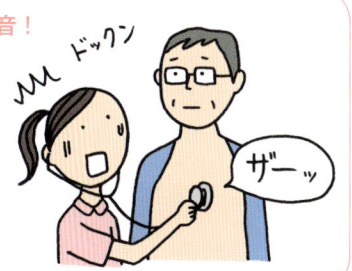

ドックン　ザーッ

弁膜症の診断

Point 4 胸部X線で心胸郭比、心陰影の変化を見る

　胸部X線検査は、肺の状態をみる検査であると同時に、心臓の状態をみる検査として用いられます。例えばCTR（心胸郭比）を測定したり（図10）、それに加え胸水の有無、血管陰影の増強などで心不全を判断します。

　これ以外に、心陰影の弓の変化を確認します（図11）。例えば「右第1弓、左第1・4弓が突出している」「心腰が凹んでいる」なら、これだけでも大動脈弁閉鎖不全症（AR）を疑うことができます。逆に、"この所見に合う心音が聴こえないか"と想像しながら聴診したり、心エコーなら"ARを示す結果が得られるのではないか"など想像しながら検査すると、その目で見ないとわからないような微妙な所見をも確認することができます。

図10 心胸郭比の測定

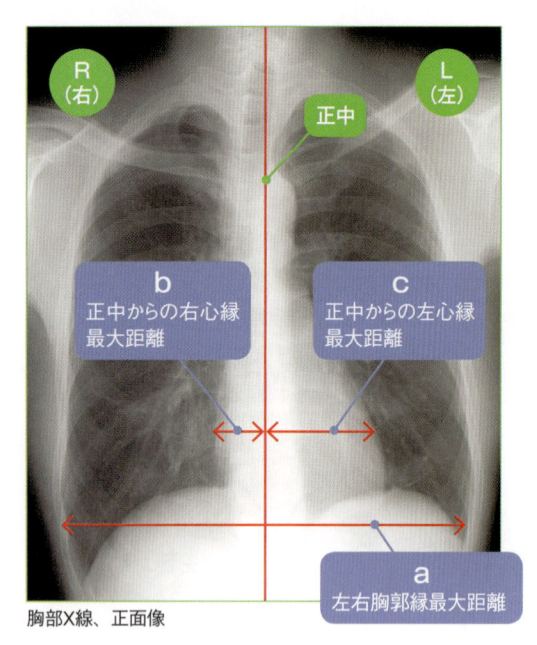

心胸郭比（cardiothoracic ratio：CTR）
胸郭全体の横幅の中で、"心臓の横幅の占める割合"がどれくらいかを示す数値

計算式

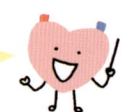

$$心胸郭比 = \frac{b+c}{a}$$

- 成人でCTRが0.5以上、小児で0.55以上だと、心拡大が疑われる
- あくまで"立位"撮影で考えること（臥位ではCTRが大きくなる）
- 肥満者や妊婦は正常でも大きくなり（横隔膜が押し上げられ、心臓が寝てしまうため）、逆に痩せた人は小さめになる

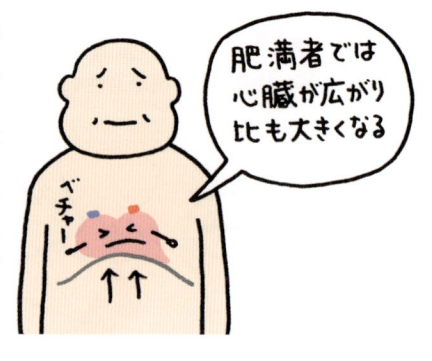

R（右）／L（左）／正中
b：正中からの右心縁最大距離
c：正中からの左心縁最大距離
a：左右胸郭縁最大距離
胸部X線、正面像

心胸郭比（CTR）の正常値は、成人で0.5以下。心拡大の徴候をチェックしよう！

肥満者では心臓が広がり比も大きくなる

ピックアップ！ 肺野の"血管陰影の変化"

　血液はX線透過性が悪いので、白く写ります。一方、空気はX線上で黒く写ります。
　したがって、肺野に溜まる血液が多いと肺は白く写り、血管陰影が目立ち、しかも末梢まで追えるようになります。
　特に肺うっ血の初期には、上肺野に向かう血管陰影が"鹿の角"のような形に目立って見えるようになります。これを通称「アントラーズサイン」という場合があります。

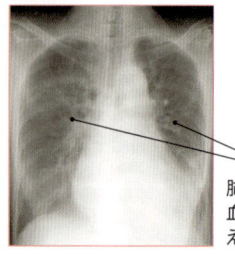

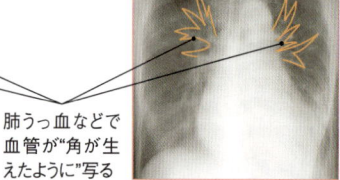

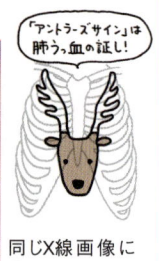

治療前
肺うっ血などで血管が"角が生えたように"写る
「アントラーズサイン」は肺うっ血の証！
同じX線画像に書き入れたもの

図11 心臓の弓の変化

心陰影（の弓）
心臓の写っている影の構成。
右側は2つの弓、左側は4つの弓で構成される

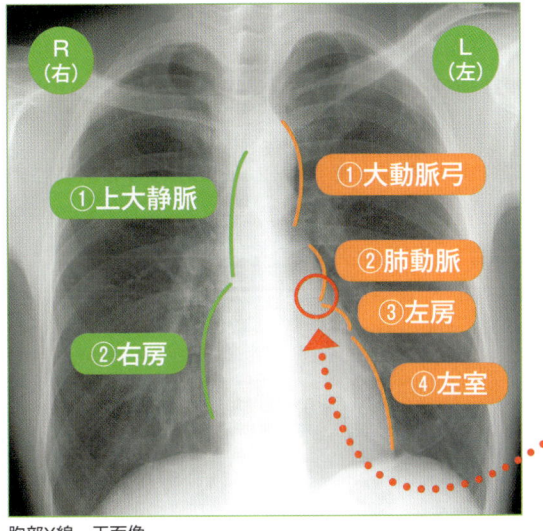

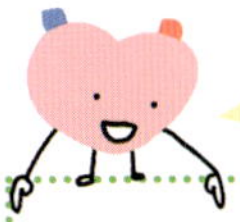

R（右）／L（左）
① 上大静脈
② 右房

① 大動脈弓
② 肺動脈
③ 左房
④ 左室

胸部X線、正面像

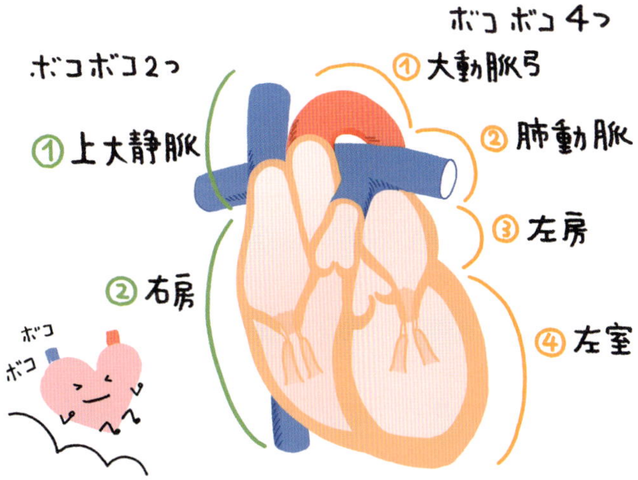

ボコボコ2つ
① 上大静脈
② 右房

ボコボコ4つ
① 大動脈弓
② 肺動脈
③ 左房
④ 左室

このくぼみがいわゆる"心臓の腰"
例えば、僧帽弁疾患で左第3弓が突出していると、胸部X線上で"腰がギュッとくびれる"と表現される

弁膜症では、特に左房・左室の変化が画像上で確認されやすい！

胸部X線上で確認できる異常の例

左室拡大の場合
腰がギュッとくびれる
左第1弓が突出
右第1弓が突出
左第4弓が突出
左室が丸みを帯びて見える

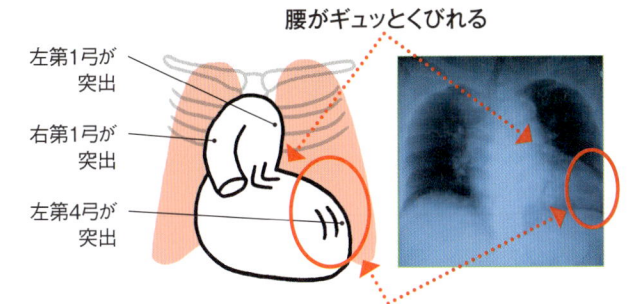

- 左第4弓は左室で構成されているため、左室が拡大すると、突出し、丸みを帯びる
- 左第1弓と第4弓が突出すると、ギュッとくびれた（しまった）ウエストのようになる（特に大動脈弁閉鎖不全症［AR］で）

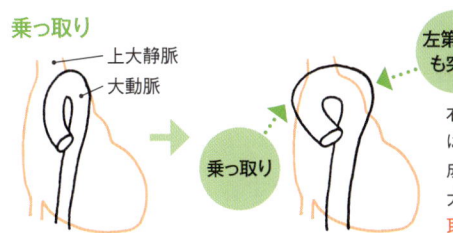

乗っ取り
上大静脈
大動脈
→ 乗っ取り
左第1弓も突出

右第1弓は、本来は上大静脈から構成されているが、大動脈により"乗っ取り"が起こる

左房拡大の場合
腰のしまりがなくなる
左第3弓が突出
弓が2重に見える
左第3弓が突出する

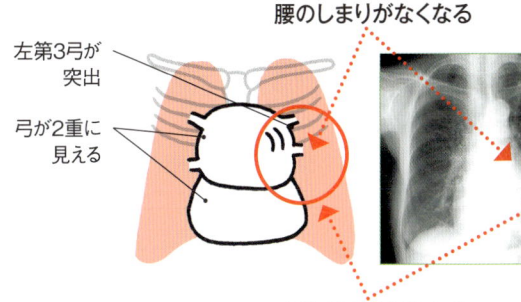

- 左第3弓の突出が認められれば、左房拡大は相当進行している
- 左房が拡大すると気管分岐角が開大する。さらに拡大すると右第2弓を乗っ取りにかかり、弓が2重に見えるようになる
- 左方向へ拡大すると、左第3弓が突出するので、"腰のしまりがなくなる"
- 特に僧帽弁狭窄症（MS）、僧帽弁閉鎖不全症（MR）に多く見られる

気管開大
→ 気管分岐角が広がる

93

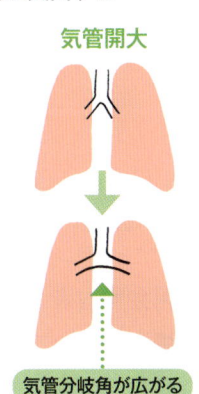

代表的な弁膜症の病態と治療

Point 1 僧房弁狭窄症(MS)

僧帽弁狭窄症(mitral stenosis：MS)とは、僧帽弁口が狭くなったため、拡張期に左房から左室へ血液の流入が障害されている状態です(図12)。

ほとんどがリウマチ熱の後遺症です。現在では抗菌薬の発達で、新規に発症する患者が激減しています。

治療として、内科的には労作性呼吸困難が出現した(肺うっ血などの心不全症状が出現した)段階で、「運動制限」「食塩摂取制限」「利尿薬投与」「ジギタリス製剤投与」を行います。

手術療法としては、弁自体を人工的なものに取り替えたり(僧帽弁置換術)、硬化してくっついてしまった弁を切り離したり(直視下僧帽弁交連切開術)、開胸ではなくカテーテルにて狭窄部をバルーンで膨らませ広げる(経皮的僧帽弁交連切開術)などがあります。

図12 僧帽弁狭窄症(MS)の病態と症状、所見

問題は"左房"に現れる!

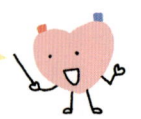

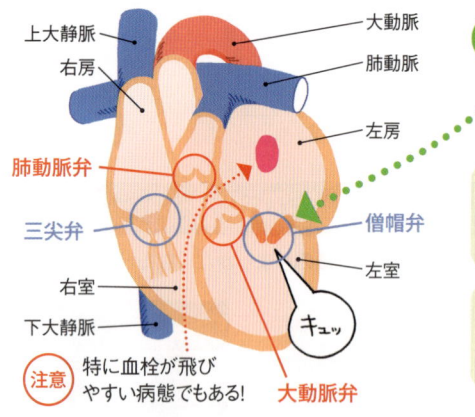

病態
- 僧帽弁の弁口面積は正常で3〜5cm^2
- この値が2cm^{2}以下になると、左房から左室に血液が駆出するのに影響が出てくる

注意：特に血栓が飛びやすい病態でもある!

左房に圧負荷が加わる(左房圧が上昇) ▸ その後に控えている肺毛細血管圧が上昇(肺うっ血→肺水腫→肺高血圧)

左房内に容量負荷が加わる(左房が拡大) ▸ 心房細動(AF)が合併

症状
- 労作性呼吸困難
- 夜間発作性呼吸困難
- 起座呼吸
- ピンク色の泡沫状痰が出現

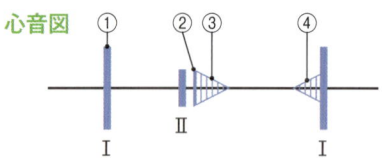

所見 主な聴診

心音図：正常者と比べ、心尖部でⅠ音が大きい

1. Ⅰ音が亢進
   - 建てつけの悪いドアは"閉じるときに音が大きい"ことを思い出そう!
2. 僧帽弁開放音
3. 拡張中期ランブル(雑音)
4. 拡張末期の前収縮期雑音

所見 胸部X線

左第2弓が突出
左第3弓が突出
ダブルシャドウ
肺血管陰影の増強(肺うっ血のため)

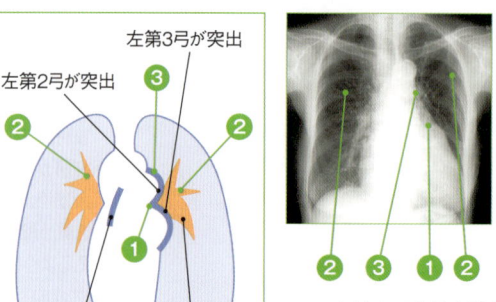

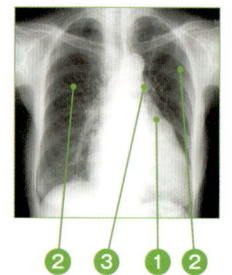

1. 腰のしまりがなくなる
   - 左房が拡大することで、気管分岐部が拡大、右に拡大して右第2弓を2重に写す(ダブルシャドウ)
   - 最終的には左第3弓が突出。心臓のウエストがなくなる
2. 肺野が暗くなる(白っぽく映る)*
   - 心不全では肺うっ血をきたすため、肺野は暗くなり、末梢まで血管を追うことができるようになる(アントラーズサインやバタフライシャドー)
3. 左第2弓が突出する
   - 肺高血圧をきたし、左第2弓が突出する

*写真は利尿薬で体液コントロールがよいため、肺うっ血像は認められない例

代表的な弁膜症の病態と治療

Point 2　僧帽弁閉鎖不全症（MR）

僧帽弁閉鎖不全症（mitral regurgitation：MR）は、**僧帽弁の閉まりが悪くなり、収縮期に左室から左房へ血液が逆流する状態**です（図13）。僧帽弁の閉鎖は弁だけでなく、弁輪や腱索、乳頭筋などの協調運動によって行われるので、どれがおかしくなっても僧帽弁閉鎖不全症が起こります。

いちばんの原因はリウマチ熱の後遺症で、弁の石灰化、線維化、肥厚などが生じ、腱索や乳頭筋が癒着するなどして縮むために閉鎖不全が起こります。

内科的治療は僧帽弁狭窄症とほぼ同じです。基本的に**利尿薬、血管拡張薬、カテコラミン、ホスホジエステラーゼ阻害薬**などを使用して、前負荷と後負荷を軽減します。

手術療法は、僧帽弁形成術、弁輪縫縮術、僧帽弁置換術があります。最近では**僧帽弁形成術**で比較的早期に手術を行います。

> 問題は"左房・左室"に現れる！

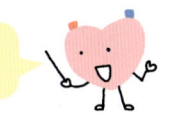

図13　僧帽弁閉鎖不全症（MR）の病態と症状、所見

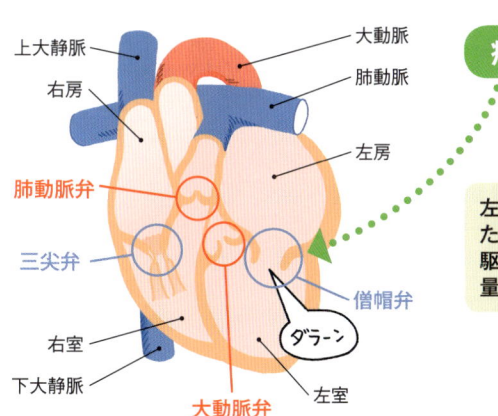

病態
- 収縮期に僧帽弁がきっちりと閉まらず、血液は左室から左房にどんどん逆流する
- 左房に逆流した血液は、拡張期に再び左室に流入して、"行ったり来たり"の状態になり、左室・左房とも容量負荷となり、いずれも拡大する

左房に逆流するため、大動脈に駆出される血液量が減る → それを代償するように左室が肥大し、収縮力を増そうとする →

症状（かなり病状が進行してから）
- 労作性呼吸困難
- 起座呼吸
- 夜間発作性呼吸困難

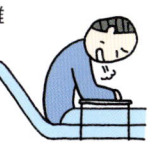

所見　主な聴診

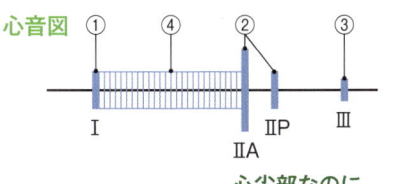

心音図　① ④ ② ③
Ⅰ　ⅡA ⅡP　Ⅲ

心尖部なのにⅠ音が小さい

① Ⅰ音の減弱
② Ⅱ音の病的分裂（呼気時にもⅡ音の分裂が聴こえる）
③ Ⅲ音の聴取
④ 左腋窩に全収縮期逆流性雑音

所見　胸部X線

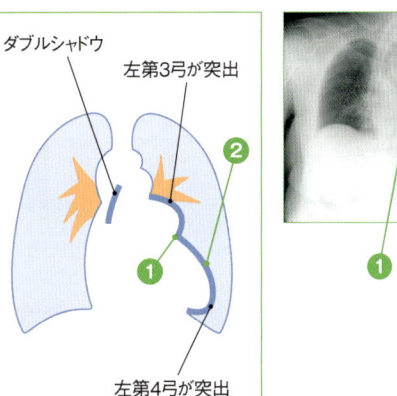

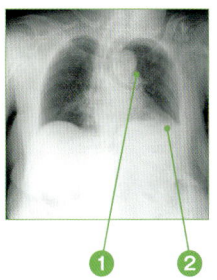

❶ 腰のしまりがなくなる
- 僧帽弁狭窄症（MS）と同じく、左房が拡大し、正面像で気管分岐部が拡大、右に拡大して右第2弓のダブルシャドウ、左第3弓の突出がみられ、心臓のウエストがなくなる

❷ 左第4弓が突出する
- 左室も拡大するので、正面像で左第4弓が突出する。その結果、心陰影は球状に写る

95

代表的な弁膜症の病態と治療

Point 3 大動脈弁狭窄症（AS）

大動脈弁狭窄症（aortic stenosis：AS）は、**大動脈弁口が狭くなり、左室と大動脈弁に圧格差が生じ、大動脈に血液を送り出すのに苦労する状態**です（図14）。

弁が狭くなる理由で最も多いのがリウマチ熱による後遺症で、この場合しばしば大動脈閉鎖不全症（aortic regurgitation：AR）も伴うことが多いです。MSやMRを合併することもあります（連合弁膜症）。

大動脈弁狭窄症（AS）は、長期間無症状で経過する反面、症状出現後の予後はかなり不良で、突然死もありえます。

薬物療法では軽快せず、心不全が起こらないように治療するしかありません。**大動脈の平均圧格差が50mmHgを超える**ころから症状が出ることが多く、手術適応のめやすの1つです。手術療法には**大動脈弁置換術**（aortic valve replacement：AVR）があります。

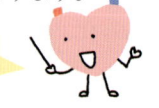

図14 大動脈弁狭窄症（AS）の病態と症状、所見

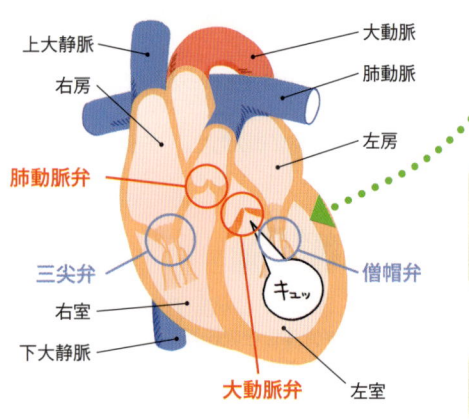

容量負荷が加わらないので、"左室の拡大"が現れにくい！

病態
- 大動脈の弁口面積は正常で4cm^{2}前後
- この値が1.5cm^{2}以下になると軽度の障害、1cm^{2}以下では中等度、0.5cm^{2}以下では高度の障害が生じる

左室が大動脈に送り出した血液は狭い通路を通り抜けなければならない

↓

左室に圧負荷がかかる

→ 代償するため、左室は求心性肥大する（ただし容量負荷ではないので、心臓は拡大しない）

→ 大動脈弁を境に、圧の格差が出てくる（左室圧＞大動脈圧）

症状（代償の破綻により）
- めまい（失神）
- 狭心症
- 起座呼吸（左心不全による）

症状（脳血流の低下により）
- 失神

（心臓図ラベル：上大静脈、右房、肺動脈弁、三尖弁、右室、下大静脈、大動脈、肺動脈、左房、僧帽弁、大動脈弁、左室、キュッ）

所見 主な聴診

心音図
I — ①②（IIA IIP）— ③（IV）— I

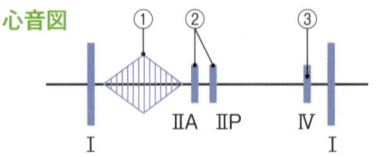

駆出性雑音があって、その音が頸部に放散する

1. 収縮期駆出性雑音
2. II音の奇異性分裂
3. IV音の聴取

所見 胸部X線

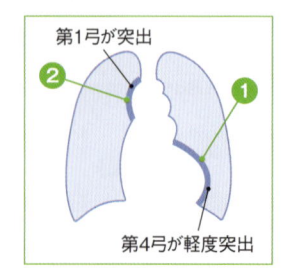

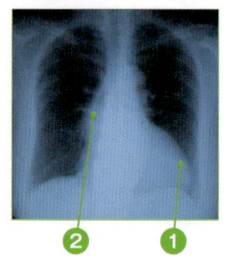

（図：第1弓が突出②、第1弓①、第4弓が軽度突出）

1. **左第4弓が丸くなる**
   - 原則、心拡大はない
   - 左室が求心性肥大して丸みを帯びるので、左第4弓も丸みを帯びる

2. **右第1弓が突出する**
   - 大動脈は、狭窄部位から先は拡張を起こし、本来は上行大静脈の陰影として写る右第1弓が乗っ取られ（代わりとなり）、突出して見える

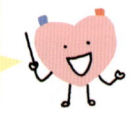

大動脈弁狭窄症（AS）は、長期間無症状で経過する反面、症状が出現したあとの予後は、かなり不良。症状出現後の平均余命は、狭心症で5年、失神で3年、左心不全で2年とされ、突然死もありえる。

代表的な弁膜症の病態と治療

Point 4 大動脈弁閉鎖不全症（AR）

　大動脈弁閉鎖不全症（aortic regurgitation：AR）は、**大動脈弁の閉鎖が不完全なために、左室に負荷を起こす状態**です（図15）。原因は、"弁自体の異常"と、"弁を支える支持組織の異常"の2つに分けられます。

　前者はリウマチ熱の後遺症、感染性心内膜炎（IE）、動脈硬化による弁の破壊、先天性二尖弁により、後者は結合組織疾患（マルファン症候群）、大動脈解離などによります。

　長期間無症状で経過しますが、狭心症症状出現後は約4年、左心不全症状が出現すると、平均余命は約2年です。**症状が現れるようになると、ジギタリス製薬や血管拡張薬、利尿薬**などを用います。大動脈弁狭窄症（AS）と異なり、薬物療法によく反応します。症状があり外科治療が必要と判断されれば、**大動脈弁置換術（AVR）**が行われます。

図15 大動脈弁閉鎖不全症（AR）の病態と症状、所見

大動脈弁閉鎖不全症では長い間、問題が現れにくい！

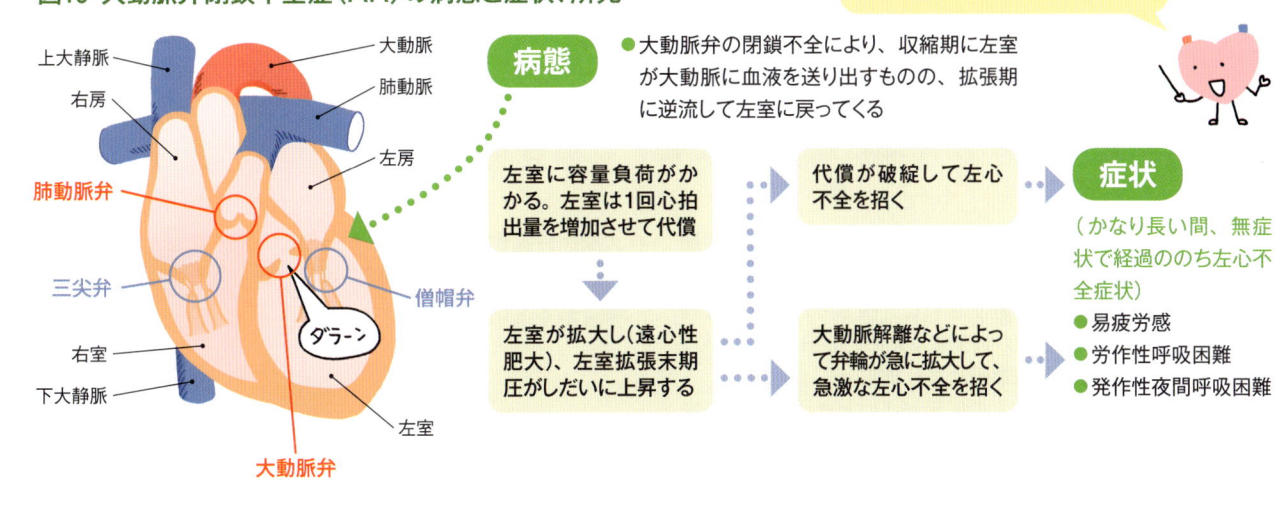

病態
- 大動脈弁の閉鎖不全により、収縮期に左室が大動脈に血液を送り出すものの、拡張期に逆流して左室に戻ってくる

左室に容量負荷がかかる。左室は1回心拍出量を増加させて代償
↓
左室が拡大し（遠心性肥大）、左室拡張末期圧がしだいに上昇する

代償が破綻して左心不全を招く

大動脈解離などによって弁輪が急に拡大して、急激な左心不全を招く

症状
（かなり長い間、無症状で経過ののち左心不全症状）
- 易疲労感
- 労作性呼吸困難
- 発作性夜間呼吸困難

（心臓図ラベル：上大静脈、右房、肺動脈弁、三尖弁、右室、下大静脈、大動脈、肺動脈、左房、僧帽弁、左室、大動脈弁、ダラーン）

所見 主な聴診

心音図：I、II A、III、①②③④

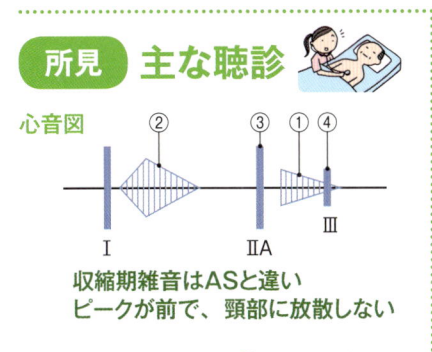

収縮期雑音はASと違いピークが前で、頸部に放散しない

① 拡張早期雑音
② 相対的AS
③ II A亢進
④ III音聴取

所見 胸部X線

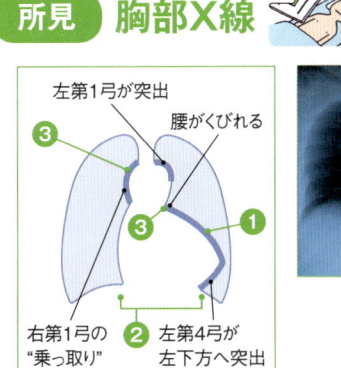

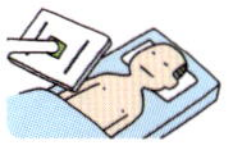

（図：左第1弓が突出、腰がくびれる、右第1弓の"乗っ取り"、左第4弓が左下方へ突出）

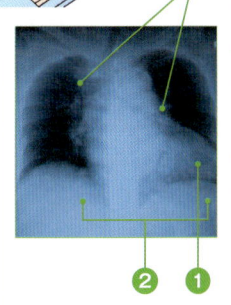

❶ **左第4弓が突出する**
- 左室が拡大するため

❷ **心陰影が拡大する**
- 容量負荷も加わって拡大、延長

❸ **腰がギュッとくびれる**
- 大動脈が右第1弓を乗っ取り、左第1弓とともに突出。心腰の陥凹として現れる（"ウエストが締まって"見える）

弁膜症のケアのポイント

心筋梗塞後は心雑音に注意

- 高脂血症や高血圧、リウマチ熱など、時間がかかって起こった弁膜症もありますが、心筋梗塞後に乳頭筋断裂により突然弁膜症になる場合があります。心筋梗塞後の患者さんは、心雑音が急に現れないか注意しましょう。新たな心雑音を確認した場合、すぐにドクターコールが必要です。

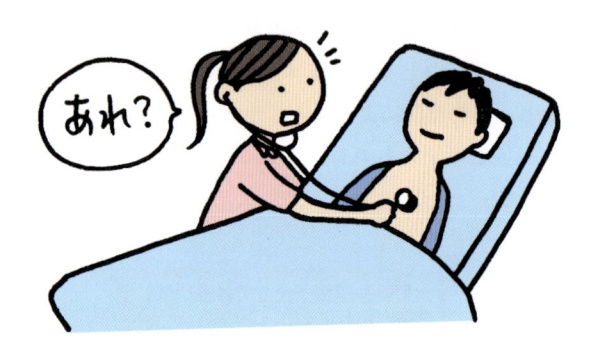

心臓腫瘍も要注意 腫瘍が弁の開閉の障害となる

- 心臓腫瘍の場合も、腫瘍が弁の開閉を邪魔して弁膜症と同じ状態となるため、注意が必要です。

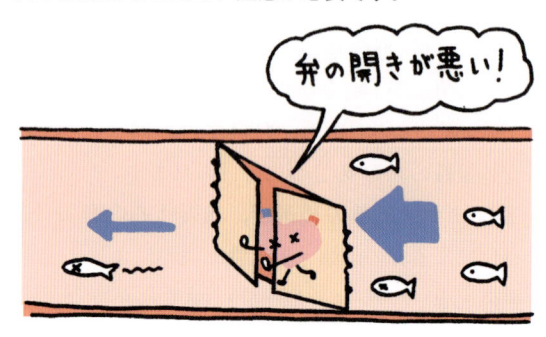

大動脈弁狭窄症の患者に利尿薬を使用する場合はバイタルサインをこまめにチェック

- 心不全の場合、通常は利尿薬を投与します。しかし、大動脈弁狭窄症の患者さんに利尿薬を使用する場合は注意が必要です。利尿作用がかかりすぎると、疾患の性質上、大動脈弁から流出する血液量が減少するため、心拍出量が減り、血圧も下がり、結果緊急事態となります。
- 大動脈弁狭窄症の患者さんの尿量が多いときはバイタルをこまめに確認し、血圧が低下傾向になった場合はすぐに医師に連絡しましょう。

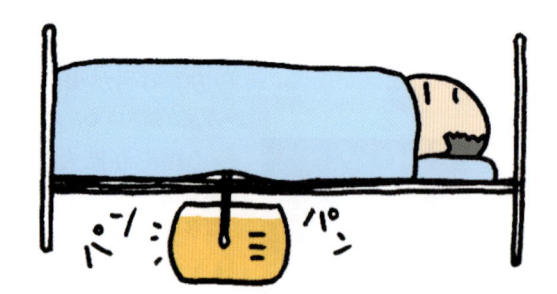

- 大動脈弁狭窄症は、心尖部からSash(たすきをかけた方向)に、さらには頸部にも収縮期雑音が聴こえるのが特徴です。聴診器を少しずつ移動させて確認しましょう。

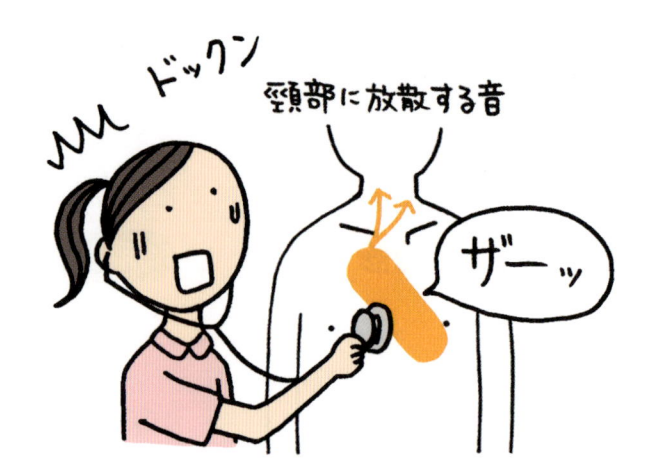

❻ 心筋・心膜疾患

心臓が収縮できない→心筋疾患
心臓が拡張できない→心膜疾患

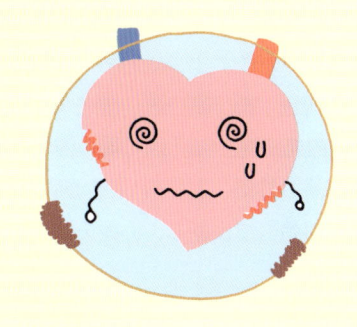

　心筋・心膜疾患は、心不全や心筋梗塞、不整脈ほど認識されていないと思いますが、注意していると意外にお目にかかる疾患です。名前は心筋と心膜、つまり"筋"と"膜"で1文字違うだけですが、とても大きな違いがあります。

　その違いは、心臓そのものを家に例えるとわかりやすいかもしれません。心膜疾患が「家の外壁や内装が傷んだような病気」だとすれば、心筋疾患は、家の基礎、つまり「柱が傷んだり、腐ったり、錆びたりする病気」といえます。

　こんな場面をテレビドラマで見かけたことはないでしょうか。ある女性が風邪をこじらせながら頑張って仕事をしていた。同僚から声をかけられても、"大丈夫、風邪だから"と。しかし数日後彼女は無断欠勤。心配した同僚たちがアパートを訪ねたところ、倒れているのを発見される。じつは彼女、動悸、胸痛、呼吸困難が出現して危うく死ぬところだったという。これはウイルス性心筋炎による例ですが、これは心筋が舞台でした。

　次は私が経験した心膜疾患のストーリーです。研修医1年目、当時呼吸器内科の先生について当直見習いをしていたときでした。「術後の患者の状態がおかしいからすぐに来てほしい」と連絡がありICUに駆けつけると、執刀医である主治医が心臓にエコーを当てている。患者は"苦しい、苦しい"と訴えるが原因がわからない。少し前から血圧も落ち脈も触れにくくなっている。エコーの動きを見ると確かに心臓はよく収縮している。なんだろう？といろいろ診察しているうちに、脈が触れなくなり患者の意識もなくなりかけたころ、たまたま通りがかった循環器医がエコーを当てるなり「心タンポナーデだ、早く穿刺しないと死ぬ」と言って、おもむろに心窩部から針を刺しました。そこからは大量に液体が引け、みるみるうちに血圧、脈拍が回復。心嚢液があまりにも大量で、心エコーで見えていたはずの心嚢液に私たちは気づかなかったのです。

　ここまで「弁」がきちんと機能しない病気（弁膜症）や「刺激伝導系」がうまく機能しない病気（不整脈）、「冠動脈」の狭窄・閉塞で起こる病気（虚血性心疾患）などをとりあげてきましたが、これ以外に心疾患を理解するために必要なテーマが、この心筋・心膜疾患です。

心筋・心膜疾患の原因

Point 1 心臓は心内膜、心筋、心外膜の3層構造

心内膜、心外膜、心筋の模式図を示します(図1)。

心臓の内側は、1層の内皮細胞→心内膜→心筋の順番で構成されています。以前、血管は3層構造(内膜・中膜・外膜)＋1層の内皮細胞という話をしましたが(22頁)、この血管の内皮細胞と内膜が、心臓の内側まで続いています。

また心筋の外側にも膜(漿液性心膜)があり、その膜は大血管の起始部で反転し、心臓を二重に覆って袋状の構造になっています(心嚢腔)。

これは心臓がスムーズに動くために必要な構造です。この袋の中に、正常でもごく少量の液が潤滑剤のような役目で存在していますが、これを心嚢液といい、正常で約20mL存在します。

さらに、この膜(袋)の外側を線維性心膜という強靱な膜が覆っています。

図1 心内膜・心外膜・心筋の構造

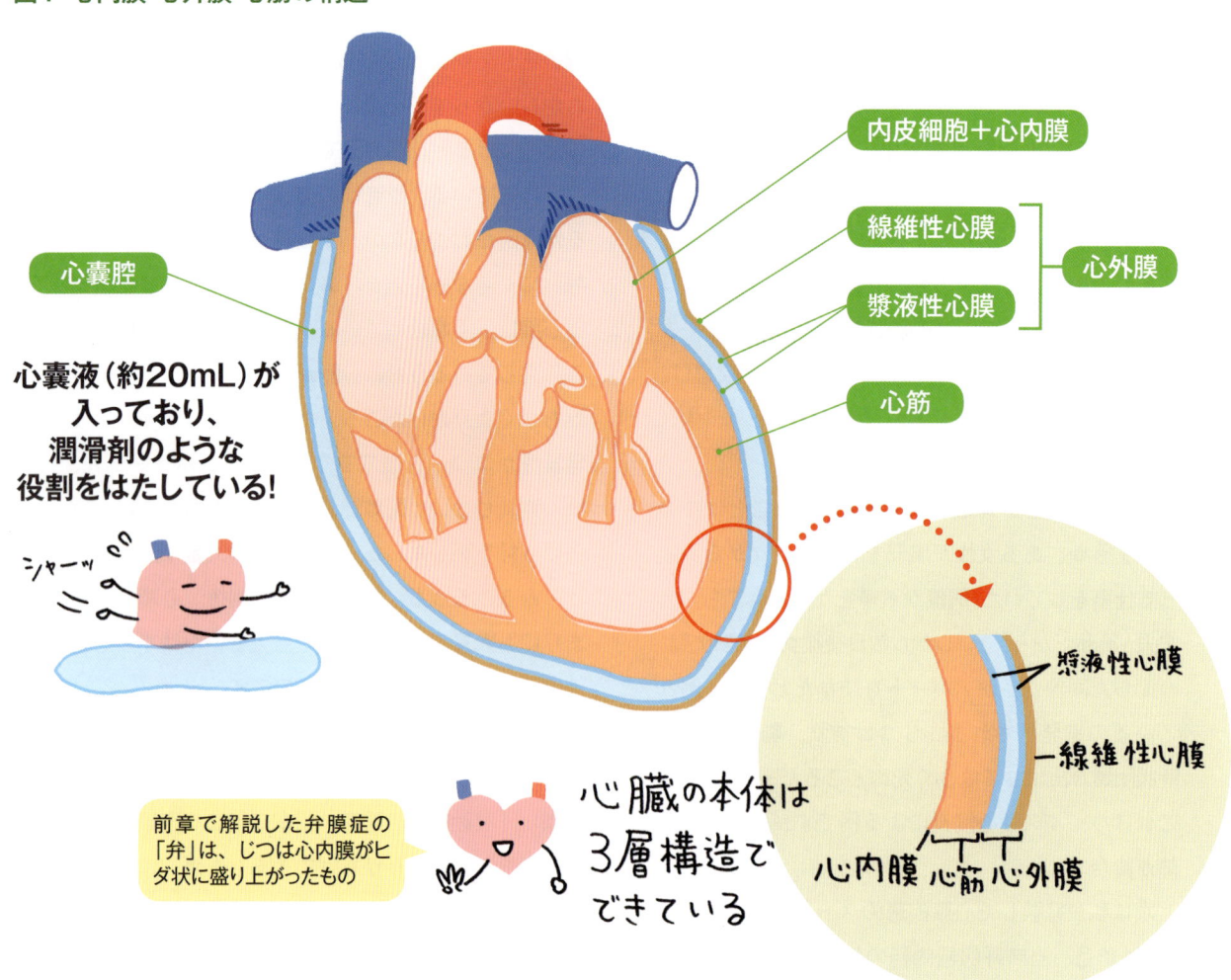

心嚢液(約20mL)が入っており、潤滑剤のような役割をはたしている！

- 内皮細胞＋心内膜
- 線維性心膜 ┐
- 漿液性心膜 ┘ 心外膜
- 心筋
- 心嚢腔

前章で解説した弁膜症の「弁」は、じつは心内膜がヒダ状に盛り上がったもの

心臓の本体は3層構造でできている

漿液性心膜／線維性心膜／心内膜／心筋／心外膜

心筋・心膜疾患の原因

Point 2 心筋疾患 → 心筋に障害が起こり、心臓が収縮できなくなる

さらに心筋を拡大してみましょう。

心筋は、他の細胞と同じように、心筋細胞（収縮をつかさどる）と、これらをつなぐ結合組織である間質細胞で構成されています（図2）。

今回出てくる疾患のうち、心筋疾患とは、この心筋細胞自体がなんらかの原因で変性・萎縮したり、間質細胞が増殖したりして、最終的に心筋の収縮機能が障害された状態であり、①原因不明（特発性）と、②なんらかの病気の結果起こる続発性に分けることができます。

特発性心筋症の代表には、拡張型心筋症、肥大型心筋症、拘束型心筋症があります。続発性心筋症は、ウイルスや細菌が原因で起こる心筋炎、SLE（全身性エリテマトーデス）などの膠原病が原因で起こるもの、筋ジストロフィーなど神経疾患が原因で起こるもの、糖尿病などの代謝性疾患が原因で起こるもの、甲状腺疾患が原因で起こるもの、サルコイドーシス、アミロイドーシスなどがあります。

図2 心筋の構造と心筋疾患

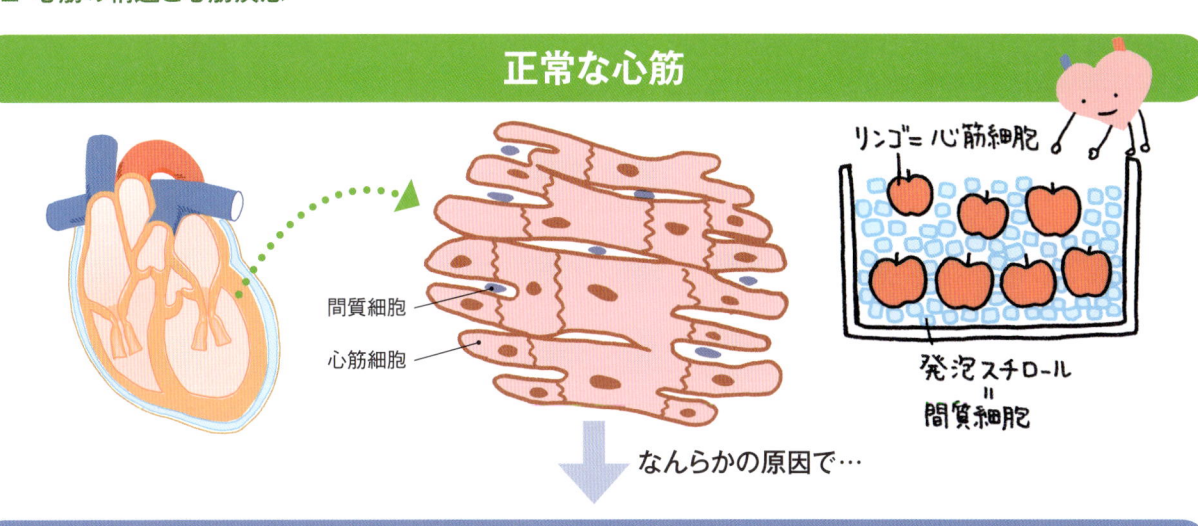

正常な心筋

間質細胞
心筋細胞
リンゴ＝心筋細胞
発泡スチロール＝間質細胞

なんらかの原因で…

異常な心筋

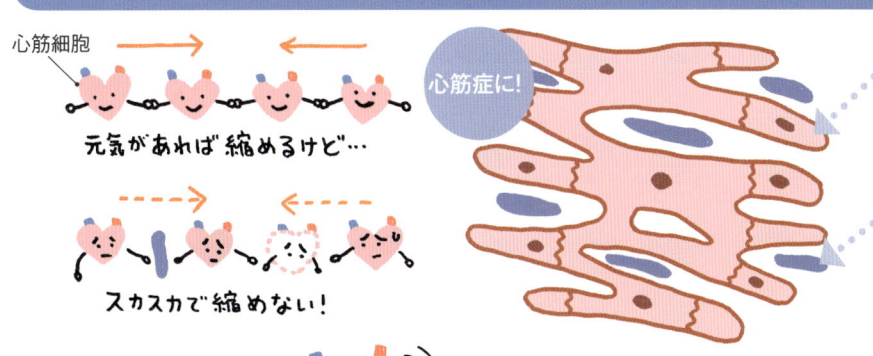

心筋細胞
元気があれば縮めるけど…
スカスカで縮めない！
心筋症に！

起こること①
● 心筋細胞が炎症などの影響で変性・萎縮し、正常心筋の数が減って心臓が収縮できなくなる

起こること②
● 変性脱落した心筋に代わり間質細胞が増殖することで隙間を埋めようとする。当然、心筋ではないので、心臓の収縮力は低下する

正常な心筋に障害が起こり、"収縮できなくなる"ことが心筋疾患につながる！

心筋・心膜疾患の原因

Point 3　心外膜疾患→心外膜に炎症が起こり、心臓が拡張できなくなる

　心外膜疾患は、まず何らかの原因で心外膜に炎症が起こり、その結果、炎症が長く続き、心外膜が肥厚化・瘢痕化したりして心外膜が固くなった状態になるか、心(外)膜炎の結果、心嚢に大量に心嚢液が溜まる状態になって起こります(図3)。

　どちらの状態も、心臓が拡張しようとするのを外側から邪魔する、つまり十分に心室が広がらなくなるので、心室充満が不十分となり心拍出量が減少する、いわゆる拡張不全という同じ病態になります(慢性収縮性心膜炎と心タンポナーデが代表的な例)。

図3　心外膜の構造と心外膜疾患

正常な心外膜
- 心外膜はある程度弾力性をもち、これによって心筋が十分に収縮・拡張できる
- 心筋が摩擦を起こしてしまうことを防いでいるのが、「心嚢腔の二重構造」と「心嚢液の存在」

収縮 ←……→ 拡張

心嚢液／心筋／心外膜

急性期の心外膜
- 急性期では少量の心嚢液

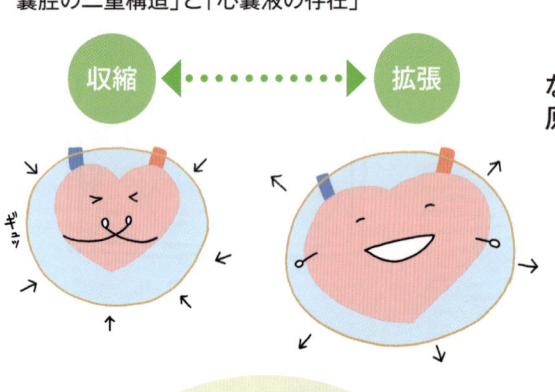

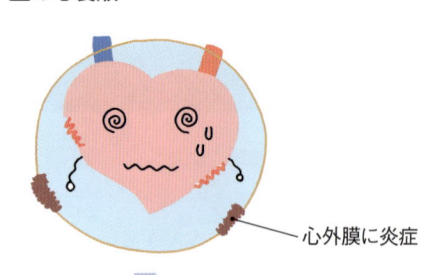

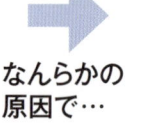

心外膜に炎症

さらに慢性化すると…

慢性期の心外膜
- 広がりたくても心外膜がガチガチで広がらない→収縮性心膜炎などの疾患に
- 大量の心嚢液が生じて、心臓が広がらない→心タンポナーデなどの疾患に

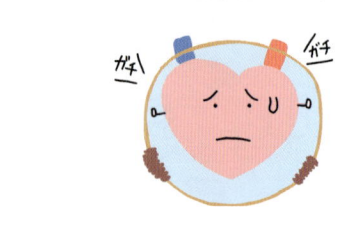

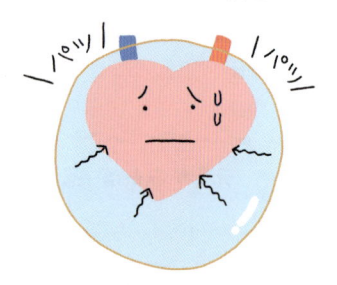

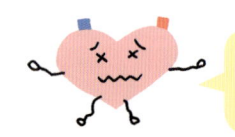

正常な心外膜に障害が起こり、心臓が十分に"拡張できなくなる"ことがポイント!

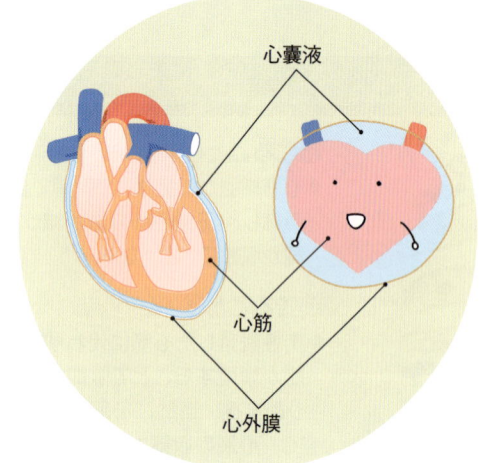

102

この心外膜における拡張不全と同じような状態は、心膜疾患以外にも、心筋疾患として分類される拘束型心筋症でも起こります。

　これは拘束型心筋症であっても左室の充満が制限される（広がりたくても広がらない＝コンプライアンスが悪い）からです。つまり、心室への血液の早期流入は急速ですが、固い心膜や心筋に制限され左室が拡がることができないため、血液の流入が突然、限界に達し停止してしまう状態です。

　結果、心室圧は急激に上昇し、拡張中期から終期にかけてプラトー（平行）になる。この現象をディップ＆プラトー（dip＆plateau）といいます（図4）。

　ときおり心不全の診断でその原因が不明な場合に、この心室圧波形を確認できれば、疾患が絞り込めることがあります。

図4　拡張不全のときの「ディップ＆プラトー」現象

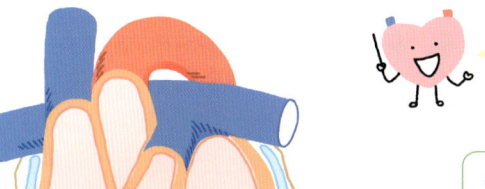

"拡張できない"状態は、心膜炎だけでなく心筋症が原因でも起こる！

ある程度のところで、急に血液の流入が限界に達する（イラストは心外膜に由来する拡張不全の場合）

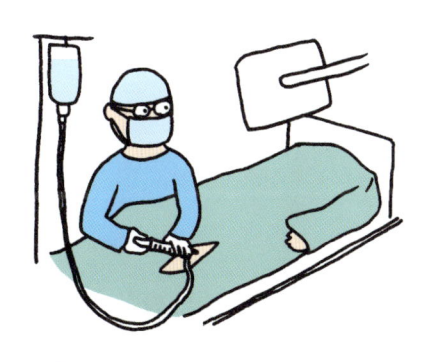

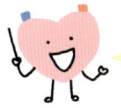

右室内圧曲線（ディップ＆プラトー）

心不全で原因がわからない場合、心臓カテーテル検査で心室圧波形をとって、このディップ＆プラトーの曲線が確認できれば、「慢性収縮性心膜炎」や「拘束型心筋症」が疑われる

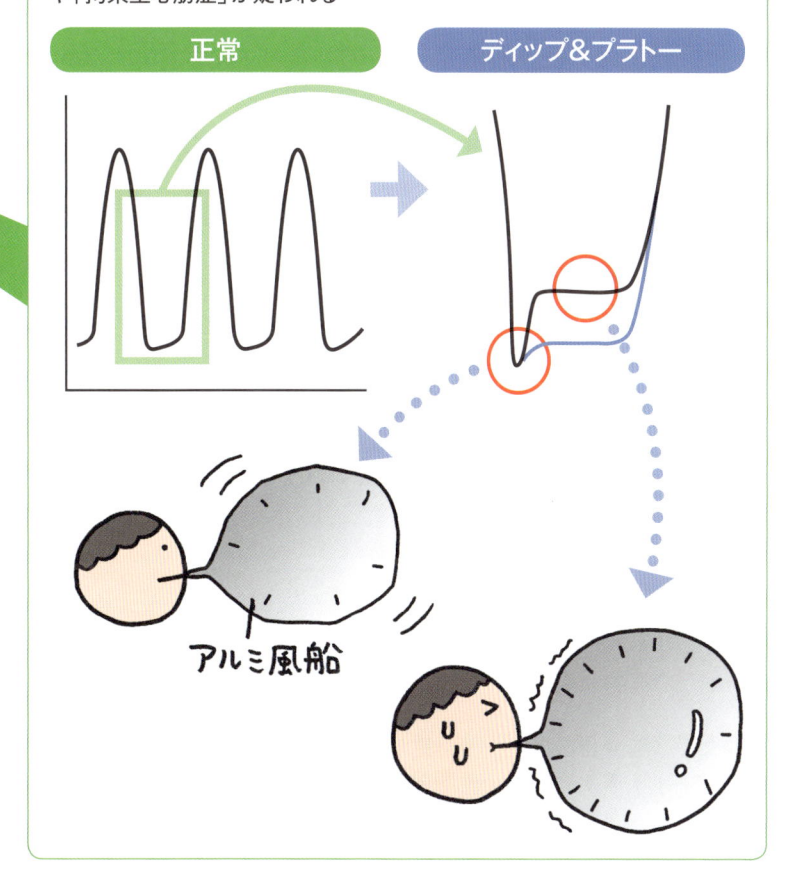

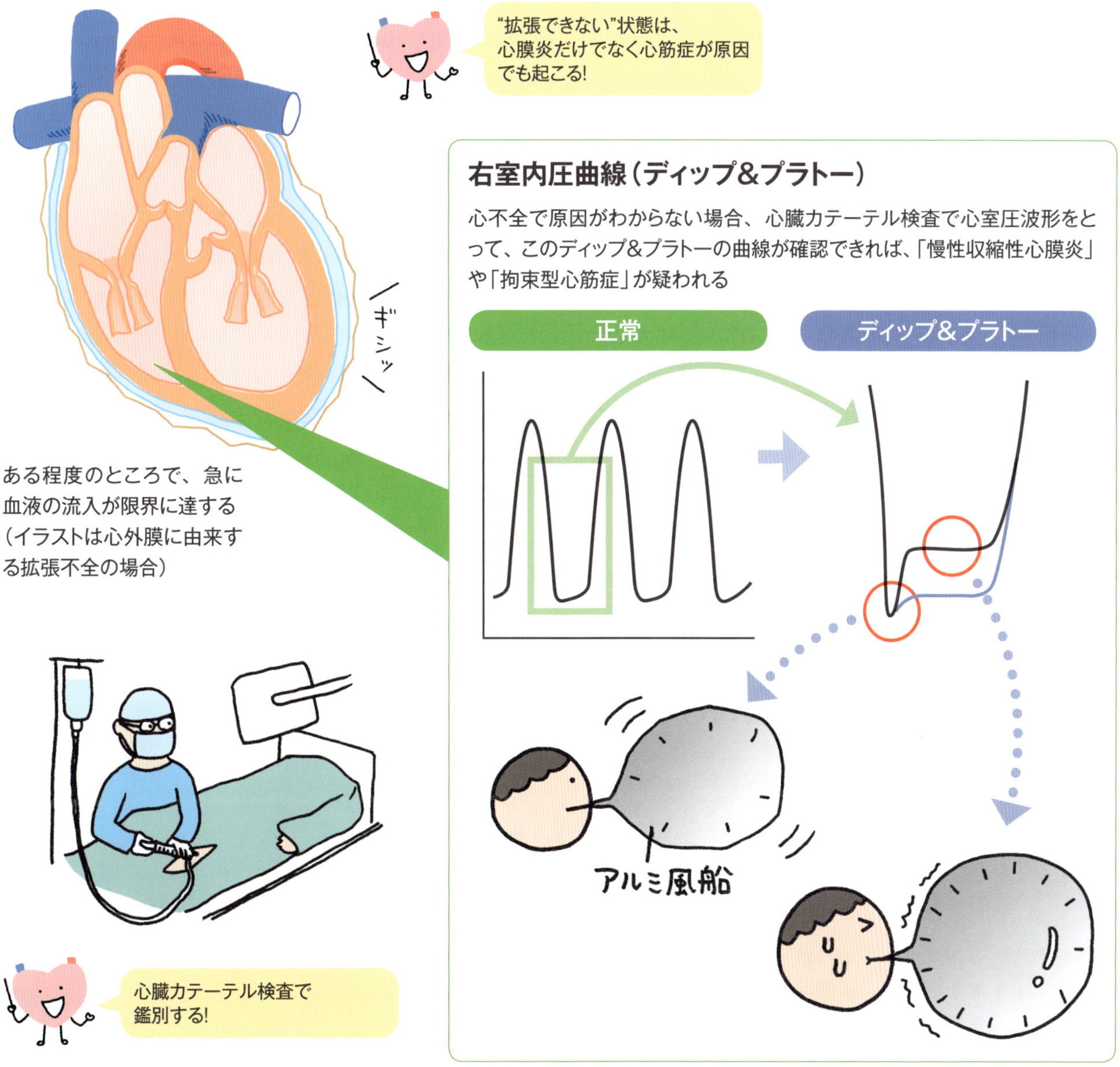

| 正常 | ディップ＆プラトー |

アルミ風船

心臓カテーテル検査で鑑別する！

心筋・心膜疾患の原因

> **Point 4** 心内膜疾患→血流のジェット流により内膜が損傷し**感染、弁を破壊**する

　心筋・心膜疾患の分類を**表1**にまとめました。心膜疾患にはさらに、心内膜疾患があります。この代表は、**感染性心内膜炎**です。病原性微生物を起因とする心内膜感染症であり、循環器疾患でみられる数少ない感染症の1つでもあります。

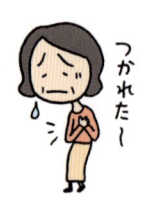

　原因微生物には「細菌」以外に、「真菌」「クラミジア」「リケッチア」「ウイルス」などもありますが、特に細菌性が有名であり、**3大起因菌としてレンサ球菌、ブドウ球菌、腸球菌**が挙げられます。

　感染性心内膜炎の原因は、先天性心疾患やリウマチ疾患からの弁膜症などが原因で起こる血流の高速ジェットにより内膜が損傷し、そこに病原微生物が感染、疣贅（いぼ）を形成しながらさらに弁を破壊、成長することです（**図5**）。場合によっては、この疣贅が飛んで、脳梗塞なども起こします。

　診断には、まず高速ジェット（つまり聴診における心雑音）の有無を確認します。心雑音＋発熱（＋塞栓症状）の組み合わせがあれば、必ず感染性心内膜炎を疑ってください。

表1　心筋・心膜疾患の分類

分類		内容
心筋疾患	特発性心筋症	① 拡張型心筋症（111頁） ② 肥大型心筋症（閉塞性と非閉塞性）（110頁） ③ 拘束型心筋症（112頁） ＊その他、不整脈源性右室心筋症（113頁）
	続発性心筋症 （特定心筋症）	① 心筋炎：ウイルス性（114頁）、細菌性など ② 神経筋疾患：筋ジストロフィーなど ③ 結合組織疾患：SLE、RAなど ④ 代謝性疾患：糖尿病、Fabry病、ヘモクロマトーシス、アルコール性心筋症など ⑤ アミロイドーシス ⑥ サルコイドーシス（112頁） ⑦ 薬剤性心筋症 ⑧ 産褥性心筋症 ⑨ たこつぼ心筋症（114頁） ＊その他、ミトコンドリア脳筋症
心膜疾患		① 感染性心内膜炎（105頁） ② 急性心膜炎（107頁） ③ 収縮性心膜炎（109頁） ④ 心タンポナーデ

※オレンジ色＝本書で取り上げている疾患

症状
- 倦怠感
- 易疲労感
- 寝汗
- 食欲不振
- 体重減少
- 関節炎
- 筋肉痛
- 発熱

図5　心内膜疾患

- リウマチ疾患による弁膜症や先天性心疾患などから、ジェット流が生じるような状態が発生
- ジェット流（強く速い血流）により、内膜が損傷。そこに血液を介して病原性微生物が感染。疣贅をつくりながらさらに弁を破壊

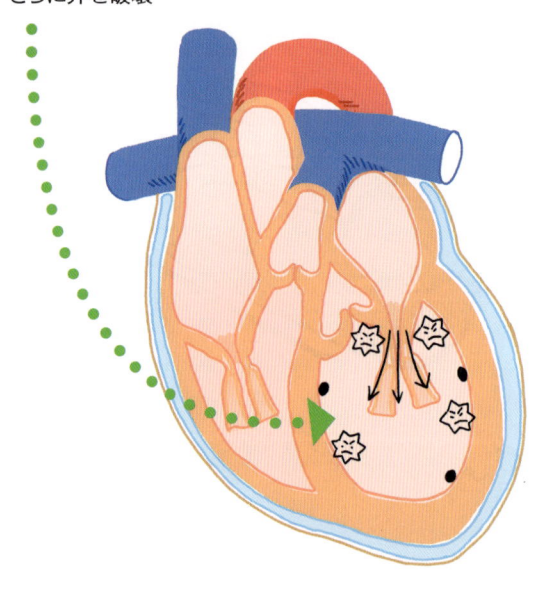

代表的な心膜疾患の病態と治療

Point 1　感染性心内膜炎（IE）

　感染性心内膜炎（infectious endocarditis：IE）とは、病原微生物（特に細菌）が血液中に流入し、心内膜に定着→疣贅（いぼ）を形成→弁構造の破壊を起こす疾患です（図6）。特に弁膜症などで起こる"血液のジェット流"で心内膜が損傷する状態があることは、重要な要素です。

　細菌が血液中に流入するきっかけは、カテーテル留置、抜歯（口腔内は菌がたくさんいます！）、手術、出産などがあります。特にカテーテルと抜歯が多いため、ぜひカテーテル留置部分の消毒の重要性と口腔ケアの重要性を再確認してください。

　感染性心内膜疾患の症状として代表的なもの（倦怠感、易疲労感など）は表1（104頁）に示しましたが、特徴的な症状としてオスラー（Osler）結節、ロス（Roth）斑、爪床出血が観察できます（図7）。

　感染性心内膜炎は急性と亜急性に分類されます。急性は、主に毒性が強い黄色ブドウ球菌が原因であることが

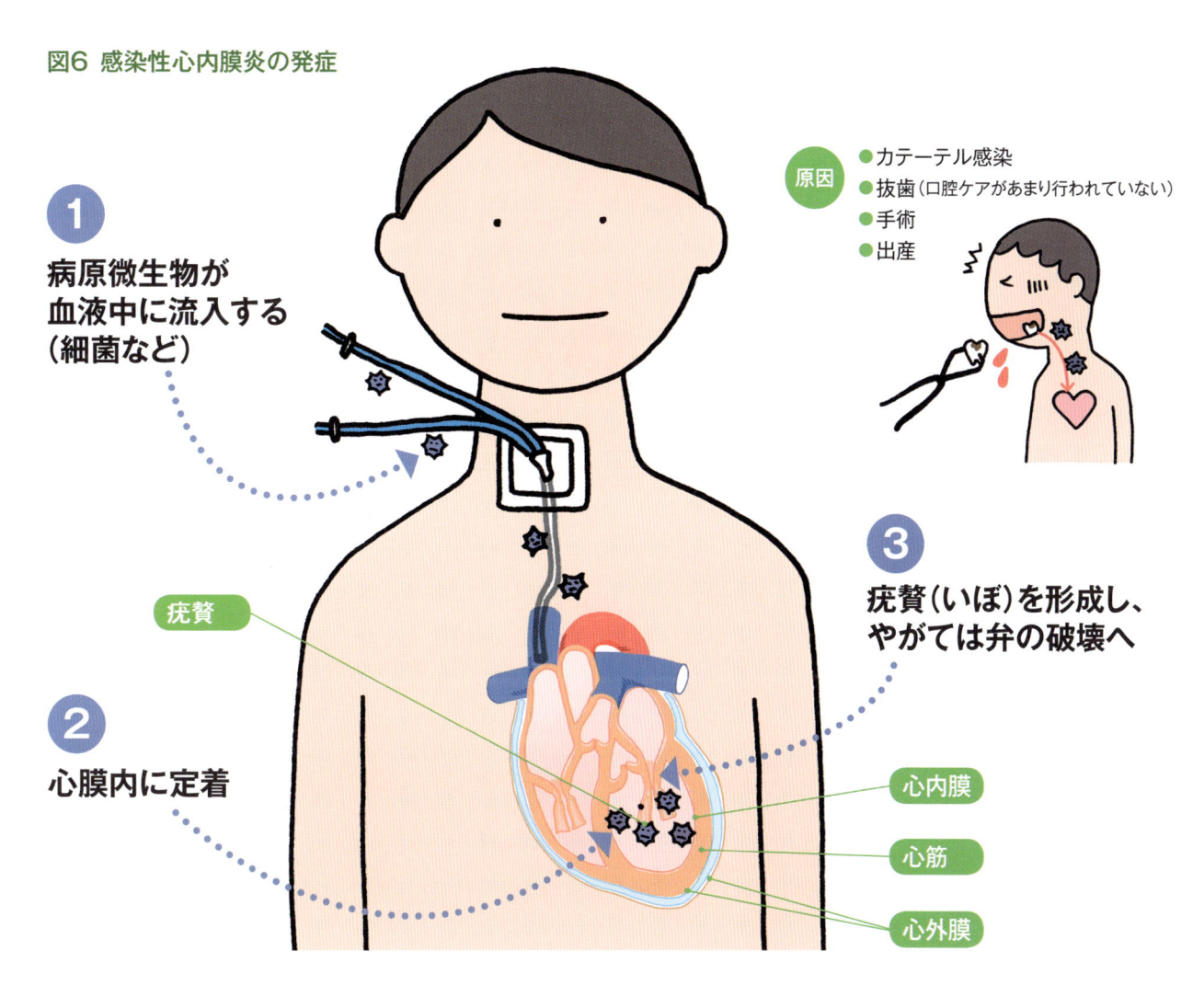

図6　感染性心内膜炎の発症

1. 病原微生物が血液中に流入する（細菌など）
2. 心膜内に定着
3. 疣贅（いぼ）を形成し、やがては弁の破壊へ

原因
- カテーテル感染
- 抜歯（口腔ケアがあまり行われていない）
- 手術
- 出産

疣贅／心内膜／心筋／心外膜

多く、障害のない弁に炎症を起こして生じます。進行が早く、放置すると1か月未満で死亡することがあります。亜急性の起因菌は主に緑色連鎖球菌や腸球菌、コアグラーゼ陰性ブドウ球菌（いわゆる表皮ブドウ球菌）などの弱毒菌で、発症から死亡まで平均6か月であるとされます。感染性心内膜炎はDuke診断基準より分類されます。

検査としては起因菌を知るための血液培養が一番重要で、これに応じた抗生物質の投与が行われます。抗菌薬で制御できないときや大きな疣贅は手術の適応になります。経壁心エコーでも60〜80％の確率で診断でき、経食道心エコーならもっと高い確率で診断可能です（感度、特異度とも100％近い）。

特に塞栓症が起こることが多く、その確率は20〜50％で、起こすと深刻な病態になります。

図7　感染性心内膜炎に特徴的な症状

オスラー（Osler）結節
- 細菌性心内膜炎でときに見られる皮膚病変（有痛性）
- 手足の指の先端・掌側（指先の末端の腹側）に、成人で小豆大の、赤〜青みがかった隆起性小結節が生じる
- 心内膜炎に由来する局所性血管炎か、アレルギー反応によると考えられる

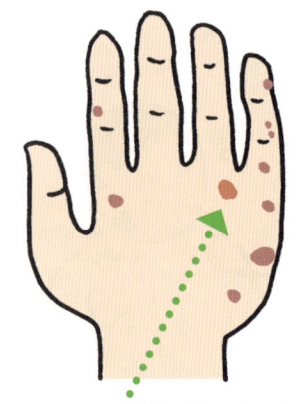

小豆大の隆起性小結節、痛みを伴う

ロス（Roth）斑
- 眼底検査により、網膜上に綿花状のもの（中心部が白色で、赤色輪に囲まれている）として観察できる。眼底の出血性梗塞
- 疣贅が飛び、眼底の血管で引っかかって虚血（白い部分）。そのまわりが出血すると考えられる

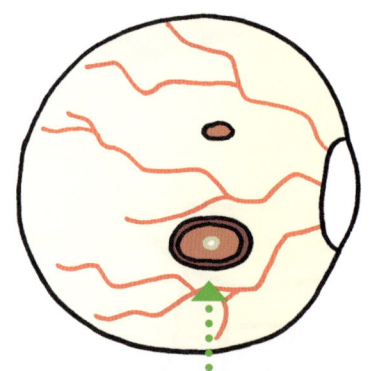

中心部が白く、周囲が出血している出血性梗塞

爪床出血
- 小さい出血が、点状から少し大きな（1〜2mm）のサイズで観察される
- ロス斑と同じような機序で起こると考えられる

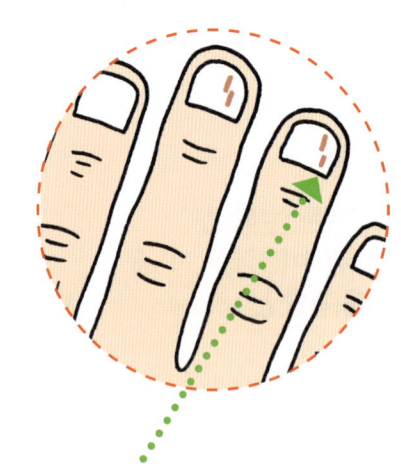

小さい斑点状や線状の出血

ちょっとひと息! 菌が"いるはずのないところ"にいるのが困る！

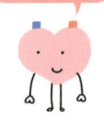

人間の身体にはたくさんの菌がいて、それぞれ特定の場所で人間に害を与え、また逆に人間に悪さをする別の菌が繁殖しないような役割を演じています。

どの菌にもテリトリーがあり、例えば大腸菌はふつう腸管内にいて、口腔内にはいません。皮膚は皮膚で、存在する菌はおおよそ決まっています。

問題は、これらの菌が別の場所へ移動してしまうときです。例えば誤嚥性肺炎。口腔内にいるはずの菌が間違って肺に移動すると、そこで悪さをし、病気になってしまいます（これが誤嚥性肺炎）。皮膚にいる黄色ブドウ球菌も、カテーテルを介して血液中に入ると悪さをします。つまり、感染には「①もともと人が持っているけど、そのテリトリーが違う場所に移動してしまって悪さをする場合」「②人がもともと持っていない菌が体内に入ってきて悪さをする場合」があるということです。

この点からも、看護師が行う感染標準予防策や口腔ケアはとても大切なのですね。

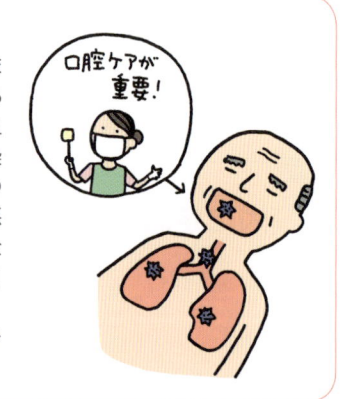

口腔ケアが重要！

代表的な心膜疾患の病態と治療

Point 2 急性心膜炎

急性心膜炎は、心臓を包む心外膜の急性炎症で、心筋炎や、ときに心内膜炎を合併することもあります(図8)。

心膜表面にフィブリンが付着して、心膜摩擦音が聴取できます。心膜がフィブリン付着で硬くなり、それがこすれて音が鳴るためです。

前項で解説したように、心嚢腔に滲出液が貯留して心臓の運動が制限され、急性拡張不全から心タンポナーデ(図9、表1)となります。心タンポナーデが出現すれば、クスマウル徴候(吸気時に静脈圧が低下する一方で、頸静脈は怒張する)が見られます。

症状としてはまず上気道炎などがあり、その後、胸痛・発熱・呼吸困難などが起こります。胸痛は深呼吸や臥位で増強し、座位で軽減するという特徴も有名です。

急性心膜炎では、心音は微弱になり(心尖部でⅠ音が減弱する)、ときに心膜摩擦音も出現、ほぼすべての誘導で凹型のST上昇が認められます(図10)。また心エコーで心嚢液の貯留を認めます(エコーフリースペースと呼ぶ)。

診断時の注意点として、心膜と心筋は接しているので、どちらの疾患も共存する可能性を考える必要があります。心筋にまで炎症が及んでいる場合には心筋の逸脱酵素が上昇するため、CPKやAST、LDH、トロポニンTなどを検査します。壁運動の低下、不整脈も起こりえます。

治療は、安静にし、対症療法として症状に合わせてNSAIDsなどを使用します。心タンポナーデが起こり、心臓のポンプ機能に影響を与えている場合は心嚢穿刺が行われます。

図8 急性心膜炎

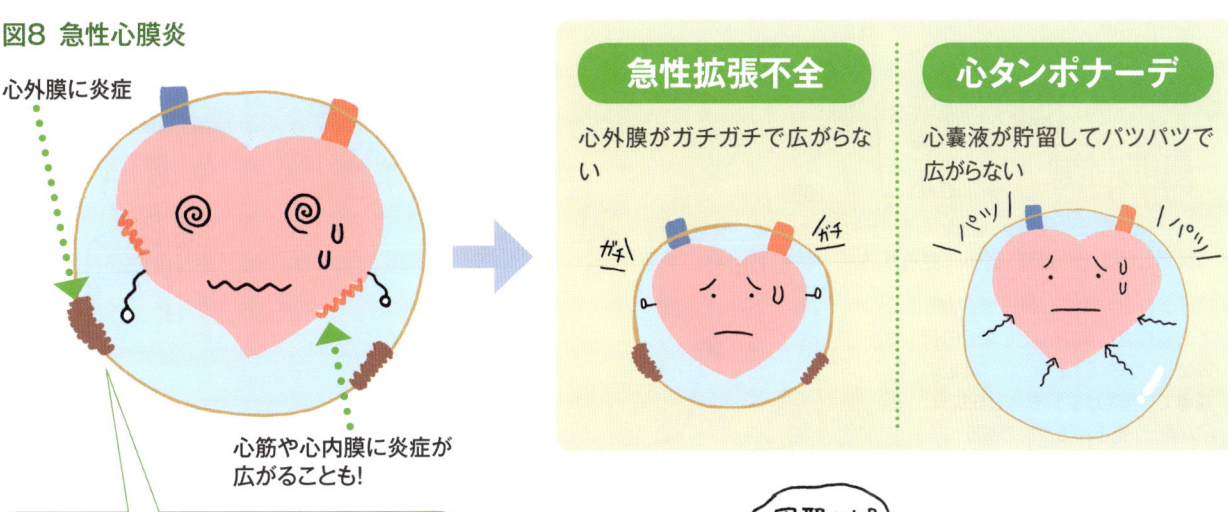

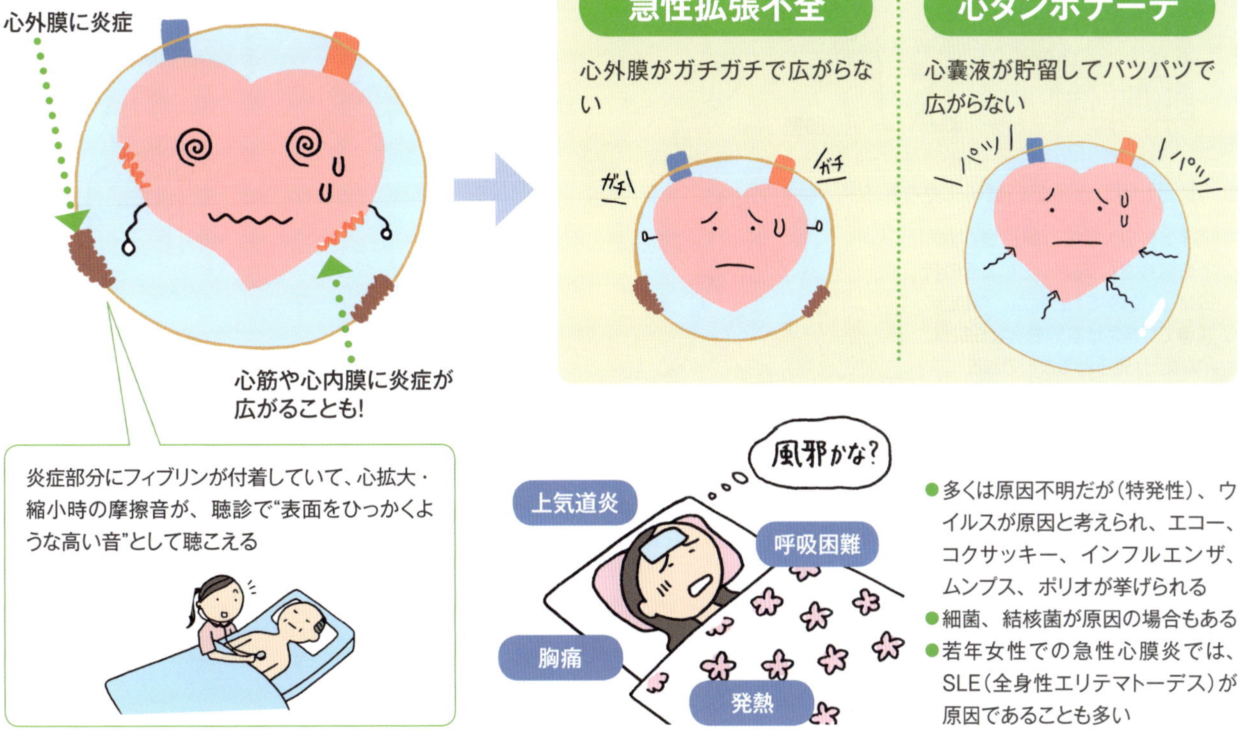

心外膜に炎症

心筋や心内膜に炎症が広がることも!

炎症部分にフィブリンが付着していて、心拡大・縮小時の摩擦音が、聴診で"表面をひっかくような高い音"として聴こえる

急性拡張不全: 心外膜がガチガチで広がらない

心タンポナーデ: 心嚢液が貯留してパツパツで広がらない

風邪かな?

上気道炎／呼吸困難／胸痛／発熱

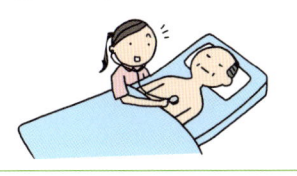

- 多くは原因不明だが(特発性)、ウイルスが原因と考えられ、エコー、コクサッキー、インフルエンザ、ムンプス、ポリオが挙げられる
- 細菌、結核菌が原因の場合もある
- 若年女性での急性心膜炎では、SLE(全身性エリテマトーデス)が原因であることも多い

図9 心タンポナーデ

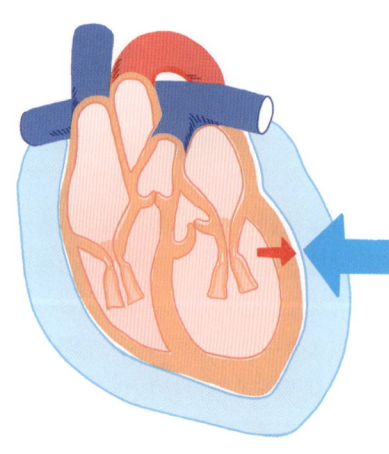

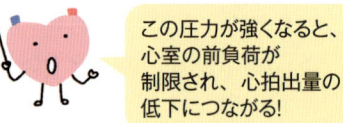

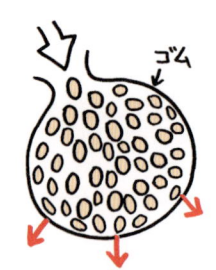

この圧力が強くなると、心室の前負荷が制限され、心拍出量の低下につながる！

弾力があれば物をつめてもふくらむけど…

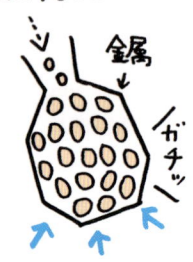

ガチガチだと物が入っていかない！

図10 急性心膜炎の鑑別：12誘導心電図

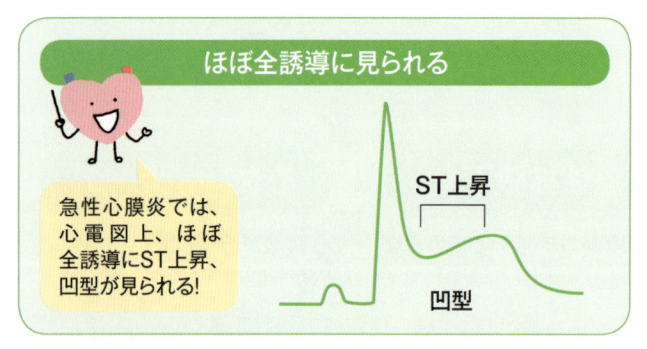

ほぼ全誘導に見られる

急性心膜炎では、心電図上、ほぼ全誘導にST上昇、凹型が見られる！

ST上昇／凹型

Ⅱ、Ⅲ、aVFなど特定の誘導に見られる

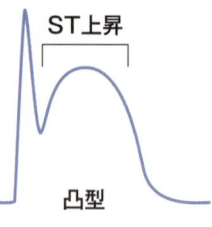

* 「ST上昇」は急性心筋梗塞（AMI）でも観察されるが、そのときの特徴は"凸型の"ST上昇が、"特定の誘導で"（例えば右冠動脈ならⅡ、Ⅲ、aVFなど）見られることである

ST上昇／凸型

表1 心タンポナーデの検査・診断・治療

心タンポナーデの診断

①Beckの3主徴（血圧低下、静脈圧上昇、心音減弱）
②奇脈（吸気時に収縮期血圧が10mmHg以上低下する）
③電気的交互脈（心臓の振り子運動に伴い、交互に波形、特にQRS波の極性が変化する所見が見られる。かなり重症）

心タンポナーデの検査

心エコー
- 心嚢液の貯留（エコーフリースペース）を確認
- 併せて右心系の虚脱がないかも心エコーで確認

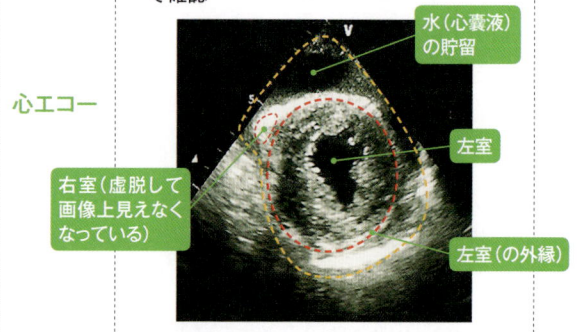

（画像ラベル：水（心嚢液）の貯留／左室／右室（虚脱して画像上見えなくなっている）／左室（の外縁））

胸部X線
- 氷嚢型の心拡大を認める
- 心嚢液が200〜250mL程度では心拡大が判定できない

心タンポナーデの治療

- 心嚢穿刺・心嚢液ドレナージを行う（エコー下で穿刺してチューブを挿入）

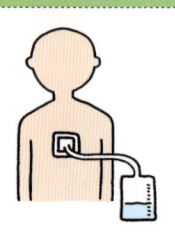

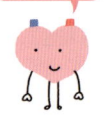

ちょっと一言！ 心タンポナーデは心嚢液の"量"で決まるわけではない！

心タンポナーデとは、急性心膜炎に限らず、"心嚢液が貯留し、血行動態に何らかの変化をきたした状態"を指します。

重症な場合には、心嚢液の上昇に伴い心嚢腔が圧排され、充満障害から心拍出量低下を生じ、致死的な状態になります。よって、迅速に対応する必要があります。

特に循環障害を引き起こすような心嚢内圧上昇に関する因子としては、以下があります。
　①心嚢液貯留の速度
　②心膜のコンプライアンス

心嚢内圧上昇が心腔充満圧を上回ると（正常では8〜10mmHg）、心室の前負荷が制限され、心拍出量が低下します。

ゆっくりと心嚢液が貯留する場合は、1,000mLになっても血行動態に問題がない場合もありますが、急激なら300mLでも心タンポナーデとなります。つまり心タンポナーデは"心嚢液の量"で決定されるわけではありません。

代表的な心膜疾患の病態と治療

Point 3　収縮性心膜炎

収縮性心膜炎（図11）をひとことで言えば、"コンプライアンスの低下した心膜が原因の心室充満障害"です。

急性心膜炎に罹患したのち、治癒までに時間がかかると、心膜に線維性肥厚や石灰化、癒着が起こり、心膜が硬くなるため、心臓の拡張性が著しく障害されます。

結果、心拍出量低下と全身の浮腫、腹水、肝腫大などの右心不全症状が見られます。

聴診では、心膜ノック音といって、拘縮した心膜の影響で拡張早期に心室血流充満が急激に停止するために、高調な過剰心音が聴こえます。胸部X線では心膜の石灰化が見られます。

心電図では、心筋が発する電気が心膜により妨げられ、QRSの低電位が見られます（これは心タンポナーデも同様です）。

心臓カテーテル検査では、心室圧は拡張早期に急に降下し、これに引き続き起こる急速な圧上昇（dip）と、拡張中期から末期にかけての高値での平坦化（plateau）が特徴です（ディップ＆プラトー、103頁参照）。

治療は唯一心膜切開術のみで、外科的に心膜切除を行い心機能の回復を図ります。癒着などで十分な心膜の切除ができない場合や心筋障害を有する場合は、予後不良になります。

図11　収縮性心膜炎の状態

原因
- 特発性
- ウイルス性
- 結核性
- 細菌性
- 心臓手術後
- 放射線療法後
- 膠原病
- 人工透析
- 悪性腫瘍
- 外傷後　など

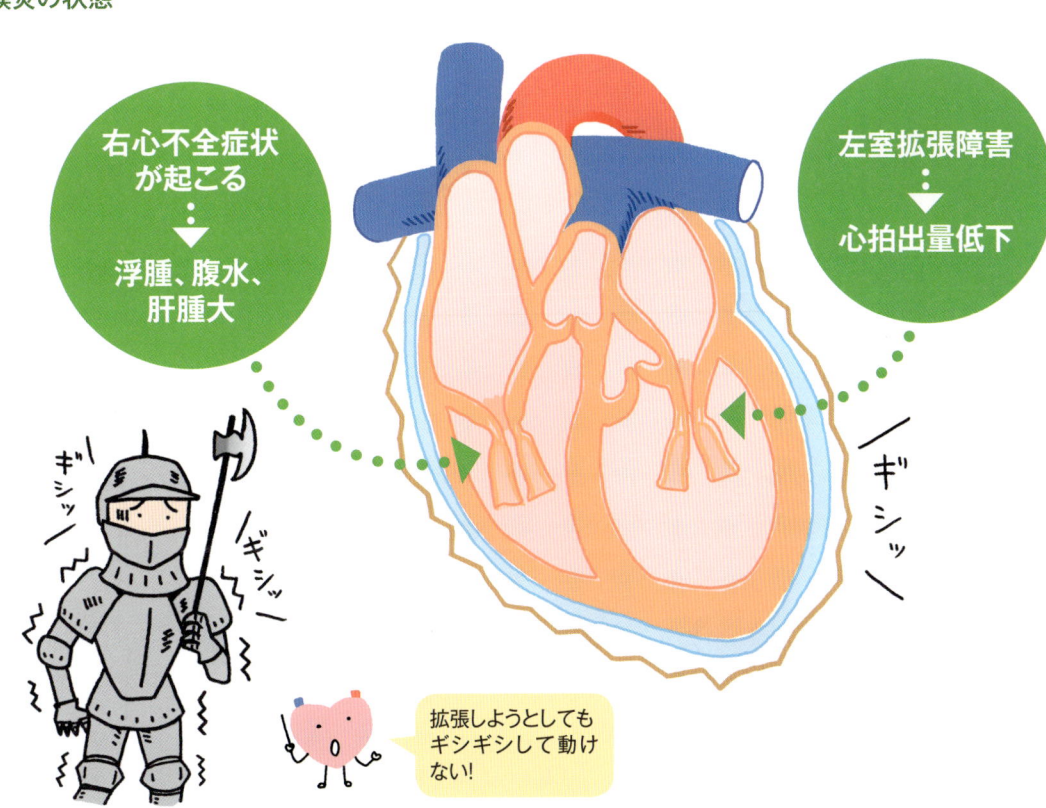

右心不全症状が起こる
↓
浮腫、腹水、肝腫大

左室拡張障害
↓
心拍出量低下

拡張しようとしてもギシギシして動けない!

代表的な心筋疾患の病態と治療

Point 1 肥大型心筋症（HCM）

心筋が局所的・不均一に肥大・線維化した結果、左室拡張機能の障害を起こす疾患が肥大型心筋症（hypertrophic cardiomyopathy：HCM、図12）です。

症状は息切れ、胸痛、失神、めまい、呼吸困難などが一般的ですが、症状がなくてたまたま健康診断などでとった心電図から見つかることも多いです。自然経過は比較的良好ですが、不整脈で突然死することもあります。

男性に多い疾患であること、心筋の錯綜配列（バラバラで入り乱れている配列）という言葉は覚えておきましょう。

治療は、突然死の予防を回避するため、薬物療法や生活指導（過激な運動やストレスの回避）が中心ですが、植込み型除細動器（implantable cardiac defibrillator：ICD）を考慮する場合もあります。

図12 肥大型心筋症の分類と特徴

閉塞性肥大型心筋症
HOCM：hypertrophic obstructive cardiomyopathy

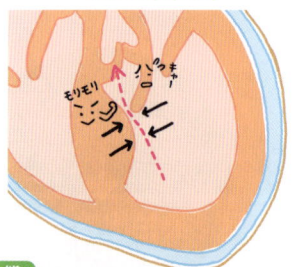

病態
- 心室中隔基部が肥大し、結果、左室流出路が狭窄する
- 左室流出路狭窄により血流速度が速くなり、その吸引効果で、収縮期に僧帽弁前尖が心室中隔側に移動し（SAMという）、流出路狭窄を起こす

鑑別
- 狭窄部を通過する血流によって、収縮期駆出性雑音が聴取される

治療
- 経皮的中隔心筋焼灼術（PTSMA*）
- 心室中隔切除術　など

PTSMA手術：中隔の余分な筋肉 → 手術して切除（あるいは血管を閉塞させて人工的に心筋梗塞を起こす）

非閉塞性肥大型心筋症
HNCM：hypertrophic nonobstructive cardiomyopathy

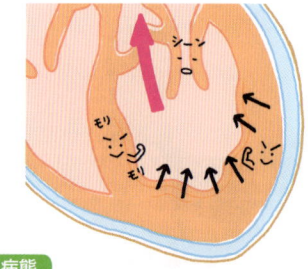

病態
- 心筋が局所的・不均一に肥大しているが、左室流出路の狭窄を起こさないため、あまり大きな問題にはならない状態

心尖部肥大型心筋症
AHC：apical hypertrophic caraiomyopathy

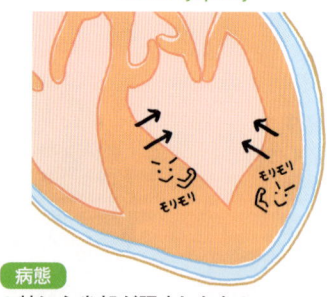

病態
- 特に心尖部が肥大したもの
- アジア（日本近辺）に多い

鑑別
- 心電図で巨大陰性T波（V_4、V_5が最大）が特徴的である

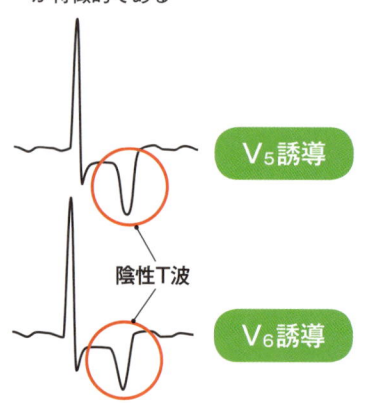

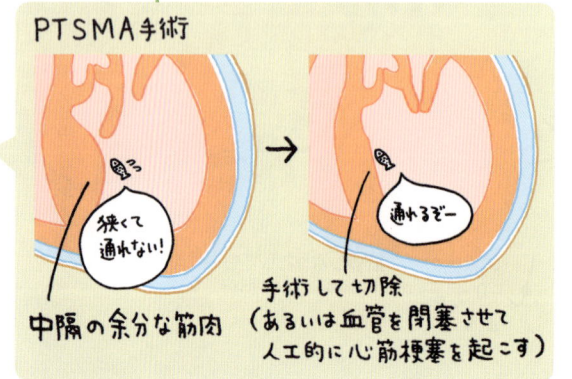

V_5誘導
陰性T波
V_6誘導

*PTSMA：percutaneous transluminal septal myocardial ablation

代表的な心筋疾患の病態と治療

Point 2 拡張型心筋症（DCM）

拡張型心筋症（dilated cardiomyopathy：DCM）は**心室内腔の拡張と左室の収縮機能低下**によりうっ血性心不全を生じる疾患で（図13）、心筋症のなかで最も多い疾患です。

原因は不明ですが、遺伝的因子とウイルス感染、アルコールなどの後天的因子が関与していると考えられています。

症状・診察所見・検査所見は「心不全」の章（2頁）を参照してください。なお、治療薬で特に覚えてほしいのはβ遮断薬です。以前は心不全患者にβ遮断薬を使うと"より心不全を悪化させるから禁忌"と考えられていたので、驚きですね。

外科的療法には有名なバチスタ手術（左室縮小形成術）と心臓移植があります。

その他の治療に心臓再同期療法（CRT）もあります。

図13 拡張型心筋症の病態と治療

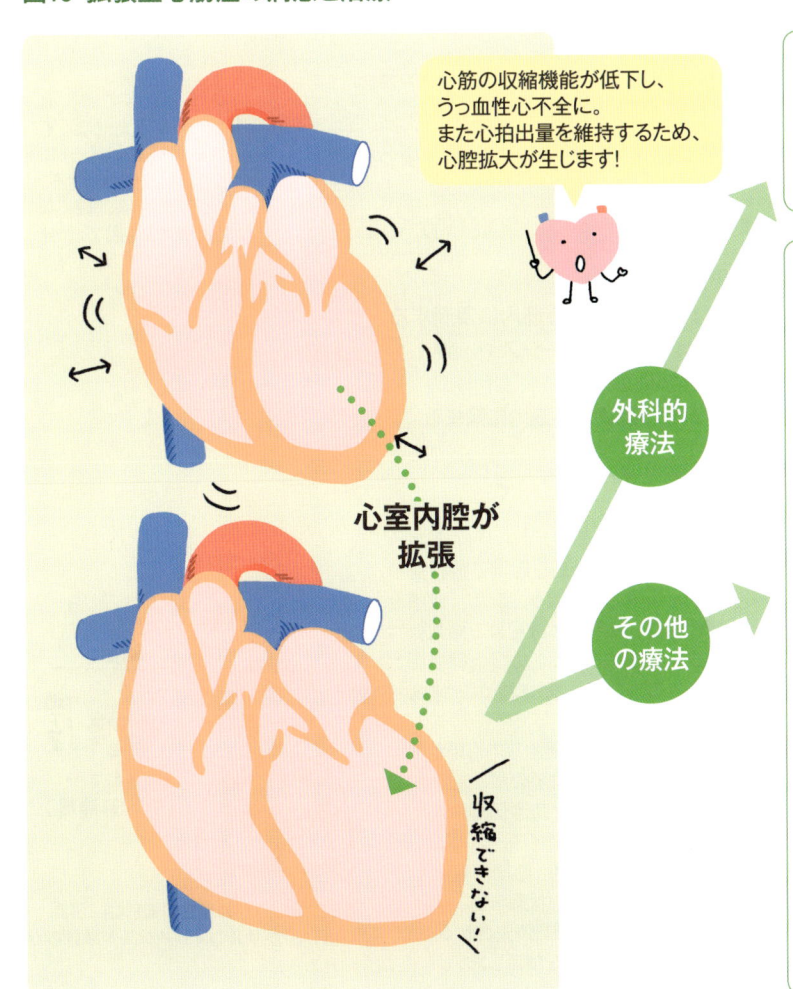

心筋の収縮機能が低下し、うっ血性心不全に。また心拍出量を維持するため、心腔拡大が生じます！

心室内腔が拡張

収縮できない！

外科的療法
- バチスタ手術
- 心臓移植

その他の療法

心臓再同期療法
（cardiac resynchronization therapy：CRT）

- 心房細動が多いことなどから、心ポンプ機能を補うために行われる、ペースメーカーを用いた治療
- ペースメーカーに除細動器が併合されたタイプの、CRT-D（cardiac resynchronization therapy-Defibrillation）による治療もある

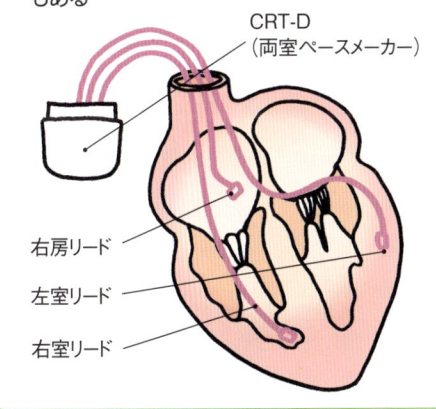

CRT-D（両室ペースメーカー）
- 右房リード
- 左室リード
- 右室リード

代表的な心筋疾患の**病態**と**治療**

Point 3 拘束型心筋症（RCM）

拘束型心筋症（restrictive cardiomyopathy：RCM）とは、**心室の拡張や肥大はなく、心筋の収縮力も正常なのに、心室が硬くて広がりにくい**のが特徴の疾患です。心筋症の中では最も発症数が少なく、その原因から大きく2つに分けられます（図14）。

安静時には起こりにくく、運動時に症状（息切れ、動悸、胸痛など）が現れるのが特徴です。診察所見では、硬い左室の存在を示すⅣ音が聴取されます。

診断は主に、心電図検査、心エコー、MRI検査（鉄やアミロイドなど異常な物質の蓄積や、浸潤に基づく心筋の異変を検出）、核医学検査、心臓カテーテル検査（右心室内圧を測定してdip&plateauを確認、浸潤している物質を特定するための心筋標本の採取）などが行われます。

未治療では約70％の患者が、症状の出現から5年以内に死亡します。あまり有効な治療法は存在しないのが現状です。

図14 拘束型心筋症の主な要因

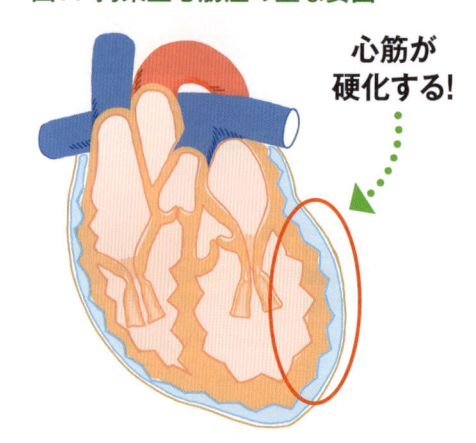

心筋が硬化する！

原因❶ 特発性拘束型心筋症
- 心筋が徐々に"瘢痕化した組織"に置き換わる

原因❷ 二次性拘束型心筋症（特定心筋症）
- 非浸潤性（強皮症など）
- 浸潤性（異常な物質が心筋内に浸潤する。サルコイドーシス、アミロイドーシスや、がんへの放射線療法による損傷など）
- 蓄積症（異常な物質が心筋内に溜まる。鉄など）

拘束型心筋症では、血液は十分に満たせなくても、安静時には十分に血液（酸素）を供給できる。しかし運動中は、硬くなった心筋が原因で十分な血液が送り出せず、症状が悪化する

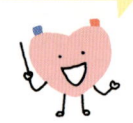

もっと知りたい！ 拘束型心筋症の原因として有名な「心サルコイドーシス」はなぜ起こる？

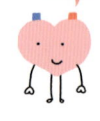

拘束型（浸潤性）心筋症は、"異常な物質が心筋内に溜まる・浸潤する"ことによって起こります。例えば体内の鉄分が過剰になると、心筋内に鉄分が蓄積します（ヘモクロマトーシス）。また異常なタンパク質のアミロイドが心筋などの組織内に蓄積すると、「アミロイドーシス」を起こします。

なかでも「心サルコイドーシス」は、原因不明の全身性非乾酪性肉芽腫性疾患・サルコイドーシスによって起こります（ちなみに乾酪性の代表例は「結核」）。

サルコイドーシスに罹患した場合、多くは初発症状として眼前霧視、つまり霧がかかったように見える症状で眼科受診することが多いでしょう。また、空咳を主訴に来院し、胸部X線写真で両側肺門部リンパ節腫脹（BHL。ポテト様陰影として現れる）により診断されることもあります。

その他皮膚症状などとしても現れますが、いちばん問題になるのが、心病変です。サルコイド結節が刺激伝導系を局所に侵すため、心サルコイドーシスの約30％が完全房室ブロック、心筋障害、心不全などの致命率の高い状態を呈します。

治療として、肉芽腫を消失させるため、コルチコステロイド薬を使用します。

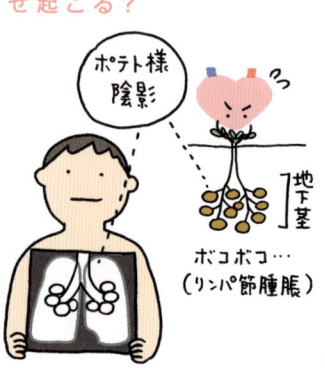

ポテト様陰影

ボコボコ…（リンパ節腫脹）

地下茎

- 肺門部リンパ節腫脹の鑑別としては、肺がんかサルコイドーシスが挙げられる

代表的な心筋疾患の病態と治療

Point 4　不整脈源性右室心筋症（ARVC）

不整脈源性右室心筋症（arrythmogenic rightventricular cardiomyopathy：ARVC）はまれにしかお目にかかりませんが、健康診断で不整脈を指摘された場合、必ず除外したい重大な疾患です。なぜなら不整脈や突然死をきたすことが多いからです。

右室自由壁*を中心とする心筋細胞の脱落、線維化と脂肪浸潤のため、**右室優位の心拡大と心機能低下**が起こります（図15）。これにより、心電図では、病変部由来の心室期外収縮と、遅延電位を反映するε（イプシロン）波を認めるようになります。近年、遺伝子変異によることが明らかとなりました。

胸部X線写真では、右房・右室拡大のため心陰影は球状を呈し、肺血流低下のため肺野が明るく（つまり画像は黒く）見えることがあります。MRIでは右室壁の脂肪変性を認めます。

治療上は不整脈がいちばん問題となり、持続性の心室頻拍発作がある場合は植込み型除細動器、あるいはアミオダロンの内服を行います。外科的には心筋切除も行われることがあります。

心室性不整脈は運動で誘発されることから、日常生活の制限が必要です。

図15　不整脈源性右室心筋症の病態

右室の自由壁に「脂肪浸潤」「線維化」「心筋細胞脱落」が見られる

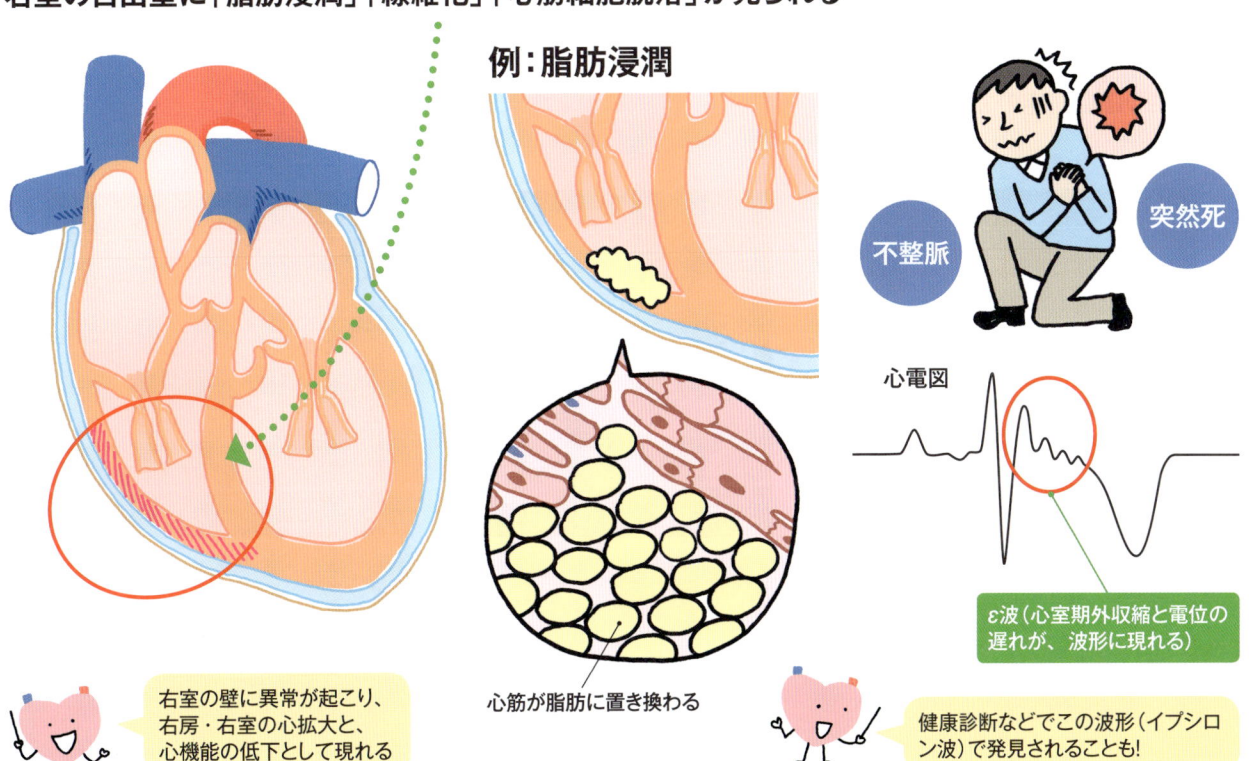

例：脂肪浸潤

不整脈　突然死

心電図

ε波（心室期外収縮と電位の遅れが、波形に現れる）

右室の壁に異常が起こり、右房・右室の心拡大と、心機能の低下として現れる

心筋が脂肪に置き換わる

健康診断などでこの波形（イプシロン波）で発見されることも！

*自由壁：「左室後壁」や「右室壁」など、"中隔以外"の心筋を指す。右室・左室があって自由に動けない中隔に対する用語。

心筋・心膜疾患のケアのポイント

感染性心内膜炎のさまざまな症状を見落とさぬよう

- 看護師による医師への報告で見つかる疾患は意外と多いものです。例えば、手足の先端・掌側に、赤みがかった小豆状の隆起性小結節を見つけたり、爪床に点状の出血を見つけたり。このような場合、感染性心内膜炎の可能性があります。

- もちろん、医師は毎日診察を行っていますが、病棟業務以外に外来診察や検査などに追われ、ついつい病棟患者の診察がおろそかになることがあります。そんな中、入院患者に接する機会が最も多い看護師は大きな役割を担います。医師が知らないことを見つけて報告してやろうというくらいの意気込みで患者を観察しましょう。

もっと知りたい！ 急性心筋炎とたこつぼ心筋症

急性心筋炎とは、風邪などの上気道炎症状や消化器症状が先行し、その後急激に心筋に炎症が及び（この際胸痛症状を訴える）、その結果、心不全、呼吸不全を起こす疾患です。多くの場合、コクサッキーB群ウイルスが原因となります。心筋はウイルスによる炎症から"分厚く"なります。

心電図では一過性のST-T異常、心室性不整脈、徐脈や房室ブロックなどが認められるようになります。また、心筋が傷害されるので、検査において心筋逸脱酵素（心筋梗塞と同様に、CPKやAST、LDHなど）の上昇が見られます。

治療は、自然に治癒するまで循環動態を管理します。多くは予後良好ですが、劇症型の場合もあり注意が必要で、PCPS（経皮的心肺補助療法の装置）がある病院で治療しないと、万一のときに対応できません。

重症化しても急性期を乗り切ればなんとかなりますが、不整脈死がありうるので、モニタによる管理が必須です。

たこつぼ（ampulla）心筋症は、急性発症で、原因不明の左室心尖部バルーン状拡張（無収縮）を呈する心筋症です。心筋症の分類では、分類不能に入ります。

無収縮は、血管の分布によらず起こります。つまり心筋梗塞であれば血管支配部分に合わせて収縮ができなくなるのですが、たこつぼ心筋症の場合は、血管支配に関係なく無収縮が起こります。

成因としては、冠攣縮、心筋気絶、心筋微小循環障害、心筋炎、交感神経の過剰反応など諸説がありますが、不明です。治療はIABPくらいしかありません。

たこつぼ心筋症は日本人が発見した病気で、多くは高齢女性に発症します。精神的ストレスや身体的侵襲が契機となることが多いといわれます。

たこつぼ心筋症の左室造影検査

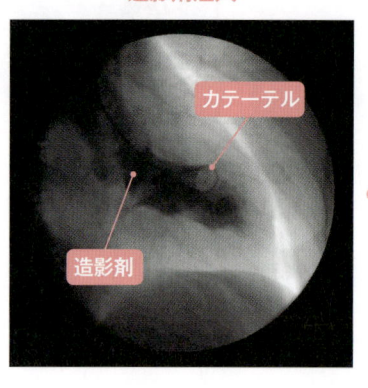

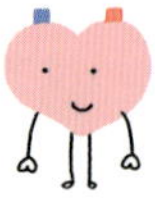

造影剤注入 → 収縮期 → 拡張期

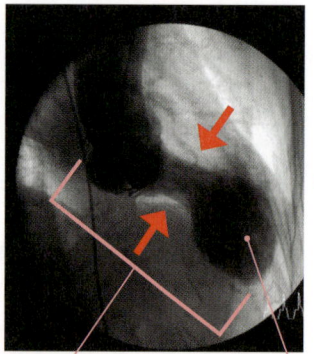

- カテーテル
- 造影剤
- この形を"たこつぼ"と称する
- 収縮期であるのに左心室心尖部が収縮しない（バルーン状拡張）

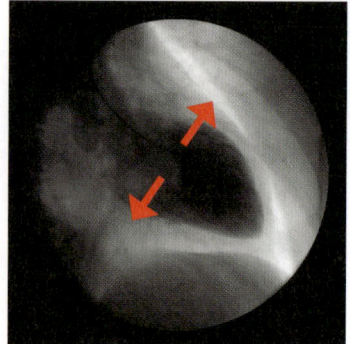

❼ 動脈疾患

破裂したり、ふさがったり 動脈疾患は"傷んだ水道管"のようなもの

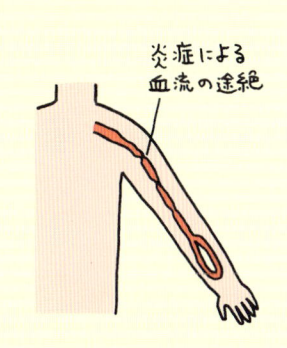

　日本が自然豊かな国であることは、海外で生活してみなければなかなか気づかないものです。"四季がある"ということ自体、私たちは当たり前と思っていますよね。

　水だってそうです。きれいな水でトイレを流すのは、日本とアメリカの一部しかありません。また、フランスを旅行してレストランで水を注文したりすると、"あなた、ぜいたくだなあ"と。水よりワインのほうが、だんぜん安いんですね。

　さて、ここまで解説してきた「心臓」を、"取り込んだ水をきれいにして、私たちに水を供給してくれる施設（浄水場）"に例えると、この章でとりあげる動脈疾患は、各家庭に送られるまでの地中に埋め込まれている"水道管"の損傷だと思ってください。

　道を歩いていると、ときどき水道管の工事をやっていますね。あの水道管、何十年も地中に埋まっていて、傷んでいるところがあるそうです。きれいな水が漏れていたり、またときに爆発したり。つまり動脈疾患は、傷んだ水道管のようなものです。

　動脈の疾患のうち、特に覚えてほしいのが高安病（たかやすびょう）です。この病気をはじめて知ったのは私が薬学部に在籍しているころでした。親友が、いつもと違う真剣な面持ちで、なんだか元気もない様子です。

「なんか暗いなあ、どうしたの？　彼女とケンカでもしたの？」

「じつは母親が今日手術なんだ、大きな手術になりそうで」

「なんの手術なの？」

「全身の血管が狭くなる病気で、大動脈炎症候群（別名：高安病）というらしい」

　次は医学部時代、カナダのカルガリー大学へ行ったときの話です。クラスメイトに、「日本人の名前がついている有名な病気を知っているか？　答えてみろ」と言われ、当時、大学3年生（臨床の授業が始まったころ）だった私は、答えられずに困ったことを覚えています。

　答えは"Kawasaki disease（川崎病）"と"Takayasu arteritis（高安病）"。後者の高安病は、当時金沢医学専門学校（現金沢大学医学部）眼科教授の高安右人博士が、大正時代に"脈が触れず、虚血性網膜症をきたす疾患"として報告したものです。

　それでは、動脈疾患の勉強を始めましょう。

動脈疾患の原因と分類

Point 1 中枢性動脈の疾患と、末梢動脈の疾患

動脈はいちばん内側に血管内皮細胞があり、そこから外側に向かって、内膜・中膜・外膜の3層構造になっています。特に大動脈の中膜には平滑筋が"豊富"にあるのが特徴です。その理由は、動脈は心臓からの拍動性の血流と血圧に耐えられるよう、また脱水状態のときでも血管がぺしゃんこにならず形状を保てるようにと考えると、理解しやすいでしょう。

それでは、大動脈弁を出た血管がどのように分岐していっているか、臨床上大切な血管に絞って見てみましょう（図1）。

①～⑤の太い血管を、中枢性の動脈*と呼びます。いっぽう、大動脈のうち四肢などに血液を供給している細い動脈（A、B）を末梢動脈と呼びます。

この分類に合わせ、今回勉強する動脈疾患を簡単にイメージしてみましょう（表1）。

*理解のために、四肢の動脈（末梢）に対して、上行大動脈および下行大動脈を"中枢性"と表現している。

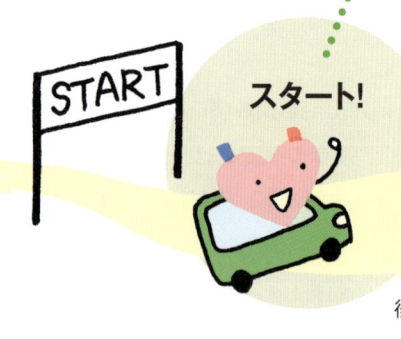

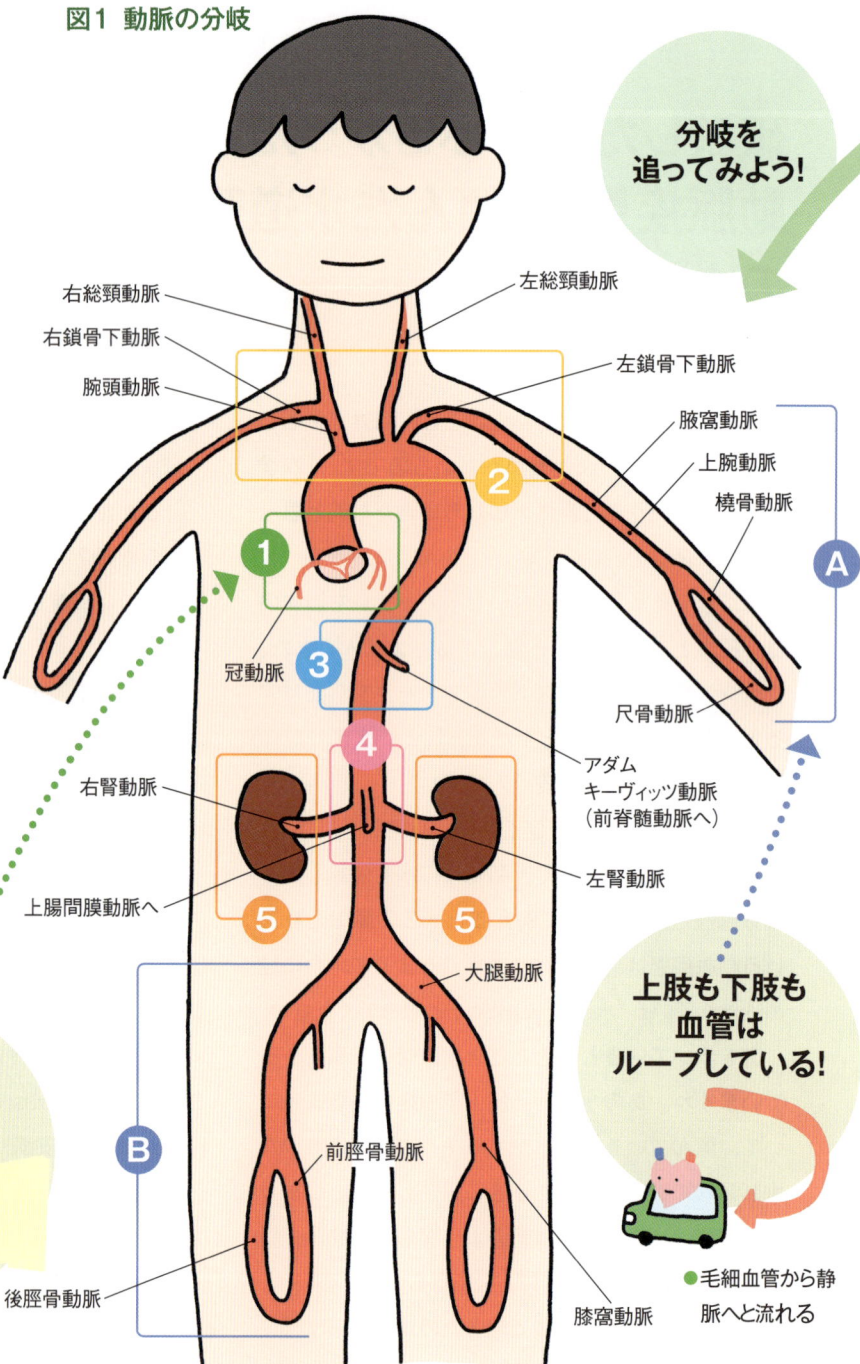

図1 動脈の分岐

分岐を追ってみよう！

右総頸動脈／左総頸動脈／右鎖骨下動脈／左鎖骨下動脈／腕頭動脈／腋窩動脈／上腕動脈／橈骨動脈／冠動脈／尺骨動脈／アダムキーヴィッツ動脈（前脊髄動脈へ）／右腎動脈／左腎動脈／上腸間膜動脈へ／大腿動脈／前脛骨動脈／後脛骨動脈／膝窩動脈

スタート！

上肢も下肢も血管はループしている！

● 毛細血管から静脈へと流れる

中枢性動脈から分岐する動脈

		役割
1	大動脈弁を出た直後に、まず**冠動脈**を分岐	心臓に血液を供給する血管
2	その後、**腕頭動脈**（右総頚動脈と右鎖骨下動脈へ）、**左総頚動脈**、**左鎖骨下動脈**を分岐	大脳および両上肢に血液を供給する血管
3	前脊髄動脈に血液を供給する**アダムキーヴィッツ動脈**を分岐	脊髄に血液を供給する血管
4	**上腸間膜動脈**を分岐（他に腹腔動脈や下腸管膜動脈もあるが、いちばん大切なのが上腸間膜動脈）	小腸や大腸などの腸管の2/3に血液を供給している血管
5	左右の**腎動脈**を分岐	腎臓に血液を供給する血管

末梢動脈

A	**鎖骨下動脈**は、さらに**腋窩動脈→上腕動脈**と名前を変え、その後2分岐して**橈骨動脈**と**尺骨動脈**に分かれる
B	左右の**腎動脈**に分岐後、下行大動脈は左右に分岐し、**大腿動脈→膝窩動脈**と名前を変え、2分岐して**前脛骨動脈**と**後脛骨動脈**に分かれる

> 上行・下行大動脈が「中枢性動脈」、四肢などに血液を供給する動脈が「末梢動脈」

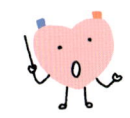

表1 動脈の主な疾患

	疾患名	特徴
中枢性動脈の疾患	大動脈解離	● 読んで字のごとく、動脈が解離することで起こる疾患 ● "どこがどのように裂けるか"で、緊急性が変わってくるので注意
	大動脈瘤	● 動脈が膨らんでくる疾患 ● 単に膨れるだけならいいけれど、膨れた結果、周囲にどんな影響が及ぶか、注意が必要
（いずれにもかかわる）	大動脈炎症候群（高安病）	● 血管が炎症を起こした結果、さまざまな動脈が閉塞や狭窄を起こす疾患 ● 別名、高安病。「脈なし病」ともいわれる ● 中枢と末梢どちらにもかかわる
末梢動脈の疾患	急性動脈閉塞	● 突然、四肢の主幹動脈が閉塞して、末梢が虚血状態になる疾患 ● 側副血行路（バイパス血管）がない状態で、突然詰まるから困る（反対に、徐々に閉塞してバイパス血管があるのがASO） ● 急性動脈閉塞と同じことが上腸間膜動脈で起こると、上腸間膜動脈閉塞症となる
	閉塞性動脈硬化症（ASO[*1]）	● 血管が徐々に狭窄・閉塞して、四肢末梢が虚血状態になる疾患で、中高年に多い
	閉塞性血栓血管炎（TAO[*2]）	● 20〜40代の若い男性に好発する疾患で、ASOより細い血管に何らかの理由で肉芽腫性の炎症が生じ、内腔を閉塞する ● ASOと異なり、伴走する静脈にも同様の病変を生じる

[*1] ASO：arteriosclerosis obliterans
[*2] TAO：thromboangitis obliterans

代表的な動脈疾患の病態と治療

Point 1 大動脈解離

　代表的な動脈疾患の1つ、大動脈解離を理解するために、真腔と偽腔、エントリーとリエントリーを知っておきましょう（図2）。

　図3に動脈から枝分かれしている血管があります。もしこの大動脈が解離を起こすとどうなるでしょうか。右図のように、分岐血管の根元が圧迫されて狭窄、あるいは閉塞して、分岐血管には血液が行かなくなります。これが大動脈解離のいちばんの問題なのです。

　例えば図1において、大動脈弓部あたりから解離が起こったとします。亀裂がだんだんと大動脈弁の方向へ向かうと、まずは腕頭動脈の分岐部に解離が及び、腕頭動脈が狭窄・閉塞を起こします。もし完全に閉塞すると右脳の血流が遮断され（右脳の虚血性脳梗塞）、また、右腕にも血液が供給されなくなります。

　さらに解離が進行して大動脈弁付近に及ぶと、冠動脈の閉鎖が起こり、急性心筋梗塞になります。両側の冠動脈が同時に閉塞して即死もありえます。

　また亀裂から心膜腔内に血液が流れ込むと、心タンポナーデ（107頁参照）になります。他にもダメージを受けた血管によってさまざまな症状が出現します（図4）。

　大動脈解離の原因として覚えておきたいのは、高血圧症（動脈硬化）とマルファン（Marfan）症候群です。マルファン症候群は全身性の結合組織に異常を起こす遺伝病であり、結合組織が弱いため、解離が起こりやすいと理解しましょう。

　治療は基本的にはスタンフォード（Stanford）分類（図5）に従います。スタンフォードA型では大動脈人工血管置換術やバイパス手術を、スタンフォードB型では降圧療法と疼痛管理（血管が裂けると痛い、痛いと血圧が上がり、さらに血管が裂ける）を行います。

図2　真腔・偽腔、エントリー・リエントリー

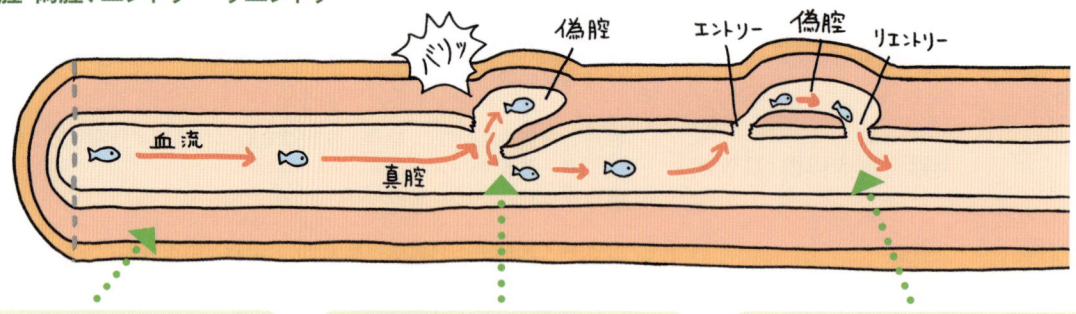

動脈の構造
- 「内皮細胞・内膜」「中膜」「外膜」の3層に分かれる
- 中膜がいちばん厚い

真腔(true lumen)と偽腔(false lumen)
- 大動脈が動脈硬化などで傷つき、そこから血管に亀裂が生じる
- 主に中膜が2層に解離してその中にどんどん血液が流れ込み、さらに血管が裂けていく
- もともとの血管内を「真腔」と呼び、中膜の間にできた空間を「偽腔」と呼ぶ

エントリー(entry)とリエントリー(re-entry)
- 血管が裂けて偽腔が生じると、そこへどんどん血液が流れ込む
- 血液が偽腔へ入っていく入口を「エントリー」と呼ぶ
- 偽腔の別のところにもう1か所亀裂ができると、偽腔に入ってきた血液は、もう1か所の亀裂から、再び血管の中に戻ることがある。これを「リエントリー」と呼ぶ

図3 大動脈解離による狭窄・閉塞

中膜

バリッ

分岐血管

大動脈解離による圧迫

エントリー

偽腔

分岐血管の根元が圧迫されて狭窄・閉塞するのが危険!

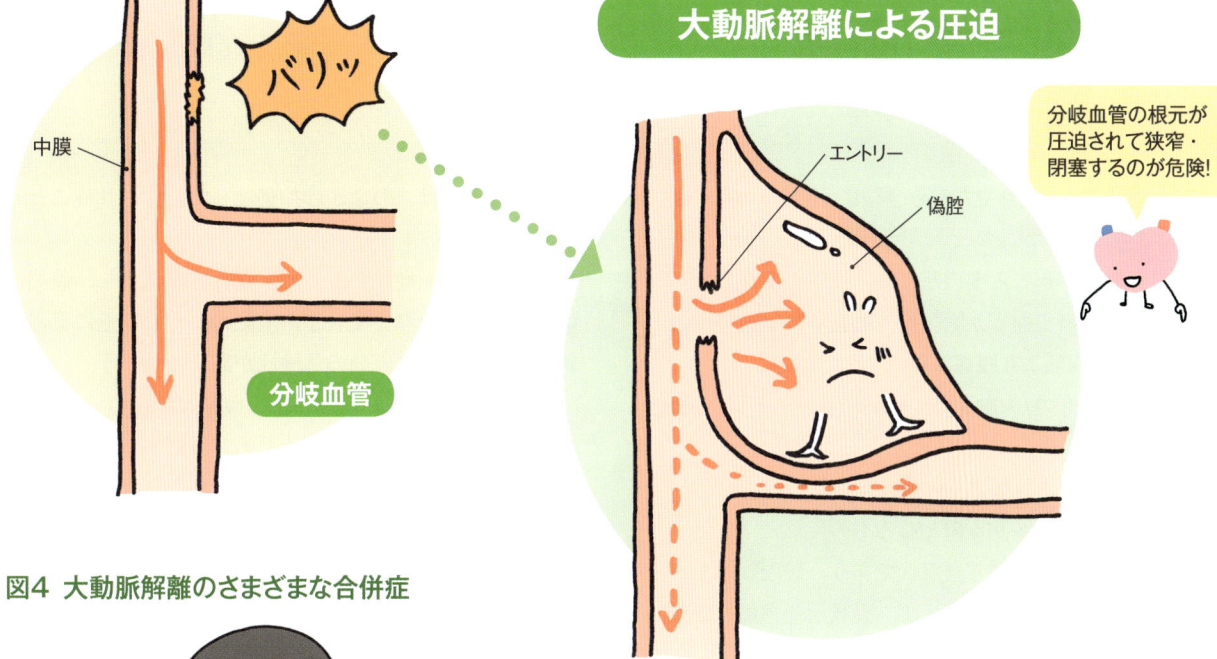

図4 大動脈解離のさまざまな合併症

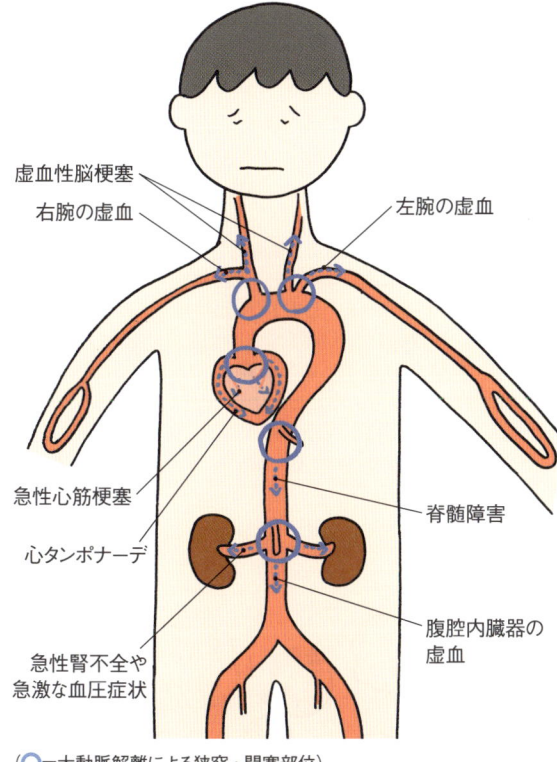

- 虚血性脳梗塞
- 右腕の虚血
- 左腕の虚血
- 急性心筋梗塞
- 心タンポナーデ
- 脊髄障害
- 腹腔内臓器の虚血
- 急性腎不全や急激な血圧症状

（○=大動脈解離による狭窄・閉塞部位）

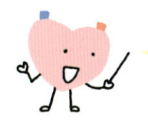

大動脈解離でさまざまな場所に狭窄・閉塞が起こると、多くの疾患が引き起こされる

図5 スタンフォード（Stanford）分類

- 大動脈解離を起こした際、緊急手術が必要か保存的に治療できるかを分類するために用いる（DeBakey分類もあるが、循環器科ではスタンフォード分類が用いられやすい）
- スタンフォードA型は大動脈上行脚に及んでいる場合、スタンフォードB型は及んでいない場合を指す
- スタンフォードA型は緊急手術の可能性があり、手術のできる施設へ。スタンフォードB型は保存的治療が可能なので、薬物療法が中心となる

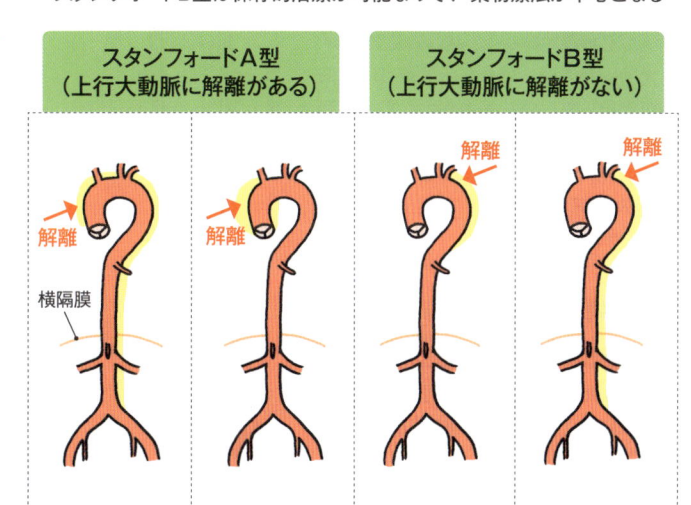

スタンフォードA型 （上行大動脈に解離がある）	スタンフォードB型 （上行大動脈に解離がない）
解離／横隔膜	解離

代表的な動脈疾患の病態と治療

Point 2　大動脈瘤

大動脈瘤は、その成り立ちから3つに分類されます（図6）。

また、動脈瘤が起こる要因として、以下があります。
①動脈硬化によって血管が脆弱化＋高血圧によって促進されて生じる（胸部より腹部に多い）
②血管炎によるもの（大動脈炎症候群、ベーチェット病、膠原病など）
③マルファン症候群によるもの
④外傷性やカテーテルが原因となるもの

動脈瘤は破裂しない限り無症状であり、健康診断などで発見されることが多くあります。動脈瘤が腹部大動脈にある場合は、おなかの拍動として自覚されることもあります。

いったん動脈瘤ができると、進行性に拡大し、破裂後は予後が悪くなります。また上記のような圧迫による症状が出現すれば、破裂の危険性が高いでしょう。

胸部大動脈瘤では5cm以上、腹部大動脈瘤では6cm以上では破裂の危険性があるため、早期手術が選択されます。また、手術適応前に運よく見つかれば、降圧が基本的な治療法です。

多くは動脈硬化で起こる疾患なので、コレステロールのコントロールも必要です。

図6　大動脈瘤の成因による分類

真性大動脈瘤
- 血管の3層構造を保ったまま拡張する
- 多くは紡錘状になる

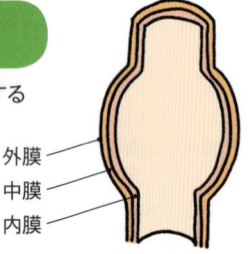

（外膜／中膜／内膜）

仮性大動脈瘤
- 大動脈が完全に破れて、血管外に血液が流出しているにもかかわらず、血管外にある結合組織や周囲の臓器、血管外に漏れ出してできた血腫などが覆いかぶさってできたもの
- 多くが嚢状

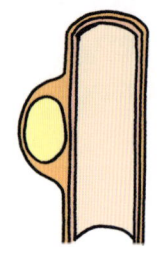

解離性大動脈瘤
- 内膜に亀裂が生じ、動脈壁に流入した血液によって中膜が2層に解離してできたもの

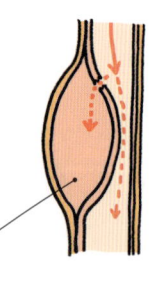

（偽腔）

ちょっと一息！　意外なところに現れる大動脈瘤の影響

大動脈瘤が進行してどんどん大きくなってくると、周辺臓器を圧迫して、さまざまな症状が出現してきます。

例えば、胸部大動脈瘤は上大静脈を圧迫して「上大静脈症候群」となります。また、動脈瘤が反回神経を圧迫するようになると、「嗄声」を引き起こします（反回神経は大動脈弓の下をくぐって上行しており、大動脈瘤の増大により圧迫される）。あるいは気管を圧迫して「呼吸困難」を引き起こしたり、食道圧迫による「嚥下困難」などもあります。

腹部大動脈瘤の場合は腹痛や腰痛症状として現れることも多いので、腰痛だからといって、安易に"整形外科ですね"と考えないことが重要です。

大動脈瘤が反回神経を圧迫＝嗄声に

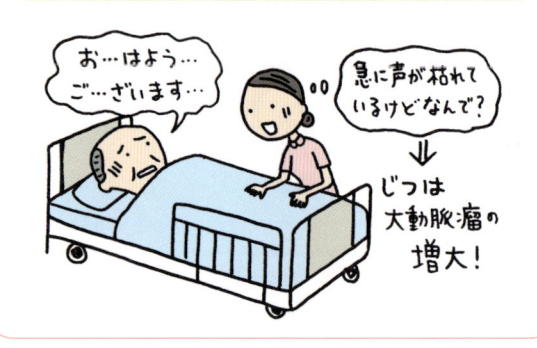

「お…はよう…ご…ざいます…」
「急に声が枯れているけどなんで？→じつは大動脈瘤の増大！」

代表的な動脈疾患の病態と治療

Point 3 大動脈炎症候群（高安病）

　大動脈炎症候群（高安病）は、原因不明の疾患です。大動脈およびそこから分岐した動脈に炎症が起こり、その結果、血管内腔の狭窄に伴うさまざまな症状が出現。これらを総称する疾患と理解されています（図7）。よって、名称の"大動脈"にとらわれず、"全身性疾患"ととらえるほうがよいかもしれません。

　この疾患を理解する最も大切な考え方は、大動脈とその分岐動脈の内腔が"複数個所"にわたり狭窄を起こし、その結果"多様"な臨床症状が現れることです（表2）。

　また末梢の細動脈にまでは炎症が及ばないので、レイノー（Raynaud）現象[*1]や末梢の壊死は見られません。

　検査値には、全身の炎症性疾患のため血沈亢進、CRP上昇、γ-グロブリン上昇が見られます。ときに抗大動脈抗体陽性もあります。血管造影も狭窄像をとらえることができ重要な検査ですが、活動期では血栓を形成する恐れもあるので注意が必要です。

　治療は、副腎皮質ステロイドや抗血小板療法により進められます。動脈の狭窄でバルーンによる拡張が可能な場合は経皮的血管形成術が行われますが、狭窄がひどい場合は外科手術を行うこともあります。

*1 レイノー現象：四肢末梢の細動脈に攣縮が起こり、主に指が蒼白、チアノーゼになる現象。

図7 大動脈炎症候群（高安病）の病態

- 大動脈およびその分岐血管の"炎症"から、内腔狭窄によるさまざまな症状が出現する（表1、117頁参照）
- 自己免疫によると考えられている
- 東洋の女性に多い

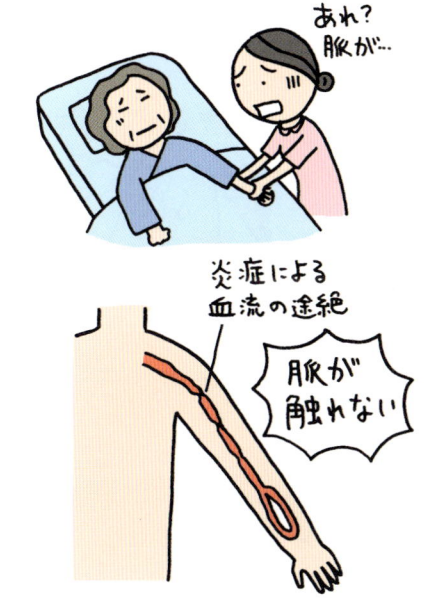

表2 大動脈狭窄に伴う臨床症状

現象	狭窄部位	症状
① 脈が触れない	腕頭動脈 鎖骨下動脈	● 腕頭動脈、鎖骨下動脈に狭窄が起こると、これらの末梢にある橈骨動脈の拍動が触知できなくなる（脈なし病といわれる理由）
② 上肢の血圧の左右差、上肢・下肢の血圧の差	末梢動脈 （上肢・下肢）	● 血管の狭窄度合により、"上肢の血圧の左右差""上肢・下肢の血圧差"が出ることがある ● 四肢の虚血に及ぶと、しびれ感や冷感などの自覚症状が出る
③ めまい、頭痛、失神	総頸動脈	● 脳に行く血流が減るため、中枢神経系は虚血状態になる。脳血流が滞ることで、めまい感や頭痛を訴えることがある（側頭動脈炎の症状に似ているので注意） ● 副交感神経が過剰に反応して、急激な血圧低下から失神してしまうこともある
④ 失明	内頸動脈	● 内頸動脈から分岐している眼動脈に炎症が及ぶ ● 虚血状態になると、網膜が傷害され、失明することもある
⑤ 血圧の上昇、上肢・下肢の血圧の差	下行大動脈	● 腎動脈の血流が減るため、レニン-アンジオテンシン系がはたらき、上肢の血圧は高くなる ● 下肢は狭窄し、上肢ほど血圧は上がらない。上肢と下肢で血圧の差が出る
⑥ 血圧の上昇	腎動脈	● ⑤と同じようにレニン-アンジオテンシン系が賦活される
⑦ 狭心症、心筋梗塞	冠動脈	● 冠動脈の炎症から狭心症、心筋梗塞を招く ● 弁に炎症が及び、大動脈弁閉鎖不全症（AR）に
⑧ 発熱	―	● 全身性の自己免疫疾患と考えられるため、発熱を招きやすくなる ● 全身倦怠感や、易疲労感も出現
⑨ 動脈の拡張、動脈瘤の形成	―	● 狭窄部の前後で、動脈が拡張しやすくなる ● 動脈瘤を形成することもある

代表的な動脈疾患の病態と治療

Point 4 急性動脈閉塞症、上腸間膜動脈閉塞症

図8 急性動脈閉塞症の病態

① 突然の閉塞（血行障害）

原因 塞栓による閉塞

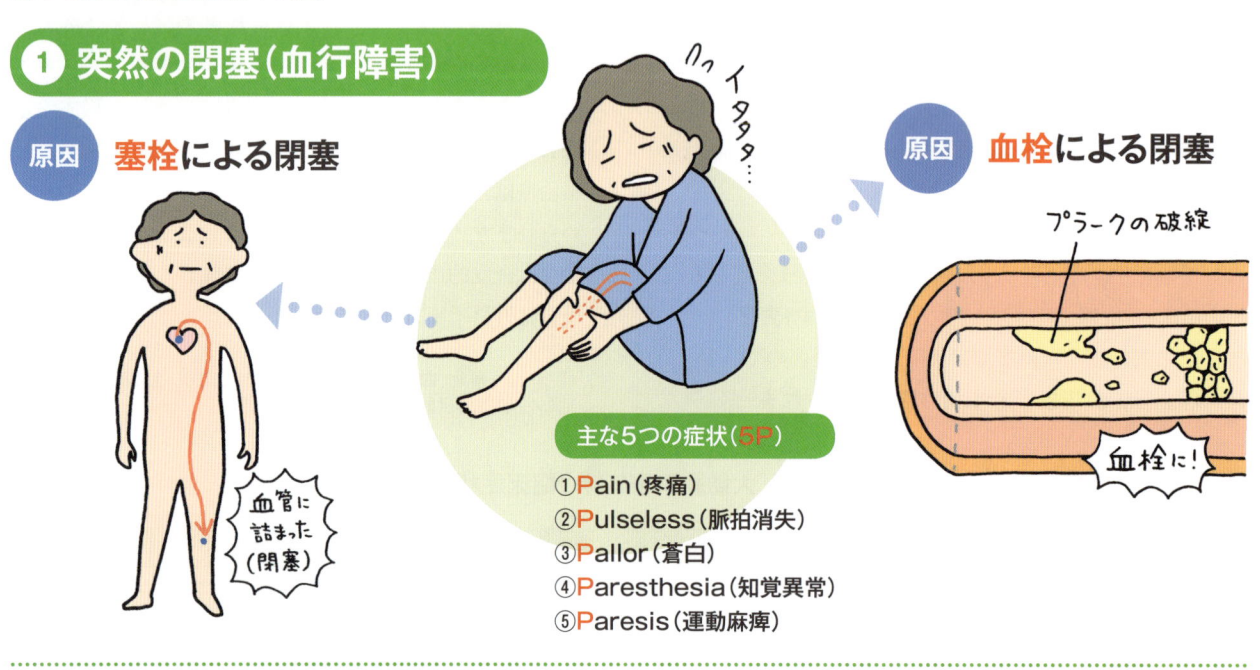

ウッ、イタタタ…

原因 血栓による閉塞

プラークの破綻

血管に詰まった（閉塞）

血栓に！

主な5つの症状（5P）
① **P**ain（疼痛）
② **P**ulseless（脈拍消失）
③ **P**allor（蒼白）
④ **P**aresthesia（知覚異常）
⑤ **P**aresis（運動麻痺）

② 血流再開後も…

血管の遮断

血流が再開

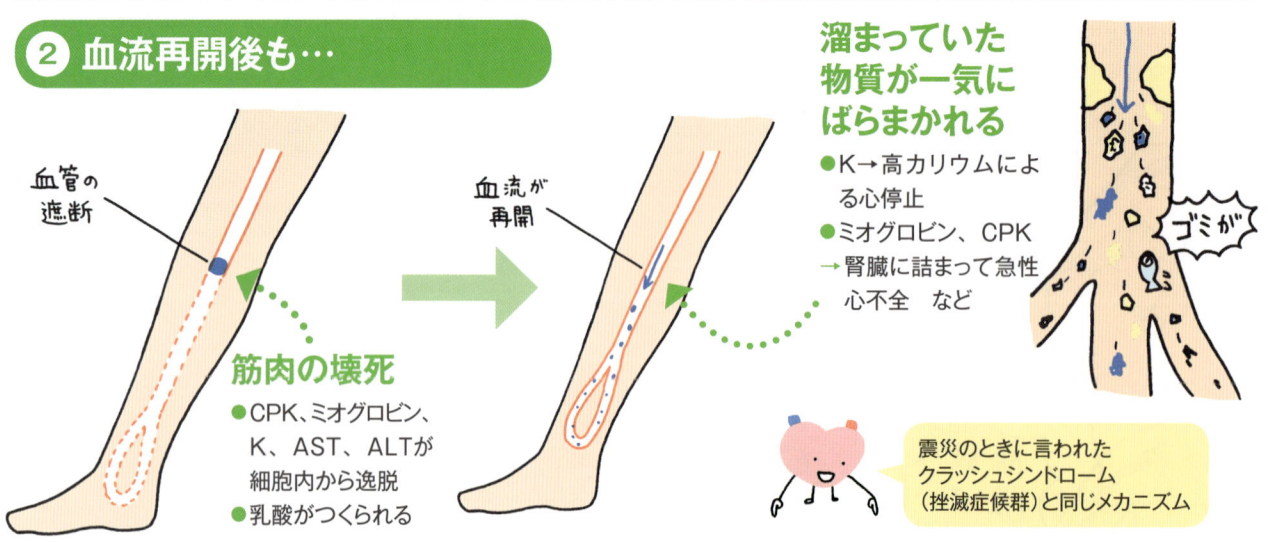

筋肉の壊死
● CPK、ミオグロビン、K、AST、ALTが細胞内から逸脱
● 乳酸がつくられる

溜まっていた物質が一気にばらまかれる
● K→高カリウムによる心停止
● ミオグロビン、CPK→腎臓に詰まって急性心不全　など

ゴミが

震災のときに言われたクラッシュシンドローム（挫滅症候群）と同じメカニズム

丸太が足に乗り、筋肉が挫滅 ▶ 丸太を外したとたん、全身にK、CPK、ミオグロビンなどが血流に乗ってばらまかれる

急性動脈閉塞症とは、手足の太い動脈が"突然"閉塞し、その結果、末梢臓器（この場合は手足の筋肉など）の循環障害をきたす状態です。早期に診断し適切な処置を行わなければ患肢の切断や死亡もありうる、一刻を争う疾患です。

考え方は心筋梗塞と同じです。閉塞の原因は、塞栓と血栓です。塞栓症はその多くが心臓由来で、心房細動や僧帽弁狭窄症（左房内血栓ができやすくなる）、左房粘液腫、あるいは感染性心内膜炎による疣贅（いぼ）などが飛んでいって突然詰まることで発症します。血栓症は、動脈硬化がもとで血栓が生じて起こります。この場合は粥腫の破綻（プラークラプチャーと呼ぶ）で内腔が急激に血栓で詰まって起こります。

特徴は、突然の血行障害です。特に急に起こる塞栓症では側副血行路もなく遮断されてしまうため、激烈な痛みが発症します。その末梢動脈では突然、脈が触れなくなります（図8-①）。また同図にあるように、動脈が突然に詰まった場合に現れる症状として、「急性動脈閉塞症の5P」があるので覚えておくとよいでしょう。

また、筋肉が血管の遮断で壊死し、CPK、ミオグロビン、K、AST、ALTが細胞内から逸脱、また嫌気性代謝でどんどん乳酸がつくられます。その後、血流を再開するとこれらの物質が一気に全身にばらまかれ、高カリウム血症による心停止、ミオグロビンやCPKが腎臓に詰まるため急性腎不全を生じます（図8-②）。これは震災の際に有名になったクラッシュシンドローム（挫滅症候群）の原理と同じです。

上腸間膜動脈に同じような動脈閉塞が起こると、上腸間膜動脈閉塞症になります。上腸間膜動脈は小腸・大腸のほとんどに血液を送っている血管だからこそ（図9）、閉塞により腸管が壊死してしまいます。診断が遅れると大変なことになります。

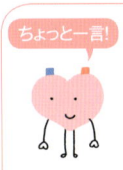

図9 上腸間膜動脈閉塞症の病態

上腸間膜動脈は、小腸や大腸に血液を送る重要な血管！閉塞してしまうと壊死につながる

上腸間膜動脈

ちょっと一言！ "突然の閉塞"が困るなら、側副血行路ができればOK？

これらのように"急性の遮断"ではなく、血管が徐々に細くなった場合は、生体反応として側副血行路（バイパス血管）ができるため、元の血管が詰まってもなんとかなることがあります。
"だったら側副血行路ができるのはよいことでは？"と思うかもしれませんが、これは誤りです。側副血行路は、いわばがけ崩れで通れなくなったため"舗装のされていない、いつもはほとんど使わない道"を使って血液を送っているようなものです。いつまた血液が通れなくなるかもしれません。

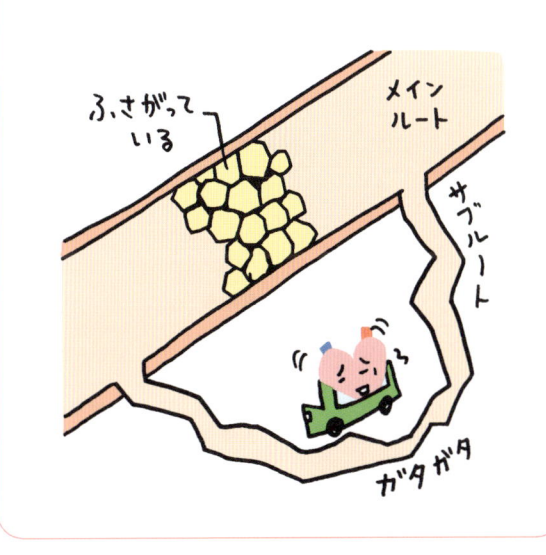

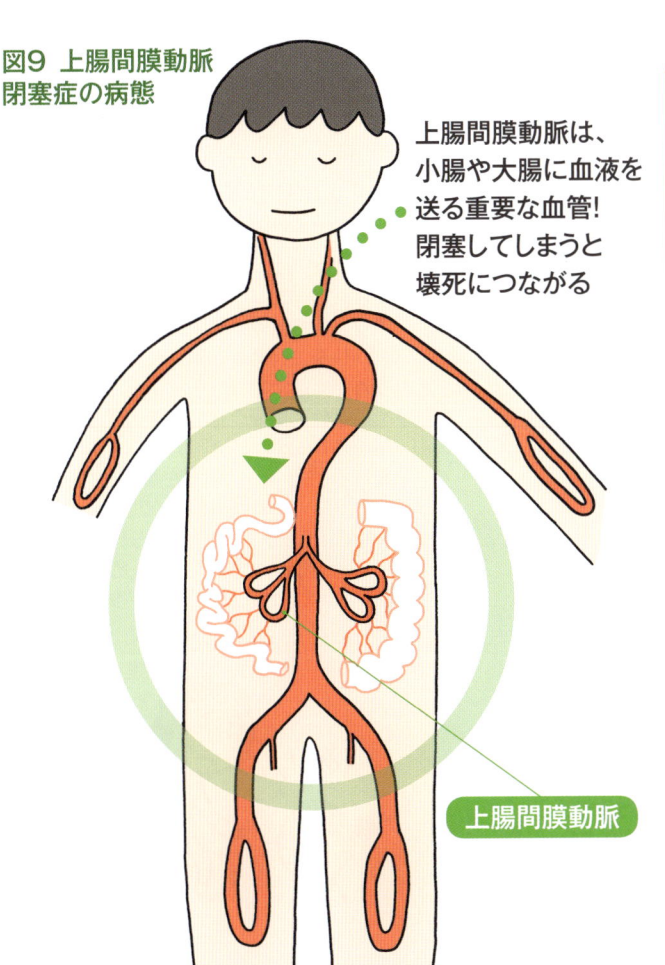

ふさがっている　メインルート　サブルート　ガタガタ

代表的な動脈疾患の病態と治療

Point 5 閉塞性動脈硬化症（ASO）、閉塞性血栓血管炎（TAO）

閉塞性動脈硬化症（arteriosclerosis obliterans：ASO）とは、動脈硬化が原因で、四肢（主に下肢）の血管内腔が徐々に狭窄・閉塞することで末梢組織の虚血をきたす疾患です。徐々に動脈が狭窄するため側副血行路が発達していることが多いでしょう。主に50～60歳以降の男性に発症します。

閉塞性動脈硬化症と診断された場合は、下肢動脈だけでなく、全身の血管にも動脈硬化をきたしている場合が少なくありません。多くは経皮的血管形成術（PTA）による血行再建が可能です。

一方、似たような疾患に閉塞性血栓血管炎（thromboangitis obliterans：TAO）があります。ASOと同じく末梢組織の虚血を呈しますが、小動脈に起こるため、血管が細すぎて血行再建が不可能です。

ASOとTAOの鑑別のポイントを表3に示します。

動脈が詰まると「5P」の症状が出現するのは急性動脈閉塞症と同様ですが、異なるのは、徐々に段階を追って症状が出現することです。例えば運動すると、末梢への

表3 閉塞性動脈硬化症（ASO）と閉塞性血栓血管炎（TAO）の比較

鑑別点	ASO	TAO
病因	動脈硬化症	原因不明の血管炎
治療	血行再建術	交感神経筋切除術
好発年齢	50歳以上	20～40歳でASOより若年者の傾向
性別頻度	男性：90%　女性：10%	男性：95%以上　女性：数%
罹患肢・動脈	下肢≫上肢、大～中動脈	下肢＞上肢、末梢、中～小動脈
間欠性跛行	（＋）60～70%　大腿・臀部	（＋）40～50%　末梢・指趾
遊走性静脈炎	（－）	（＋）30～50%
難治性潰瘍	（＋）20%　疼痛強くない	（＋）50%　疼痛強い
指趾の虚血性変化	（－）	頻発（＋＋）
全身合併症	高血圧、糖尿病、高脂血症、心筋梗塞、脳血管障害	（－）
単純X線像	血管壁の石灰化像	特に異常なし
動脈造影所見	血管壁不整（虫食い）像、狭窄像、閉塞像、拡張像、迂曲像	途絶型・先細り型の閉塞像、樹根状・コルク栓抜き状の側副血行路

千田彰一, 舛形尚編著：循環器診療ポケットマニュアル 第10版. 医科学出版社, 東京, 2013：43.より一部改変して引用

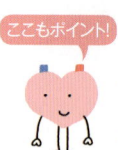

ここもポイント！　ASOと鑑別したい間欠性跛行の起こる疾患

間欠性跛行といえば、以下の2つの疾患を考えてください。
①脊柱管狭窄症：何らかの原因で脊柱管が狭窄。神経が圧迫されて腰痛やしびれで歩けなくなる
②閉塞性動脈硬化症：下肢への血流が途絶えて歩けなくなる

鑑別ポイントは、①は腰を曲げると症状が軽くなり、しびれがあることです。②は、ABIが低下します。喫煙歴の影響も大きいです。あるいは、膝窩動脈・足背動脈が触れない（触れにくい）、足が冷たいなどがあります。

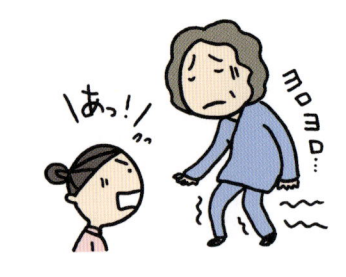

血流不足から足に痛みを生じ歩けなくなりますが(間欠性跛行)、「少し休むと回復する」「痛みが続いて歩けない」など、段階的に進行します。胸痛と似ていますね。

このASO(閉塞性動脈硬化症)を診断する方法でよく使われるものにABI(ankle brachal pressure index、上腕足関節血圧比。ABPIともいう。図10)とPWV(pulse wave velocity、脈波伝播速度。図11)があります。動脈硬化度は、ABIとPWVの数値から総合的に判断する必要があります。

TAOも同様に、ABIとPWVの数値を用いて判定できます。

図10 ABI(上腕足関節血圧比)の測定
- ABIとは、足関節の収縮期血圧を、上腕の収縮期血圧で割った数値
- もともと、正常者を臥位にして下肢と上肢の血圧を測ると、下肢のほうが若干高く出る。つまり普通、ABIの値は1.0を超える
- 動脈に狭窄・閉塞があるとその部分から下は血圧が低下し、結果、ABIは小さくなる
- ABIは死亡率や虚血性心疾患などのリスクとも相関することが示されている

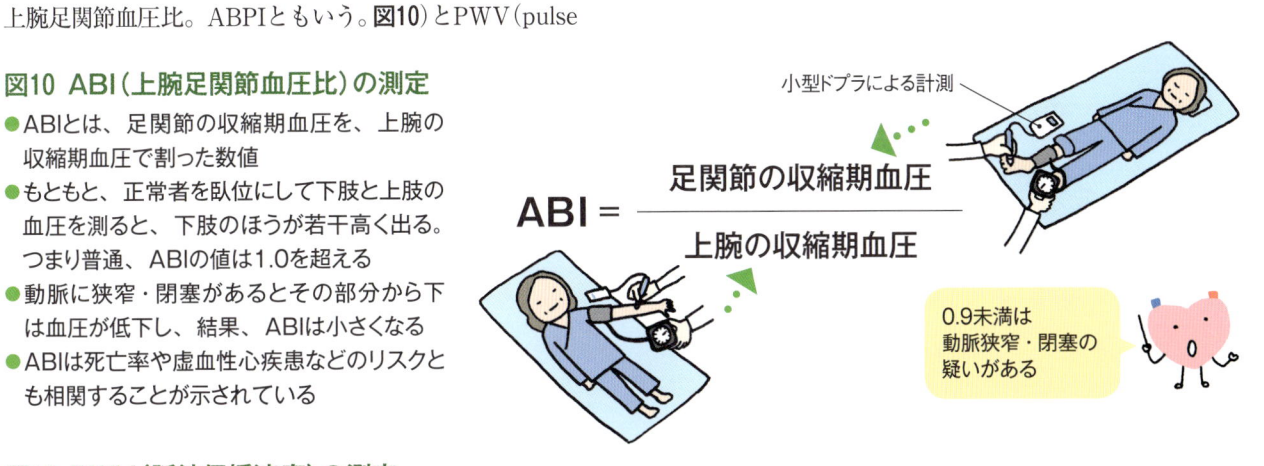

$$ABI = \frac{足関節の収縮期血圧}{上腕の収縮期血圧}$$

0.9未満は動脈狭窄・閉塞の疑いがある

図11 PWV(脈波伝播速度)の測定

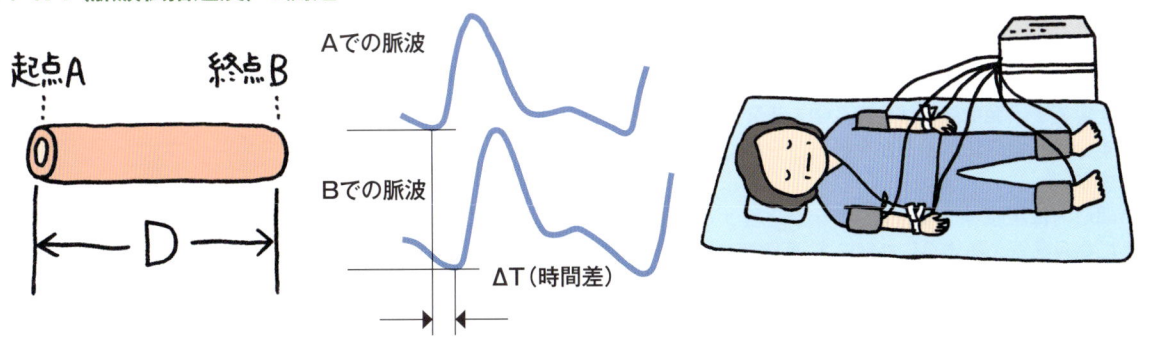

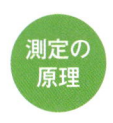

$$PWV = \frac{D \text{ AB間の距離}}{\Delta T \text{ 脈波の時間差}}$$

測定の原理
- 血管腔内のA地点に伝わった脈波が(2点間の距離をDとする)
- B地点に到達するまでにΔT時間かかるとすると、
- D÷ΔTをPWV(脈波伝播速度)と呼ぶ

(フクダ電子株式会社資料を参考に作成)

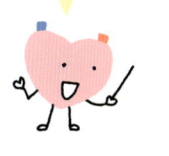

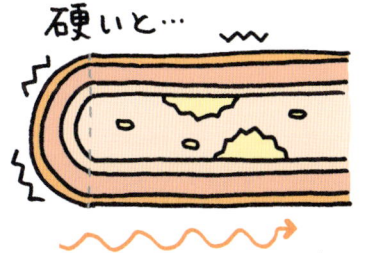

1,400cm/s以上は動脈硬化の疑いがある

硬いと… 脈波(血管を伝わる振動)が速い

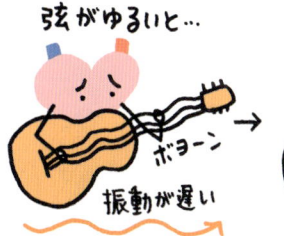

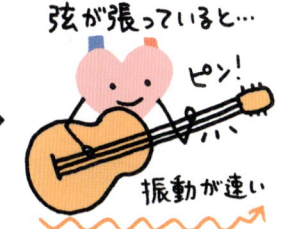

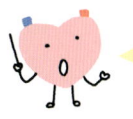

弦がゆるいと… 振動が遅い
弦が張っていると… 振動が速い

脈波(血管を伝わる振動)は、硬いほど速く伝わる!
つまり、脈波の伝播速度から、血管の硬さを類推している

動脈疾患のケアのポイント

入院したら足背動脈の触知を確認

- 入院中に突然下肢に痛みを訴えた場合、脈が触れなくなっていないか確認しましょう。急性動脈閉塞症の可能性もあります。入院時に足背動脈の触知をしっかり確認しておけば安心です。

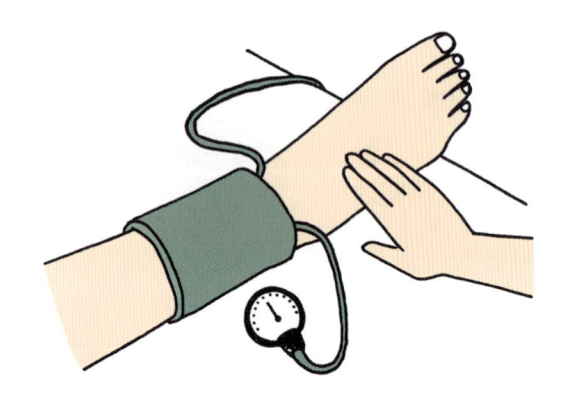

入院時のバイタルサインは重要です

高安病は、別の疾患で入院し、看護師による入院直後のバイタルチェック時に血圧の左右差、無脈などの異常が医師に報告されて発見されることもあります。

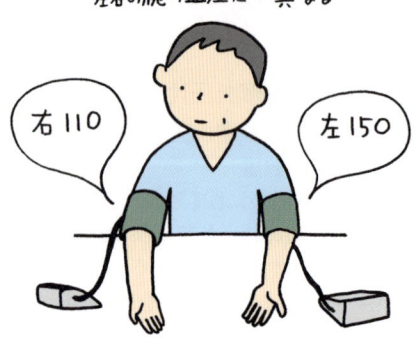

突然の激しい腹痛で、おなかが硬くないなら要注意

- 患者さんが腹痛を訴えた場合、上腸管膜動脈閉塞症であれば大変です。発症直後は七転八倒する激しい腹痛が現れます。それなのに、おなかを触るとやわらかい時期があります。
- 数時間以内に腹膜炎となって、おなかを触って手を離すときに痛みを訴えるようになります（反跳痛）。
- 症状が進むと、顔面蒼白、冷汗、手足の冷感、脈や呼吸が弱くなるなどのショック状態となり、早期に手術しないと死に至ります。

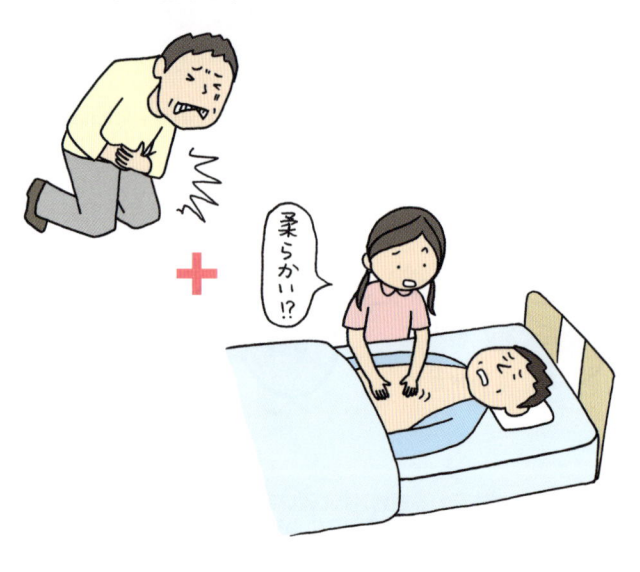

患者と会話するときは声もチェック

- 動脈瘤のある患者さんは、血圧上昇などで突然破裂する可能性があります。また胸部大動脈瘤は嗄声を起こすことがあります。入院前にはきちんと声が出ていたのに、入院後声がかすれていることに気づき、動脈瘤が発見されることもあります。

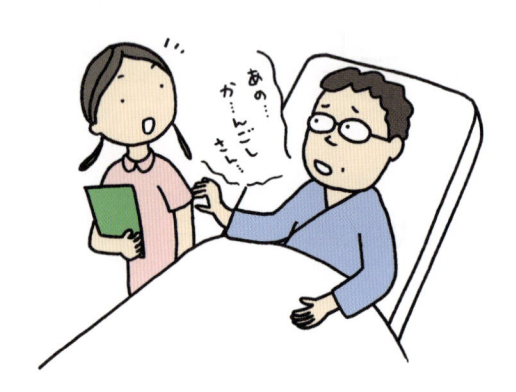

臥位安静は患者にとって苦痛 まめに話しかけて

- 大動脈解離のスタンフォードB型の保存的治療で患者さんが一番大変なのは臥位安静です。
- もともと元気に動ける人が、毎日ベッドの上でごろごろしなければいけないのはとてもつらいものです。ストレス解消のためにも、まめに声をかけてあげてください。

⑧ 静脈疾患

重症度の見きわめが重要
深部静脈の疾患は
命にかかわる

「先生、ちょっと恥ずかしいのですが見てもらえますか。ここです（脚）。以前から血管がボコボコと盛り上がってきていたので友達に相談すると、血の塊ができるから予防のストッキングをはいたほうがいいよと言われて……」

これは私が外来で診察した患者さんの訴えです。最近、足の付け根のあたりも同じように血管が盛り上がってきたそうで、先日入院した妹さんが術後に血栓予防のストッキングを履いていた話や新聞やニュースなどでよく聞くエコノミークラス症候群の話も挙げて、「このまま放っておいたら血の塊ができて脳梗塞になるんじゃないかと心配です」と話されます。

確かに、いろいろな情報が入ると、どの情報が正確なのかもわからず不安ですよね。しかし、この患者さんのような下肢静脈瘤（一次性下肢静脈瘤）の場合、さほど心配ありません。

一方、急変につながる深部静脈血栓症（deep vein thrombosis：DVT）や肺血栓塞栓症（pulmonary thromboembolism：PTE）はそうはいきません。

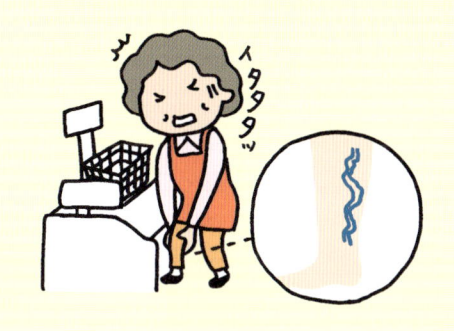

これらの疾患に私が最初に出会ったのは、研修医1年目のころ、ICU研修ではじめて肺血栓塞栓症患者を担当したときのことです。ICUの専任医師が心エコーを行いながら「この画像、よく覚えておいてください」と"かまぼこ状"に変形した左室画像を見せ、肺高血圧の説明をしてくれました。

2番目に出会ったのは、循環器医として働き始めたころです。呼吸苦で来院した患者さんで、はじめは肺炎かと思い胸部X線を撮りましたが明らかな所見はなく、しかしSpO$_2$は低い。そのときに思い浮かんだ病気が肺血栓塞栓症でした。さっそくD-ダイマーと血液ガスを測定。結果、肺血栓塞栓症の可能性が高く、造影CTをしたのですが、明らかな塞栓の画像が得られませんでした。最終的には肺換気血流シンチグラフィを行ったところ、ものの見事に肺換気血流の不一致が確認できました。

肺血栓塞栓症は、軽いものから死に至るものまでさまざまですが、循環器を学ぶうえで切り離せない重要な疾患です。

静脈疾患のメカニズム

Point 1 深部静脈、表在静脈に炎症や血栓が起こる

血管には動脈と静脈がありますが、いちばんの違いは静脈には弁があることです（図1）。

また静脈は、走行位置によって大きく2つに分かれます。私たちが採血で利用する表在静脈と、もう1つは深部静脈です（図2）。

深部静脈は、静脈血を上方（心臓）へ送る重要な役割を担っています。深部静脈の一方向弁は血液が逆流するのを防ぎ、深部静脈を取り囲む筋肉は静脈を圧迫して静脈内の血液を上方へ絞り出す手助けをします（筋ポンプ作用、図3）。

一方、表在静脈は血液を心臓へ運ぶのにわずかな役割しか担っていません。深部静脈と同様に弁がついているものの"筋肉にとり囲まれていない"ため、押し上げられることはなく、結果、深部静脈よりもゆっくり流れています。

表在静脈を流れる血液のほとんどは、深部静脈と表在静脈をつなぐ多数の連結静脈を通って深部静脈に流れ込んでいます。なお連結静脈も一方向弁があり、逆方向へ流れることはできません。

例えば下肢静脈瘤は、これら表在静脈や連結静脈の弁が壊れた状態で起こります。表在静脈の中にある弁に、立位で仕事をすることなどで負担がかかり、弁が壊れてきて血液の逆流が生じます。すると足先に向かって血液がどんどん下がり、静脈の負担が増加、さらにどんどん拡張、弱いところが蛇行してきたり瘤状になってきたりする……といった機序です。しかしなぜ静脈弁が壊れるかは、結局よくわかっていません。

図1 動脈・静脈の役割と静脈弁

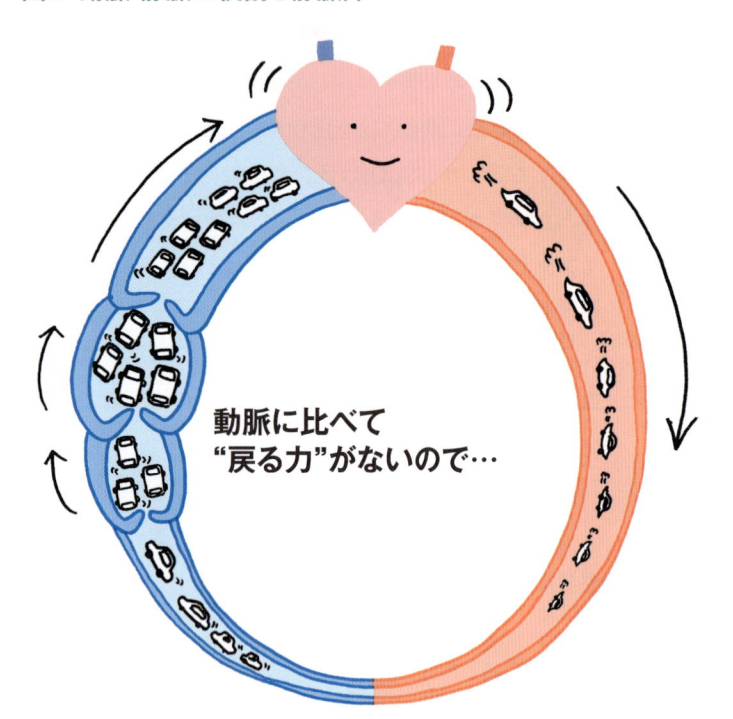

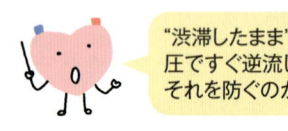

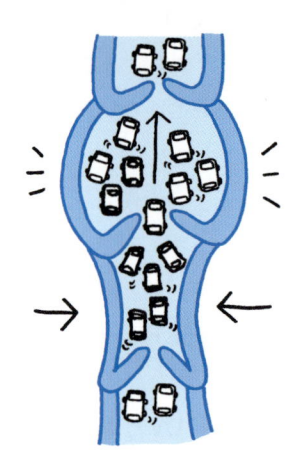

動脈に比べて"戻る力"がないので…

"渋滞したまま"では圧ですぐ逆流してしまう。それを防ぐのが静脈の弁！

周囲から押される力で静脈弁を開いて還流させている

図2 深部静脈と表在静脈

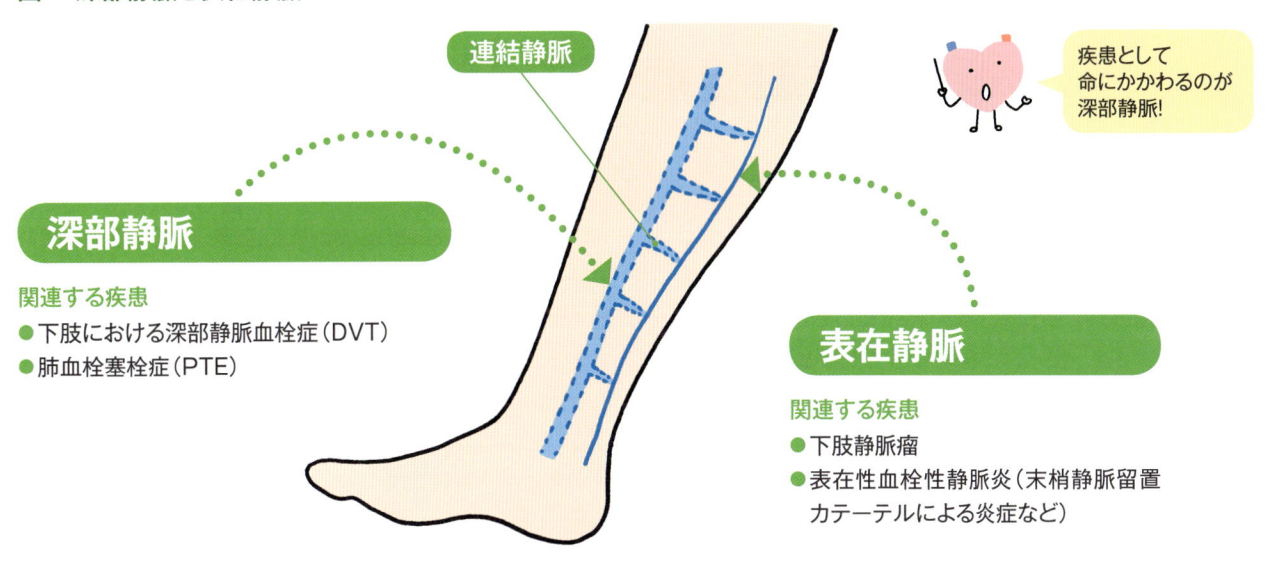

連結静脈

疾患として命にかかわるのが深部静脈!

深部静脈
関連する疾患
- 下肢における深部静脈血栓症（DVT）
- 肺血栓塞栓症（PTE）

表在静脈
関連する疾患
- 下肢静脈瘤
- 表在性血栓性静脈炎（末梢静脈留置カテーテルによる炎症など）

図3 筋ポンプ作用

- 強靭なふくらはぎの筋肉は特に重要であり、1歩ごとに深部静脈を圧迫する
- 下肢から心臓へ向かう血液の90％以上は、深部静脈によって運ばれるといわれる

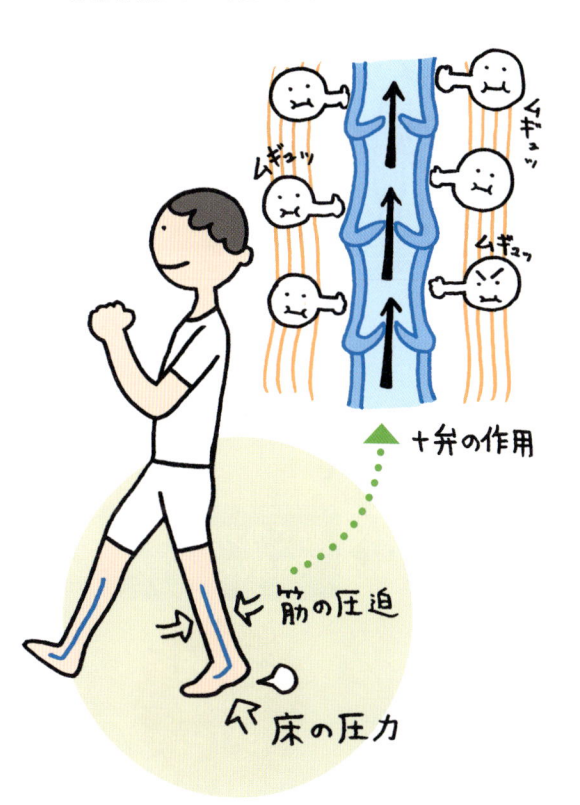

ムギュッ / ムギュッ / ムギュッ
+弁の作用
筋の圧迫
床の圧力

ちょっと一言！ 静脈血栓症と血栓性静脈炎の違いは？

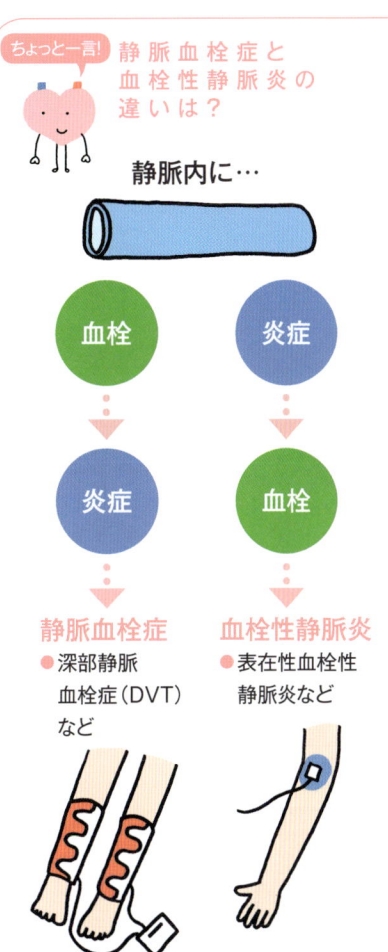

静脈内に…

血栓 → 炎症 → **静脈血栓症**
- 深部静脈血栓症（DVT）など

炎症 → 血栓 → **血栓性静脈炎**
- 表在性血栓性静脈炎など

「静脈血栓症」と「血栓性静脈炎」は混乱しやすい疾患です。

臨床的には、深部静脈に起こる"深部"静脈血栓症が多いこと、表在静脈に起こる"表在性"血栓性静脈炎が多いことを覚えておきましょう。

なお、血栓性静脈炎は局所性の熱感や疼痛（索状物を触れる）を生じますが、特に問題なく、NSAIDsなどで対症療法する場合が多いでしょう。身近な例としては、末梢静脈に留置しているカテーテルなどによって血管の走行に沿ってまわりに発赤などを伴い起こるものや、抗がん剤投与で静脈およびそのまわりに炎症を伴い起こるもの（血管外漏出）などです。

下肢静脈瘤に伴う血栓性静脈炎も、血栓性静脈炎の1つです。見た目は蜂窩織炎に非常に似ており、鑑別の難しい疾患です。

代表的な静脈疾患の病態と治療

Point 1　深部静脈血栓症（DVT）

　深部静脈血栓症（deep vein thrombosis：DVT）は、血液の流れが滞ることと、血液の凝固異常が基本の病態です（図4）。

　症状としては、例えば血栓ができて脚の血管が詰まったとすると、患肢には比較的急激に腫脹と疼痛が出現します。その後、表在静脈から深部静脈へ血液が戻れなくなり、表在静脈が怒張します（二次性静脈瘤）。初めは皮膚が蒼白になり、その後血栓が拡がり青色になります。

さらに進行すると患肢は壊死を起こし、また血栓が肺に飛べば肺血栓塞栓症となります（図5）。

　血栓の状態は静脈エコー、造影CTにより観察されます。また、血液検査としてD-dimerを測定します。D-dimerの値が低いと肺血栓塞栓症が否定され、逆にD-dimerが高いと深部静脈血栓症や肺血栓塞栓症を疑わなければなりません。検査方法（キット）により多少違いがあるものの、D-dimerが「1」以上なら疑う必要があります。

図4　深部静脈血栓症（DVT）の病態

危険因子①
血液凝固能亢進
- 手術
- 心不全
- 脱水（凝固亢進）
- 経口避妊薬を服用中（副作用として血液凝固能異常）
- 抗リン脂質抗体症候群*

危険因子②
血流停滞
- 長期臥床
- 旅行（長時間の飛行機）
- 妊婦

危険因子③
血管内皮障害
- カテーテル留置（血管内皮損傷）

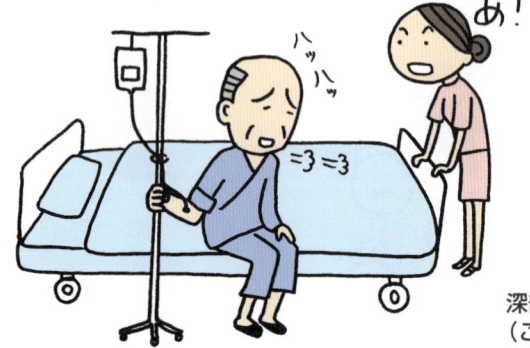

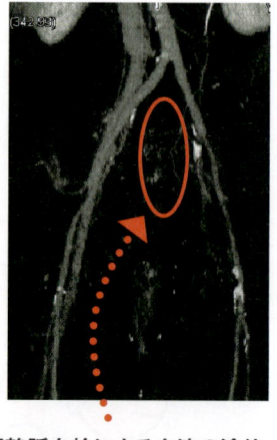

深部静脈血栓による血流の途絶（この血栓が肺に飛ぶと肺血栓塞栓症に！）

図5　DVT病態悪化のメカニズム

深部静脈内に血栓ができる　→　血流によって肺に運ばれる　→　肺動脈が詰まる　→　肺でのガス交換ができない

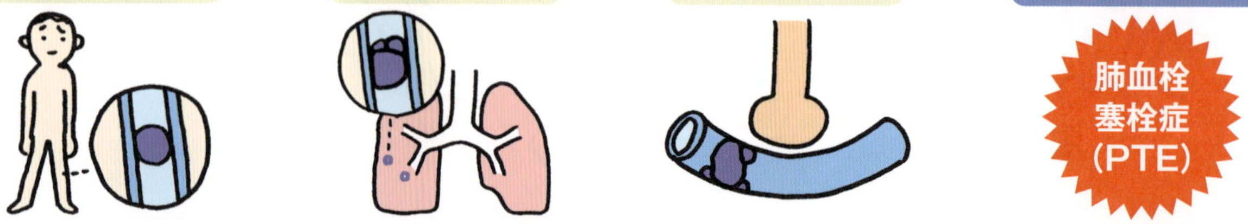

肺血栓塞栓症（PTE）

*抗リン脂質抗体症候群（APS）：自己免疫疾患の1つ。自己抗体ができることによって全身の血液が固まりやすくなり、動脈塞栓や静脈塞栓を繰り返す疾患。医師が血液検査で「抗カルジオリピンIgG」「IgM抗体」を調べていたら、この疾患を疑っていると考える。

深部静脈血栓症の予防・治療法を表1に示します。また薬物療法では、抗凝固療法（ワーファリンやヘパリン）、血栓溶解療法（ウロキナーゼ）、外科的にはカテーテルによる血栓摘除術、下大静脈フィルター（図6）の留置があります。

表1 深部静脈血栓症（DVT）の予防・治療法

方法	目的
術後の早期離床	●筋ポンプ作用を導く
弾性ストッキングの着用	●圧迫により、表在静脈の血流を深部静脈に集める ●圧迫により静脈を狭くして、深部静脈の血流が速くなるようにして、血栓を形成しにくくする
マッサージ	●筋肉を使う代わり
フットポンプの使用	

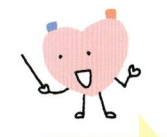

> DVT予防における弾性ストッキングの目的は血流を深部静脈に集めること！

図6 下大静脈フィルター

- 深部静脈血栓由来の急性肺塞栓症の予防目的として使用される医療器具（写真は下大静脈フィルターの一例）
- カテーテルを挿入してフィルターを下大静脈に留置し、血栓をトラップする

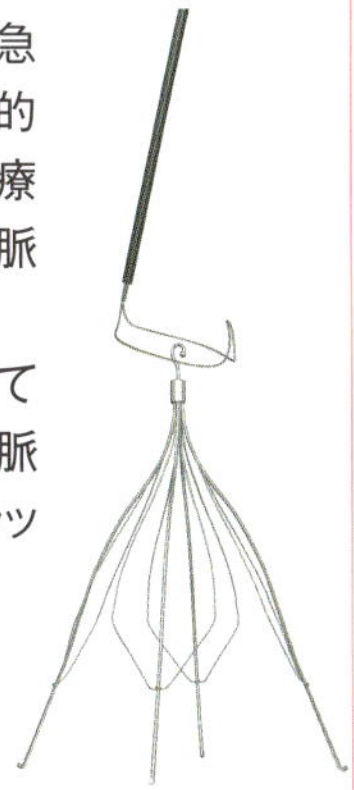

フィルター留置例

下大静脈（腎静脈分岐の手前）にフィルターを留置した

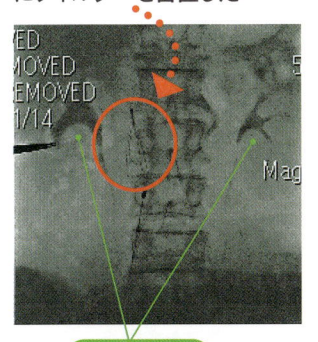

腎臓

ここもポイント！　下肢血圧測定時の"痛み"でDVTが見つかることもある！

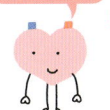

ときどき下肢にマンシェットを巻いて血圧を測ることがあります。もともと下肢は上肢に比べて血圧を測る際に痛みを覚えやすいのですが、あまり加圧していないのにとても痛がることがあります。

特に加圧によって腓腹筋に痛みが生じる場合、要注意です。これはLowenberg徴候といって、深部静脈血栓症で見られる症状です。以前、看護師の"ちょっと痛みがおおげさ過ぎないかなぁ"という報告から、深部静脈血栓症が判明したことがあります。

なお解剖学的には、右総腸骨動脈が左総腸骨静脈と交差する部分で物理的に静脈が圧迫され、血栓ができやすくなります（腸骨静脈圧迫症候群、左腸骨静脈に血栓ができる）。そのため右下肢より左下肢に深部静脈血栓ができやすいのです。

DVTのサイン

腓腹部を圧迫して痛みを感じる
＝Lowenberg徴候

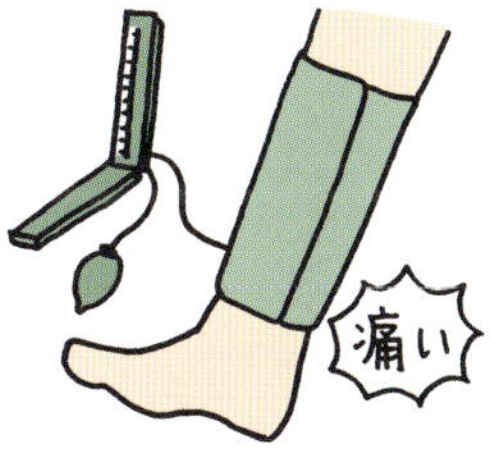

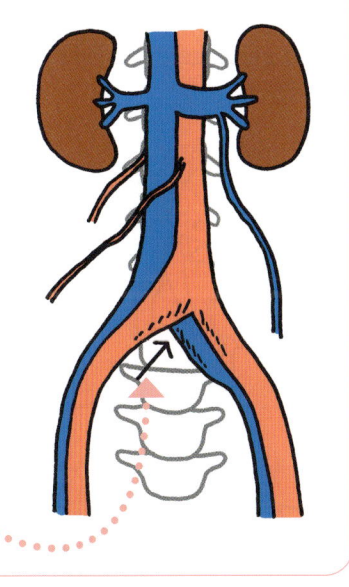

- 左腸骨"静"脈は右腸骨"動"脈と腰椎に挟まれており、血栓ができやすい
  ＝左下肢に深部静脈血栓（DVT）が発生しやすい

代表的な静脈疾患の**病態と治療**

Point 2 下肢静脈瘤

下肢静脈瘤は、表在静脈が屈曲・蛇行・内腔が拡張した状態となったものです。そのほとんどが表在静脈の弁機能不全に起因します。

静脈瘤は重力の影響を受けやすい下肢の表在静脈に好発し、特に立位の作業時間が長い女性に多く見られますが（図8）、安全な疾患です。静脈瘤が痛くなれば血栓ができている証拠で、血栓性静脈炎へと移行します。またその結果として起こるうっ滞性潰瘍もあるので、注意が必要です。

検査はトレンデレンブルグ検査やペルテス検査などもありますが、今はほとんどが静脈エコーで診断されます。

原因は静脈弁の部分（128頁）で解説しましたので、そちらを参考にしてください。

治療については、静脈瘤が悪化しないように弾性ストッキングを装着します（保存療法）。これは、深部静脈血栓症（DVT）での予防と異なり、下肢に適度な圧力を加えることで表在静脈に余分な血液が溜まることを防ぐのが目的です（図9）。

その他の治療として、硬化療法（血管に人工的に炎症を起こし血管をつぶす）ストリッピング手術（静脈除去手術）や高位結紮術（静脈を結紮する）があります。

図8 下肢静脈瘤の特徴

- 立位で顕著になる
- 中年以降の女性に多く、立ち仕事、肥満、妊娠で悪化
- 下肢のだるさ、つっぱり感、疼痛があり、長時間の立位で悪化。特に夕方になると症状が顕著になる（日内変動：午後から夕方にかけて症状が強くなる。朝が一番軽い）
- 夜間にこむら返りを起こしやすい
- 左右差がある

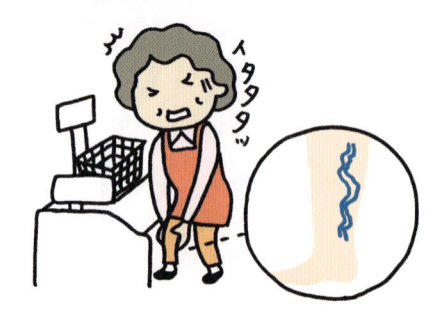

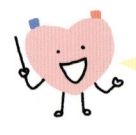

経過が長いとうっ滞性皮膚炎（皮膚の肥厚、色素沈着、潰瘍）を生じることがあり、手術が必要になる

図9 下肢静脈瘤（一次性）における弾性ストッキングの役割

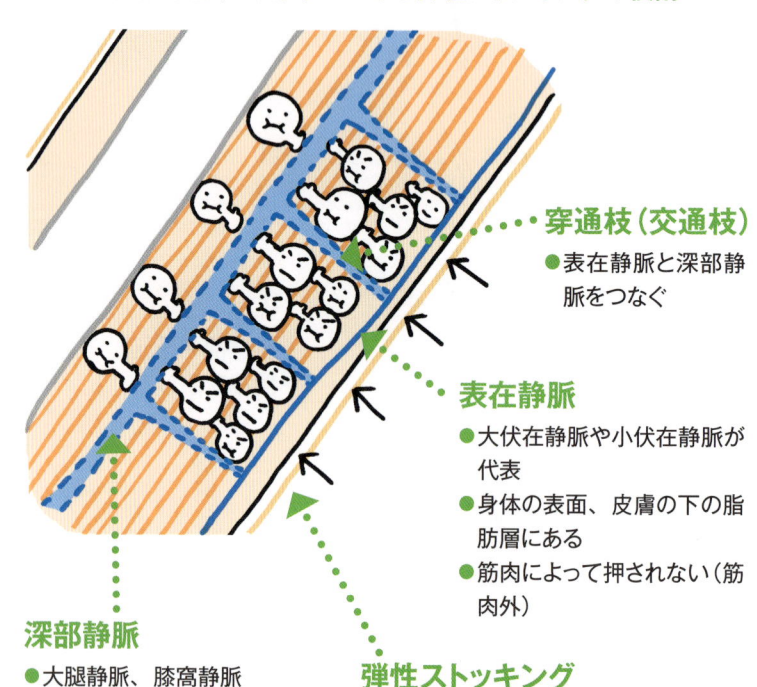

穿通枝（交通枝）
- 表在静脈と深部静脈をつなぐ

表在静脈
- 大伏在静脈や小伏在静脈が代表
- 身体の表面、皮膚の下の脂肪層にある
- 筋肉によって押されない（筋肉外）

深部静脈
- 大腿静脈、膝窩静脈
- 身体の深部、筋肉内にある

弾性ストッキングによる圧迫
- 圧力を加え、表在静脈に"余分な血液"が溜まることを防ぐ

代表的な動脈疾患の**病態**と**治療**

Point 3 肺血栓塞栓症（PTE）

肺血栓塞栓症[*1]（pulmonary thromboembolism：PTE）とは、静脈血中に生じた塞栓子が血流に乗って肺動脈を閉塞し、その結果、急性あるいは慢性に肺循環障害をきたすことによって起こり、さまざまな症状を起こす疾患です。その主な原因を図10に示します。

突然の呼吸苦で診断されることが多いのですが、特に知っておいてほしいのは、肺血栓塞栓症の場合「PaO_2の低下に加え$PaCO_2$の低下→呼吸性アルカローシスになる」という病態です。肺の有効血管床（肺で血液を酸素に交換できる肺胞の数・面積）減少により、代償性に過換気が生じるからです。

肺血栓塞栓症は血栓の大きさにより、急速でしかも広範囲なものから、微小血栓が原因で自覚症状もなく慢性に経過するものなどさまざまです。そのため症状は、無症状からショックまで多岐に渡ります。

これ以外にも症状として、息苦しさを伴う不安感、咳嗽、血痰、喀血、意識消失、チアノーゼなどがあります。特に大きな血栓が突然に肺動脈を大きく閉塞させると、急性肺性心や肺高血圧[*2]によるショックを招きます（図11）。

図10 肺血栓塞栓症の原因

3大要因
- 血流のうっ滞
- 血管障害
- 血液凝固能の亢進

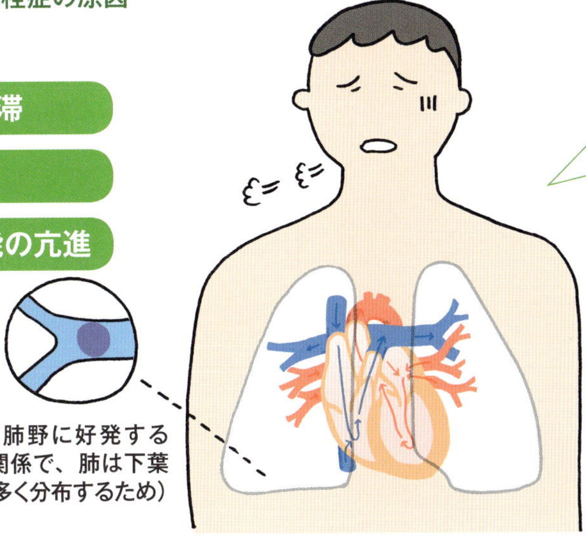

血栓は下肺野に好発する（重力の関係で、肺は下葉に血液が多く分布するため）

直接的な原因は…

最大の原因
下肢深部静脈血栓症（約75%）

他にも、以下が原因となりうる
- うっ血性心不全
  （心臓の動きが悪いと、心臓内に血栓ができやすい）
- 妊娠、出産、産褥、ピル
  （産婦人科には肺塞栓はつきもの）
- 不動
  （エコノミークラス症候群）
- カテーテル留置、四肢麻痺、ギプス固定、骨折、外傷、手術、肥満
  （動かない状態では血栓ができやすい）
- がん
- プロテインC、プロテインS欠損症
- 抗リン脂質抗体症候群
- 脱水

表2 肺血栓塞栓症を疑うヒント

症状	● 突然の呼吸困難 ● 突然の胸痛
検査・所見	● 胸部X線が一見正常に見えるのに、SpO_2低下が著明 ● 血液ガスでPaO_2と同時に$PaCO_2$も低下傾向（つまり、CO_2ナルコーシスの反対の状態。通常、CO_2ナルコーシスでは$PaCO_2$は上昇する） ● 下腿の太さに左右差がある

[*1] 肺血栓塞栓症：「肺塞栓」という言葉とほぼ同様。ただ、梗塞の原因の多くが"血栓"によるものであるため、肺血栓塞栓症と記載されることが多い。

[*2] 肺高血圧：一般的には、安静臥位での平均肺動脈圧が25mmHgを超える場合をいう。

代表的な静脈疾患の病態と治療

図11 肺血栓塞栓症による病態の悪化メカニズム

例えば **三尖弁閉鎖不全** が起こるのは…

- 血栓により肺血管床の25％以上が閉塞
- 肺に入ってくる血流の循環が滞る
- 代償するために、右室圧や肺動脈圧が上昇
- 右室圧が増大すると右室腔は拡大し、右室収縮は低下（右心機能の低下）
- 右室腔が拡大するため、三尖弁輪の拡大も生じる
- 三尖弁閉鎖不全（逆流）へ

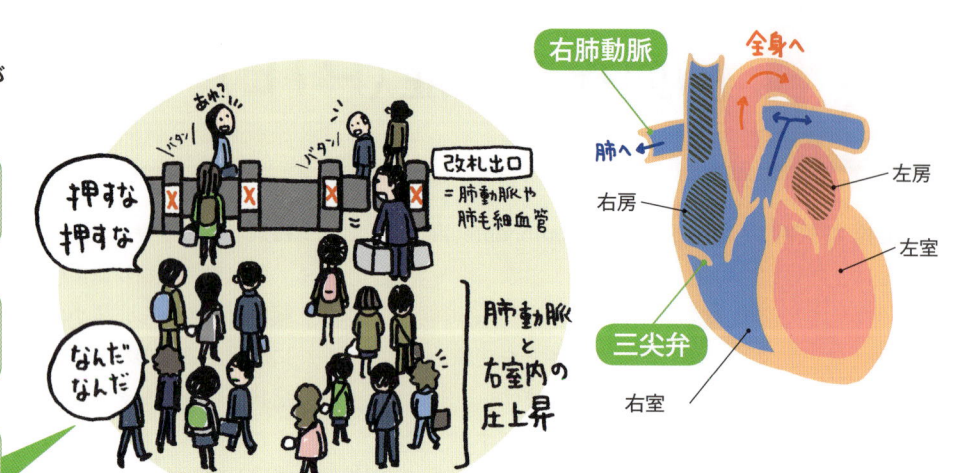

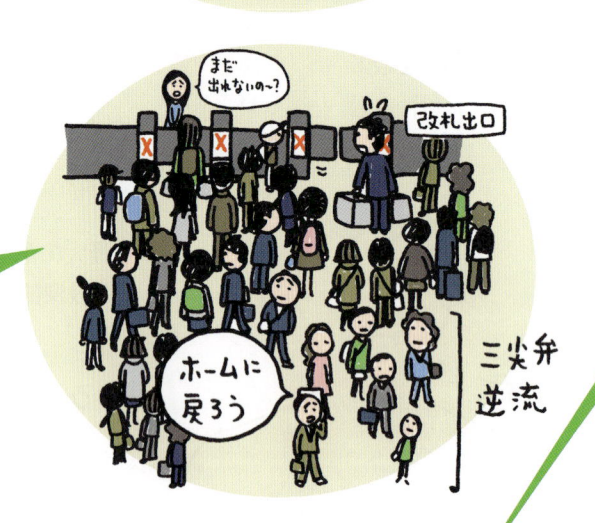

例えば **ショック** が起こるのは…

- （左の病態の途中で）右室圧が著明に上昇
- 心室中隔が左室側に圧排される
- 左室は半月〜三日月状に
- 左室の拡張が障害されるため、左室の拡張末期容量が減少
- 左室からの1回拍出量が低下
- 右室での代償では追いつかない
- ショック（〜心停止へ）

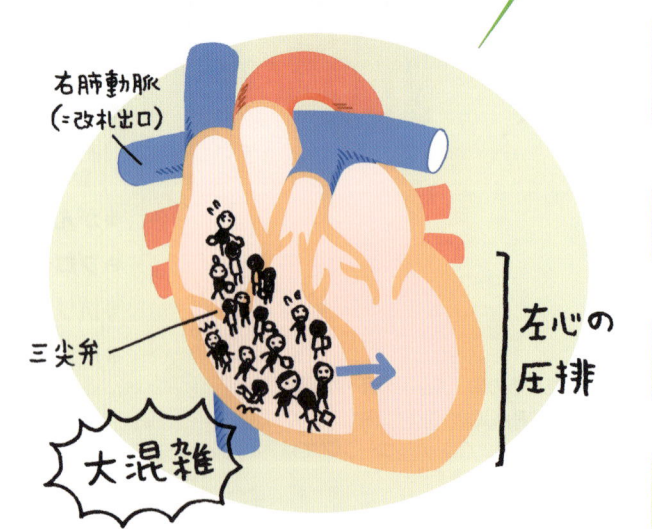

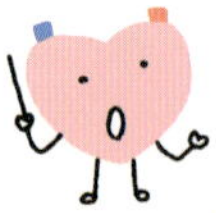

さらに悪化して肺梗塞（肺組織に出血性壊死を起こした状態）へと進む場合もあるが、肺は肺動脈と気管支動脈により"二重の血液供給"を受けているため、ただちに肺組織の壊死とはなりにくい（肺塞栓症の10％以下）。

肺血栓塞栓症の主な身体所見は、「過呼吸」「頻脈」「心音におけるⅡP亢進」です（**図12**）。

　確定診断は、肺血管造影や、肺血流シンチグラムと換気シンチグラムのミスマッチ（データの合わなさ）をみるなどで行います。

　胸部X線上はナックルサイン（左右の肺門部の肺動脈陰影が拡大する）や肺血管陰影低下を認めます（**図13-①**）。

　心エコーでは右室圧が上昇する所見として、右室に押された左室が短軸で、"かまぼこ形"や"三日月"のように見えます（**図13-②**）。

　肺機能ではA-aDO₂*³の増大が見られます。診断のための選択的肺動脈造影（カテーテル造影）は現在あまり行われなくなってきました。

　心電図上は、肺血栓塞栓症になると右心系に負荷がかかることから、一般的な心電図負荷として右軸偏位、右脚ブロックなどの右心負荷や、肺性P、右側胸部誘導のST変化や陰性T波が見られます。

　そして古典的に有名なのが、第Ⅰ誘導で深いS波、Ⅲ誘導で異常Q波と陰性T波が見られる場合があることです。これを特に「ＳⅠＱⅢＴⅢ」と呼び、肺血栓塞栓症を疑う所見としてよく知られています（**図14**）。

　D-ダイマーをはじめとして、その他の凝固系血液検査もします（FDP、ATⅢなど）。

　血液ガスデータとしては前述のように、PaO₂低下およびPaCO₂低下を確認します。

　治療は、血栓を溶解することが治療方針となります。そのため、ヘパリン、ワーファリン、t-PA、ウロキナーゼなどの投与を行います。また酸素投与も行います。

　予防としては、深部静脈血栓症からの肺血栓塞栓症を防ぐ目的で下大静脈フィルターを使用することもあります。

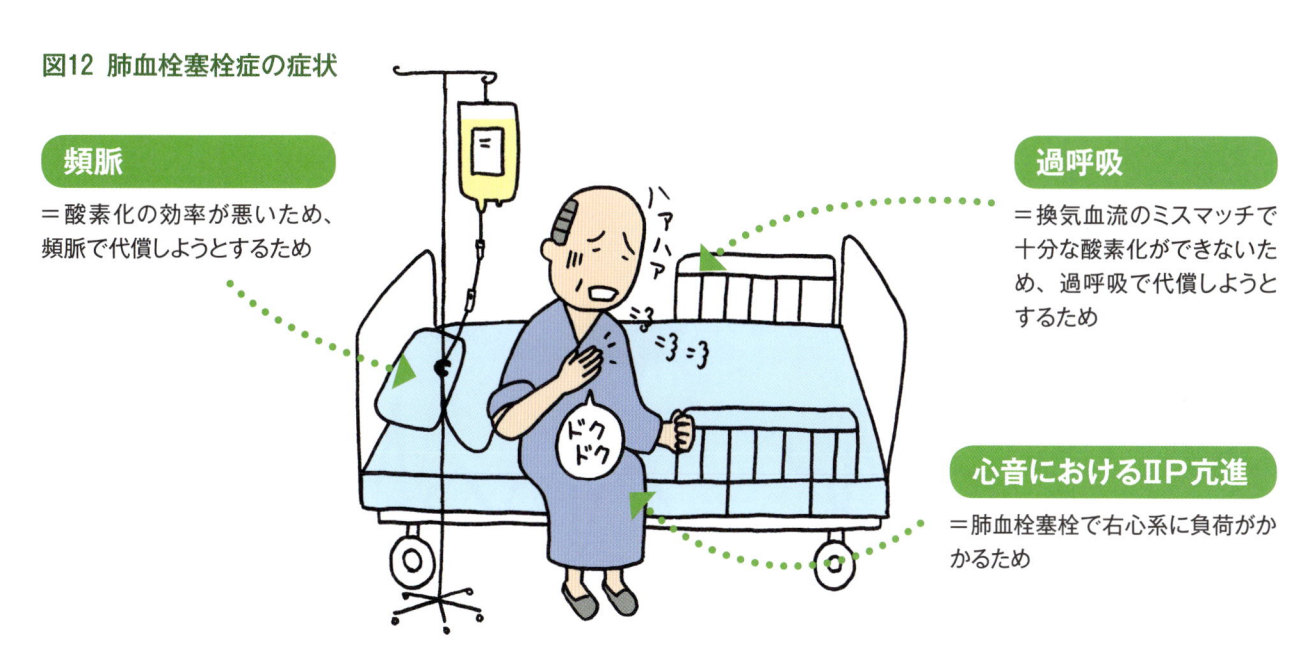

図12 肺血栓塞栓症の症状

頻脈
＝酸素化の効率が悪いため、頻脈で代償しようとするため

過呼吸
＝換気血流のミスマッチで十分な酸素化ができないため、過呼吸で代償しようとするため

心音におけるⅡP亢進
＝肺血栓塞栓で右心系に負荷がかかるため

ここもポイント！ ＰａＯ₂低下！ 原疾患にも起こる影響

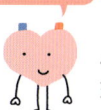

　肺塞栓症でPaO₂（血液ガス検査でチェックする）が40Torr以下になると、心筋虚血による頻脈、不整脈が出現しやすくなります。

　もちろん、心不全や肺炎などの低酸素状態の患者さんでも不整脈が出やすくなります。看護師は低酸素状態に常に注意を払いましょう。

*³ A-aDO₂：二酸化炭素は拡散能が優れていて酸素の約20倍もあるため、"肺胞気中の分圧"と"動脈中の分圧"が等しくなる（P_ACO₂＝PaCO₂）。これに対して拡散能が比較的低い酸素は、肺胞気中の分圧と動脈血内の分圧の間に較差が生じることとなる。これを「肺胞気・動脈血酸素分圧較差（A-aDO₂）」と呼ぶ。つまり、A-aDO₂＝P_AO₂−PaO₂となる。この値は10Torr以下が正常である。

代表的な静脈疾患の病態と治療

図13 胸部X線、心エコーの特徴

① 胸部X線上の特徴

通常の肺門部の描出

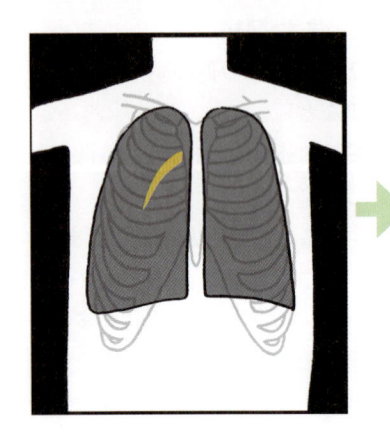

肺高血圧により、肺門部が太く短く見える

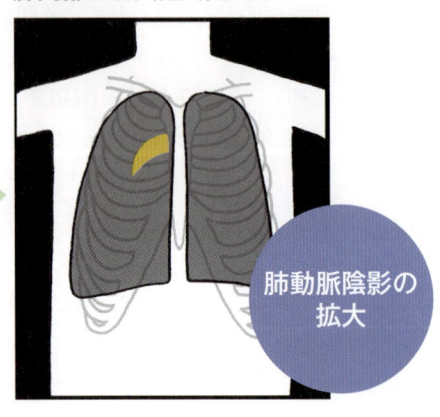

肺動脈陰影の拡大

② 心エコー上の特徴

左室が押されている

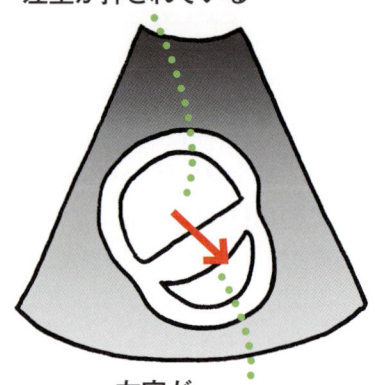

左室がかまぼこ形、三日月形に

図14 肺血栓塞栓症における心電図上の特徴

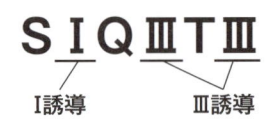

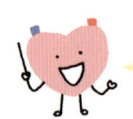

S I Q Ⅲ T Ⅲ
Ⅰ誘導　　Ⅲ誘導

肺血栓塞栓症のすべての患者に見られる特徴ではないが、この「S IQⅢTⅢ」の場合は肺血栓塞栓症が疑われる

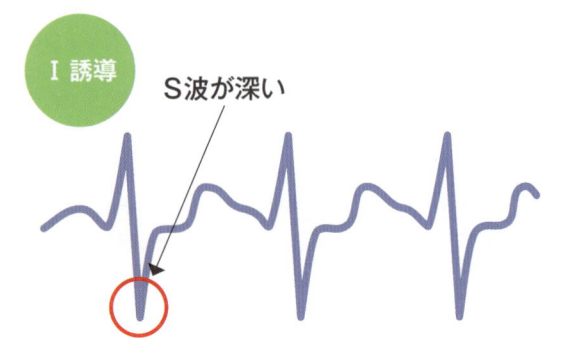

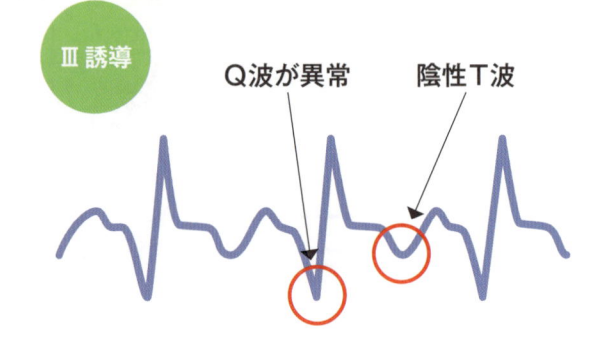

Ⅰ誘導　S波が深い

Ⅲ誘導　Q波が異常　陰性T波

ここもポイント！ 急激に詰まれば"急性"肺血栓塞栓症、血栓を長く保持している場合は"慢性"肺血栓塞栓症

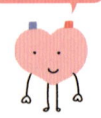

　新しい血栓により肺の血管が急激に詰まった場合を、「急性肺血栓塞栓症」といいます。急性例の多くは、血栓を溶かす薬で治療します。
　この血栓を溶かすはたらきは人間の身体の中にも存在し、自然に血栓が溶けることもありますが、何度も急性の発作を繰り返す例や、十分な治療がされないなどで少なくとも6か月以上血栓が溶けずにそのまま存在する場合を、「慢性肺血栓塞栓症」といいます。

　慢性肺血栓塞栓症の場合、血栓は器質化して固くなっており、血栓を溶かす薬などの内科的治療はできません。この状態で徐々に悪化していき、肺血栓塞栓症性肺高血圧症へと進みます。以前はこの肺高血圧症＝死に至る疾患でしたが、最近は、一部の症例で手術により固くなった血栓（器質化血栓）を取り除くことで肺高血圧が改善し、長期生存もできるようになりました。

静脈疾患のケアのポイント

DVTは急激な腫脹と疼痛の出現に注意
呼吸状態は常にチェック！

- 患者回診の際、深部静脈血栓症（DVT）のリスクのある患者さんは、片方の足が急に腫れたり痛みを訴えないか注意しましょう。
- 特に呼吸苦も重なれば肺血栓塞栓症を疑い、早急に医師に連絡することが必要です。

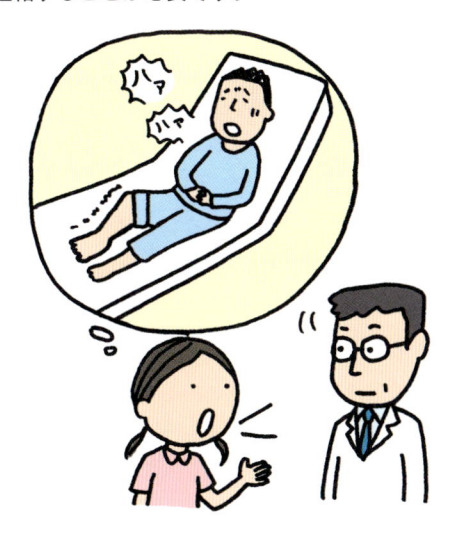

下肢静脈瘤は良性疾患
きちんと説明して不安を取り除こう

- 下肢静脈瘤は良性疾患ですが、"瘤"という言葉のせいか、「血管が破裂して死んでしまうのではないか」と心配する患者さんがいます。きちんと診断されているのであれば、質問されたら、「これは下肢静脈瘤といって、命にかかわらない病気ですから安心してください」と説明してあげてください。

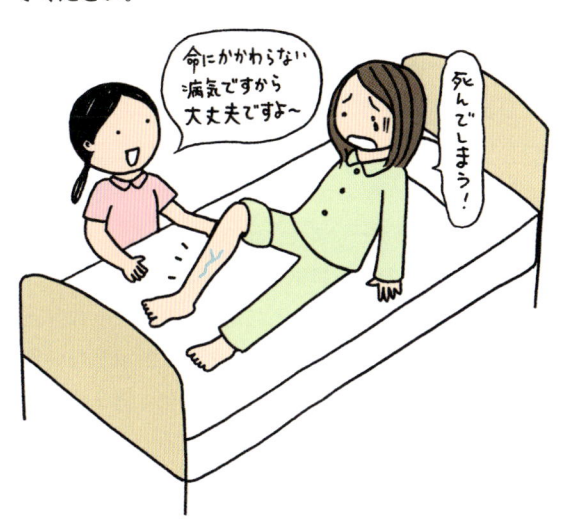

リスクの把握と予防が大切
妊婦や術後は特に注意を

- 術後や妊婦はDVTや肺塞栓を起こしやすいといわれています。長期安静臥床からの動き始めが特に危険なので、注意しましょう。

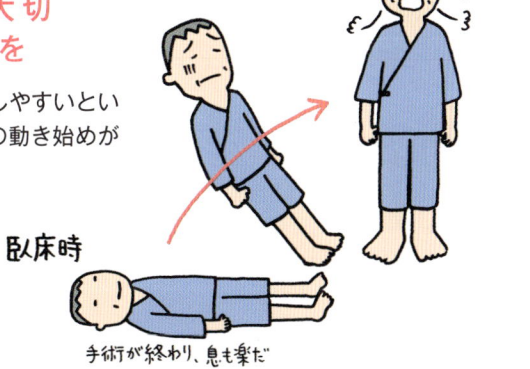

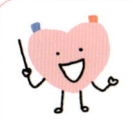

どんなことも身につけるためには、"繰り返すことが重要"です。いろいろな本を読むことも大切ですが、まずこれと決めたものを何度も何度も繰り返して理解する努力をしてください。
　本書は特に覚えてほしいところをピックアップして、重点的に解説しています。足りないところは書き込んで、ボロボロになるまで使い込んでください。捨てることができない自分の1冊をつくってくださいね。

看護師が知っておきたい

主な循環器注射薬の配合変化と内服薬の注意点

　医師が何種類もの注射薬、輸液をオーダーし、「指示を出しておいたから、あとはよろしく」とナースステーションを出ていく。その後、患者の前でこれらをどのようにつなげて投与するか思案している看護師。「この薬と輸液は組み合わせが悪いから、もう1か所ルートがいるかな。先生にCVカテーテルを入れてもらわないと」。

　これは研修医のころに病棟でよく目にした場面です。実際、薬や輸液はオーダーしても「どのルートに」「どの薬剤を」「どの順番で」つなげるかまでは指示しない医師は多くいます。指示を受けた看護師が何も考えず適当にルートをつなげてしまったら、どうなるでしょうか。

　組み合わせによっては合流部で白濁してしまう薬剤、遮光しないと薬効が落ちるもの、ポリ塩化ビニル製品を使ってはいけない注射薬など、さまざまな注意点があります。これら注意点の把握はベテラン看護師には当たり前のことでしょうが、新人看護師にとっては大変難しいことです。

　ここでは、ぜひ知ってほしい注射薬や輸液の配合変化に加え、内服薬の注意点について簡単に解説しましょう。

配合変化の基本的な考え方

　注射薬は、組み合わせによって配合変化を起こします。例えば、きちんと溶けていた薬剤が他の薬と混ざることで結晶化したり白濁したり、変色したりします。このように変化した薬剤を身体に投与すると、本来の治療効果をもたらすどころか身体に大きな不利益をもたらすことになりかねません。

　なぜ事前にすべての変化を予測できないのでしょうか。実は注射薬は単独での使用を前提に開発されたものであり、多剤配合により生じる変化への対応が十分ではないからです。本来、薬の専門家である薬剤師がすべて管理できればそれにこしたことはなく、最近はTPN（total parenteral nutrition：中心静脈栄養）製剤の調整などは薬剤師管理により行われるようになりつつあります。ただ、救急外来、ICU、CCUなど目まぐるしく患者さんの状態が変化し、迅速に対応しなければいけない臨床現場に薬剤師は常駐しておらず、注射薬の調製などは看護師が行っているのが現状です。

　そこである程度経験を積むまでは、またベテランになっても、次の3点を常に意識して心がけてください。けっして難しいことではありません。きっと、あなたを助けてくれます。

> **ポイント1** 注射薬の調合中、投与中、投与後は、しっかり、じっくり観察する
>
> **ポイント2** 知らない薬、はじめて使う薬は、添付文書（＝使用上の注意）を読む
>
> **ポイント3** よく使用する薬剤で、すでにわかっている代表的な配合変化はできるだけ覚える

　例えば、はじめて使用する注射薬と輸液を混合する場合、まずは添付文書に目を通し、配合変化に関する情報がないかを確認しましょう。病院によっては薬剤部が一覧表をつくっているところもあるので、使用する薬と輸液の組み合わせは問題ないかを確認します。配合変化に関する記載がなければ、混合後の輸液に変化がないか、よく観察しましょう。直後は大丈夫でも時間が経過すると変化するものがあるので注意が必要です。

　輸液がすべて調整できたからといって、ここで安心してはいけません。1つのルートに複数の輸液をつなぐ場

合、混ざる直前は問題なくても、混ざったとたんに変化が生じることがあるので、血管の中に薬が入るまでのすべてのルートをしっかり観察しましょう。観察は原始的な方法ですが、多くの場合これでなんとかなります。

しかし、実際は目に見えない変化（薬の効果減弱など）が問題になることもあり、この場合はいくら目を凝らしてもわからないので「ポイント3」の重要性が増してきます。例えば光で薬が変化する場合などがその代表です。

代表的な薬剤の注意点

配合変化は大きく分けると以下のように分類できます。

- 物理的要因によるもの：溶解性、素材への薬の吸着や収着
- 化学的要因によるもの：濃度、酸-塩基反応、pH、酸化-還元反応、加水分解、光分解、凝析・塩析
- 上記以外の要因によるもの：着色

余裕があれば、これらの分類を覚え、1つ1つの薬の変化する機序を覚えるとよいのでしょうが、大変な作業です。ここからは私が常に注意している点と、できれば覚えてほしい代表的な薬剤の注意点を大まかに記します。

注意点① 抗菌薬はできるだけ単独ルートで投与する

抗菌薬は何かと配合変化を起こし、効果が落ちてしまうことが多くあります。特に外液やアミノ酸製剤、高カロリー輸液、アルカリ性注射剤などが混ざると配合変化を起こし、抗菌薬の力価が落ちることが多いので、単独ルート（CVカテーテルがある場合でも可能なら末梢の単独ルート）から投与します。

注意点② アルカリ性薬剤、酸性薬剤は側管からの投与を避け、できれば単独投与にする

心肺蘇生時など緊急な場合は別にして、炭酸水素ナトリウムのメイロン®が混ざると配合変化を起こすことが多いです。場合によっては輸液の中に気泡が発生したりするので、可能なら単独投与、側管から落とす場合は、もう一方はとめて、メイロン®が単独で落ちるようにします。

その他アルカリ性薬剤も配合変化を起こしやすいので、できる限り別ルートで落とすようにしましょう。酸性薬剤も同様です。

注意点③ カテコラミン類は側管からの投与は避け、できれば単独投与にする

カテコラミン類は塩基性薬剤などで配合変化を起こします。

カテコラミン類は命にかかわる危険な状態のときに使用する薬剤であり、効果が落ちては困ります。投与量もデリケートに調整する必要があり、そのような意味でもできるだけ単独投与とします。

配合変化を起こしやすい薬剤

代表的なアルカリ性薬剤 一般名（主な商品名）	代表的な酸性薬剤 一般名（主な商品名）
● フロセミド（フロセミド）：pH8.6～9.6 ● カンレノ酸カリウム（ソルダクトン®）：pH9.0～10.0 ● フェニトインナトリウム（アレビアチン®）：pH12.0 ● アミノフィリン（アミノフィリン）：pH8.0～10.0 ● 炭酸水素ナトリウム（メイロン®）：pH7.6～8.6	● ブロムヘキシン塩酸塩（ビソルボン®）：pH2.2～3.2 ● クロルプロマジン塩酸塩（コントミン®）：pH4.0～5.6 ● シプロフロキサシン（シプロフロキサシン）：pH3.9～4.5 ● ガベキサートメシル酸塩（エフオーワイ®）：pH4.0～5.0 ● ナファモスタットメシル酸塩（フサン®）：pH3.5～4.0

心不全治療薬、昇圧薬

1．ジギタリス製剤

- 古い薬剤ではあるが不整脈治療や心不全治療に汎用されている。
- 悪心、嘔吐、食欲不振の原因にもなるため、このような症状がある場合には、薬の副作用を考えることが大切（「ジギタリス中毒」を参照のこと）。

一般名	主な商品名	特徴・注意点
ジゴキシン	ハーフジゴキシン® KY 内 注	● 左室駆出率40％以下の慢性心不全患者（強心配糖体作用を利用）や、頻脈性慢性心房細動・心房粗動に使用（副交感神経刺激作用を利用し徐脈、刺激伝導性抑制をもたらす） ● 電解質異常（特に低K血症や高Ca血症）で副作用のリスクが高くなる ● 心不全治療に使用されるループ利尿薬やサイアザイド系利尿薬は低K血症を誘発するので、併用時には注意が必要（低K血症のときは、K保持性利尿薬を使用） ● ステロイドの大量投与でも血中K濃度が低下するので注意。高K血症の治療でカルチコールなどを使うと急激に血中Ca濃度が上昇するので注意 ● TDM*を行い、血中のジゴキシン、メチルジゴキシンの濃度を測定、注意を払う ● 下痢をしている患者では体内のKが大量に出ていくため、注意が必要
メチルジゴキシン	ラニラピッド® 内	

＊TDM（therapeutic drug monitoring）：治療薬物モニタリング

ジギタリス中毒

　悪心・嘔吐・食欲不振などの消化器症状、視覚異常、不整脈などが見られる。
　心電図ではブロックを伴う心房頻拍や高度な徐脈、二段脈、多源性心室性期外収縮、房室ブロック、心室性頻拍、心室細動に注意する。盆状降下という代表的な心電図変化も見られる。

2．カテコラミン製剤

- カテコラミン製剤は、一般にアルカリ性の薬剤と混ぜることで配合変化を起こすため、ラシックス®やメイロン®といったアルカリ性製剤と混合しない。
- カテコラミン製剤を持続投与しているルートの側管からワンショット静注、フラッシュは行わない。ワンショットなどでルートに残っている薬剤が一度に体内に入ってしまうことで、頻脈などの副作用を起こす可能性がある。

一般名	主な商品名	特徴・注意点
ドパミン塩酸塩	イノバン® 注 カタボン® 注 プレドパ® 注	● 投与量によって効果が異なる 　低用量（3μg/kg/分以下）→利尿作用 　通常量（3〜10μg/kg/分）→心拍出量増加作用 　高用量（10μg/kg/分以上）→昇圧作用 【配合変化】 ● 酸性で安定な薬剤。他剤との混合によりpH8以上のアルカリ性になると分解・着色する ● 輸液と配合する場合は投与直前に、輸液にアルカリ性薬剤が配合されている場合は側管を避け、単独ルートにする

マークの説明：内＝内服薬　注＝注射薬
※注意　・実際に薬剤を使用する際は、必ず医療用医薬品添付文書をご確認ください。
　　　・ここで挙げた薬剤が循環器領域で用いるすべてではなく、各薬剤で取り上げている商品も一例に過ぎません。手がかりとして、その他の薬剤についても正しい知識を習得してください。

一般名	主な商品名	特徴・注意点
ドブタミン塩酸塩	ドブトレックス® 注	●心臓に対する選択性があり、末梢血管抵抗にあまり影響しないことから、主に強心作用を期待して使用される。血圧上昇は期待できない 【配合変化】 ●pH8以上で分解・吸着・混濁・沈殿を起こす ●Na塩を含む注射液で混濁・沈殿する。ラシックス®やメイロン®などのアルカリ性薬剤との混合はしない ●ブドウ糖入りヘパリン（血栓予防によく使用する）と混合すると配合変化を起こすので、この場合も単独投与をする ●時間の経過で着色する場合があり、希釈後は24時間以内に使用
イソプレナリン塩酸塩	プロタノール®L 注 プロタノール®S 内	●純粋なβ刺激薬。内服では高度の徐脈、殊にアダム・ストークス症候群における発作防止に使用。発作時は注射薬を使用する ●強心作用を利用する使い方もあるが、この場合あまり出番がない 【配合変化】 ●炭酸水素ナトリウム（NaHCO₃）のようなアルカリ性製剤と混合すると、ただちに紅色〜褐色になるので混合を避ける
アドレナリン	ボスミン® 注	●心肺蘇生時に使用することが多い ●気管支喘息の重積発作や気管支痙攣などで窒息しそうな場合、0.3A（0.3mg）を筋肉注射または皮下注で投与することがある 【配合変化】 ●アルカリ性溶液、酸化剤、金属イオン含有注射剤との混合を避ける
ノルアドレナリン	ノルアドレナリン® 注	●ドパミン塩酸塩を使用してもショックを離脱できない場合に併用することが多い 【配合変化】 ●アルカリ性溶液、酸化剤、金属イオン含有注射剤との混合を避ける

3．PDE（ホスホジエステラーゼ）Ⅲ阻害薬

一般名	主な商品名	特徴・注意点
ミルリノン	ミルリーラ® 注	●心収縮・心拍出量を増やし、末梢血管を広げる ●ドブタミン塩酸塩と異なり、心筋酸素消費量を増やさない。動脈拡張作用が強く、血圧低下が著明にでることがあるので注意が必要。 ●もともとβ遮断薬服用中の慢性心不全急性増悪のケースで、心収縮力改善目的でドブタミン塩酸塩の代わりに使用 ●単独ルートで投与し、シリンジポンプを用いて持続的かつ正確に投与。薬剤投与中には、血圧、脈拍数、尿量などのモニタリングを行い、血圧の変動、不整脈の発現に常に注意を払う（これはカテコラミン製剤も共通）

4．血管拡張・利尿薬

一般名	主な商品名	特徴・注意点
カルペリチド	ハンプ® 注	●5％ブドウ糖で希釈し、単独ライン投与が原則 ●動脈・静脈ともに拡張するため、過度の血圧低下に注意する ●投与により心拍数・心筋酸素消費は増加しない ●Na、水は排泄するが、血中K濃度は不変

抗不整脈薬

抗不整脈薬は、催不整脈作用（新たな不整脈の誘発など）が起こりやすい。

1．Ia群抗不整脈薬（Naチャネル遮断薬）

一般名	主な商品名	特徴・注意点
ジソピラミドリン酸塩	リスモダン® 内 リスモダン®R 内 リスモダン®P 内	●抗コリン作用により排尿障害が起こりやすい 【配合変化】 ●アルカリ性製剤とは混合注意
シベンゾリンコハク酸塩	シベノール® 内 注	●抗コリン作用があるがリスモダン®より排尿障害は起こりにくい 【配合変化】 ●ヘパリンと配合変化を起こし、沈殿する

2．Ib群抗不整脈薬（Naチャネル遮断薬）

一般名	主な商品名	特徴・注意点
アプリンジン塩酸塩	アスペノン® 内 注	●Ib群だからIa群に近い性質もある ●催不整脈や心不全の副作用が比較的少ない 【配合変化】 ●注射薬はpH7.4以上の注射液および輸液との混合はさける（溶解時のpHが高いと白濁沈殿する）
リドカイン塩酸塩	キシロカイン® 注 オリベス® 注	●心室性不整脈の第一選択薬 【配合変化】 ●メイロン®などアルカリ性注射液との配合は避ける（リドカイン塩酸塩が析出する）
メキシレチン塩酸塩	メキシチール® 内 注	●リドカインより半減期が短い 【配合変化】 ●ソルダクトン®、ヘパリンナトリウム、ラシックス®などとは配合変化を起こし、白濁する

3．Ic群抗不整脈薬（Naチャネル遮断薬）

一般名	主な商品名	特徴・注意点
ピルシカイニド塩酸塩水和物	サンリズム® 内 注	●頻脈発作時、一度に2〜3カプセル頓服で使用する場合がある
フレカイニド酢酸塩	タンボコール® 内 注	●Ic群サンリズム®が効かないときの最後の砦 【配合変化】 ●希釈はブドウ糖液のみ。その他の液では白濁や沈殿が生じる

4．Ⅱ群抗不整脈薬（短期間作用型β_1選択的遮断薬）

一般名	主な商品名	特徴・注意点
ランジオロール塩酸塩	オノアクト® 注 コアベータ® 注	●速効性および調整性にすぐれた心拍数調整薬であるため、手術時や術後の心房細動・心房粗動・洞性頻脈などの頻脈性不整脈に対して使用する

5．Ⅲ群抗不整脈薬（Kチャネル遮断薬）

一般名	主な商品名	特徴・注意点
アミオダロン塩酸塩	アンカロン® 内 注	●副作用として、甲状腺機能異常や角膜色素沈着、間質性肺炎などを認めるため、内服で長期投与する際は注意が必要 【配合変化】 ●生理食塩液との配合で沈殿。ポリ塩化ビニル製の輸液セットは使用しない ●同一ラインでの多剤注入はしない
ニフェカラント塩酸塩	シンビット® 注	●陰性変力作用（−）であり、重症患者の心室性不整脈（心室細動や心室頻拍）で低左室機能の患者に使用可能 ●除細動抵抗性の心室細動に対して除細動閾値を下げる効果もある 【配合変化】 ●配合変化が多い ●静脈内投与により、静脈炎、注射部位の疼痛、炎症、発赤、腫脹、硬結、注射部位膿瘍、皮膚潰瘍形成などを起こす

6．Ⅳ群抗不整脈薬（マルチチャネル遮断薬）

一般名	主な商品名	特徴・注意点
ベラパミル塩酸塩	ワソラン® 内 注	●WPW症候群に心房細動を合併した症例では禁忌（偽性心室頻拍や心室細動を起こす）。左室起源の特発性心室頻拍に対しては特に有効 【配合変化】 ●アルカリ性製剤との配合で白濁する

利尿薬

利尿薬の使用時に注意しなければいけないのは、電解質異常や脱水、その他、高尿酸血症、脂質代謝異常、糖代謝異常、内分泌異常、血液粘度上昇による血栓塞栓症など。

肝性昏睡の際には利尿薬投与は禁忌である。

下痢患者に利尿薬投与をする医師はいないと思うが、利尿薬投与中に下痢になる可能性はある。その際は急激に低K血症になることがあるので注意が必要である。

1．ループ利尿薬

一般名	主な商品名	特徴・注意点
フロセミド	ラシックス® 内 注	●ループ利尿薬のなかで、最も強力で速効性があり、持続時間が短い 【配合変化】 ●酸性注射剤で配合してpHが低下すると沈殿する
アゾセミド	ダイアート® 内	●利尿作用が緩和で持続性を有する。ループ利尿薬の長時間作用型（ラシックス®は短時間作用型） 【配合変化】 ●他剤との混合は避ける ●できるだけゆっくり投与する（血管痛が生じる）

2．K保持性利尿薬

一般名	主な商品名	特徴・注意点
スピロノラクトン	アルダクトン®A 内	● 内服の場合単独投与では高K血症になることがあるので、フロセミド：スピロノラクトンを2：5の割合で併用すると、高K血症になりにくい ● 副作用の女性化乳房は有名
カンレノ酸カリウム	ソルダクトン® 注	● カリウム保持性利尿薬で、アルダクトン®Aが内服できない場合はこれを使用（点滴製剤があるため）。スピロノラクトンの活性代謝物である 【配合変化】 ● 酸性薬剤、特に高カロリー輸液との混合で配合変化を起こすことが多い（つまり多くの主要溶解液で変化が認められる）。側管から注入する場合、ルート内を生理食塩液や5％ブドウ糖液でフラッシュする必要がある（つまり生食・5％ブドウ糖液くらいしか溶かせないと覚える） ● 多くの輸液で配合変化を起こすので注意が必要

降圧薬

高血圧治療ガイドラインに沿って治療が行われる。ガイドラインには高圧目標、第一選択薬、併用薬などがエビデンスに基づいて記載されているため、一度目をとおしておくとよい。

1．ACE（アンジオテンシン変換酵素）阻害薬

一般名	主な商品名	特徴・注意点
カプトプリル	カプトプリル® 内	● 高K血症に注意する
エナラプリルマレイン酸塩	レニベース® 内	● 副作用として空咳が出ることがある。その場合はARBに変更することもある。しかし、あえて咳を誘発させ誤嚥を防ぐ場合もあるため、空咳が多いときは主治医に念のため報告する
リシノプリル	ロンゲス® 内	● 内服薬のみしかない

2．ARB（アンジオテンシンⅡ受容体拮抗薬）

一般名	主な商品名	特徴・注意点
ロサルタンカリウム	ニューロタン® 内	● ACE阻害薬と同様、高K血症に注意する
バルサルタン	ディオバン® 内	
カンデサルタンシレキセチル	ブロプレス® 内	

3. Ca拮抗薬

- 狭心症治療薬としてのCa拮抗薬は血管の拡張により血圧を低下させ、心臓の負担を軽くする。
- 冠動脈拡張により、心筋への血流を増加させ、冠攣縮を抑制する。

ジヒドロピリジン系

一般名	主な商品名	特徴・注意点
アゼルニジピン	カルブロック® 内	● 交感神経亢進を抑制して心拍数の増加を抑える（頻脈傾向にならない）
シルニジピン	アテレック® 内	● L型N型の両Caチャネルをブロックし、腎保護作用がある ● 反跳性頻脈をきたしにくい（頻脈傾向にならない）
ベニジピン塩酸塩	コニール® 内	● 高用量で冠攣縮性狭心症にも効果がある

ベンゾチアゼピン系

一般名	主な商品名	特徴・注意点
ジルチアゼム塩酸塩	ヘルベッサー® 内 注 ヘルベッサー®R 内	● 降圧目的でも使用するが、どちらかというと主に狭心症や冠攣縮性狭心症薬として使用

4. β遮断薬

- β遮断薬の特徴は、心臓のβ₁受容体に作用し、心拍数や心筋の収縮力を低下させ、心筋酸素消費量を減らすことで、狭心症を治療する。
- 低血糖を起こしやすく、かつ低血糖状態の前駆症状である頻脈などの症状をマスクする。同様に甲状腺中毒による頻脈もマスクするので注意。
- 喘息患者には使用しない。

β₁選択性ISA（−）

一般名	主な商品名	特徴・注意点
アテノロール	テノーミン® 内	● 拡張型心筋症にも使えるようになった

β₁非選択性ISA（−）

一般名	主な商品名	特徴・注意点
プロプラノロール塩酸塩	インデラル® 内 注	● 心臓MDCT*検査などで脈拍を落とす目的で側管から投与したりする

＊MDCT（multi detector row CT）：マルチスライスCT

αβ遮断薬

一般名	主な商品名	特徴・注意点
カルベジロール	アーチスト® 内	● 拡張型心筋症に使える

5. α遮断薬

一般名	主な商品名	特徴・注意点
ドキサゾシンメシル酸塩	カルデナリン® 内	● 褐色細胞腫による高血圧症で使用
プラゾシン塩酸塩	ミニプレス® 内	● 前立腺肥大症に伴う排尿障害にも使用する降圧薬

6. その他

レニン阻害薬

一般名	主な商品名	特徴・注意点
アリスキレンフマル酸塩	ラジレス® 内	● 高K血症に注意。まだ位置付けが確定していないため、第1選択薬で使用されることはない。もし使用されていた場合は併用されている降圧薬を必ずチェックする

アルドステロン阻害薬

一般名	主な商品名	特徴・注意点
エプレレノン	セララ® 内	● 高K血症に注意。スピロノラクトンで女性化乳房が問題となる場合に使用できる ● 主にNYHA*Ⅲ・Ⅳの重症心不全や心筋梗塞の左室収縮機能低下例の予後を改善するため使用されることがある

＊NYHA（New York Heart Association）分類：ニューヨーク心臓協会（NYHA）が定めた心不全の重症度分類。

中枢性交感神経抑制薬

一般名	主な商品名	特徴・注意点
メチルドパ水和物	アルドメット® 内	● 妊婦の高血圧治療に使用可能

血管拡張薬

一般名	主な商品名	特徴・注意点
ヒドララジン塩酸塩	アプレゾリン® 内 注	● 妊婦の高血圧治療に使用 ● 速効性を利用して高血圧緊急症に用いることもある

末梢血管拡張薬

末梢血管拡張薬は治療目的の違いから、①冠動脈拡張、②心不全の改善、③脳循環改善、④末梢循環の改善、⑤肺高血圧の治療と、作用機序が5つに分けられる。

1. プロスタグランジン製剤

一般名	主な商品名	特徴・注意点
アルプロスタジル	パルクス® 注	● バージャー病・閉塞性動脈硬化症の治療に用いる ● 動脈管依存性先天性心疾患にも使用される 【配合変化】 ● 持続投与を行う場合、ライン内での凝集を防ぐために、必ず単独ラインで投与 ● デキストランなどの血漿増量剤への混和は避ける
エポプロステノールナトリウム	フローラン® 注	● 肺動脈性肺高血圧症の治療薬 ● 急激な中止により死亡した症例が報告されているので、減量・中止には医師にしっかり確認する ● 血小板凝集抑制作用あり（肺動脈性肺高血圧症では、肺の微小血栓が病態を悪化させる） ● フローラン®は注射薬しかないため、状態が落ち着けば内服薬（トラクリア®：ボセンタン水和物やレバチオ®：シルデナフィルクエン酸塩）に変更する。内服薬との併用も可能。ちなみにレバチオ®は、バイアグラ®と同じ成分。投与量の違いに注意する

狭心症治療薬

1．硝酸薬

- 静脈拡張により心臓へ戻る血流量を減らして、心臓への負担を軽くする。動脈拡張により、末梢の血管抵抗を軽くし、心臓の負担を減らす。冠動脈拡張により、心筋への血流を増加させる。
- 硝酸薬は慢性投与では、耐性により作用の減弱が生じるため、休薬時間を設ける必要がある。

一般名	主な商品名	特徴・注意点
ニトログリセリン	ニトログリセリン 内 ニトロペン® 内 ミリスロール® 注 ニトロダーム®TTS® 貼 ミオコール®スプレー	● ニトロペン®は、1回の発作で使用し、効果がない場合はさらに1〜2錠使用。3錠まで投与しても効果がない場合や、発作が15〜20分以上持続する場合は、ただちに主治医に連絡する ● ニトロダーム®TTS®は、AEDやDCを使用する場合はアルミニウム箔が破裂するので注意する。MRIでは貼付部位に火傷を起こす 【配合変化】 ● 注射薬は通常PVC（ポリ塩化ビニル）製の輸液セットを使用すると薬剤が輸液セットに吸着されて含量が低下し、正確な投与量が静脈内に投与できなくなる ● 正確な投与量を維持することが重要な薬剤であり、投与中は必ずDEHP*フリーまたはPVC製でない輸液セットを使用する ● アルカリ性溶液やビタミンCなどの還元物質を含む輸液で希釈すると、含量が低下するので避ける
硝酸イソソルビド	ニトロール® 内 注 ニトロール®R 内 フランドル® 内	● ニトログリセリンと同効である ● 内服薬、徐放剤、テープ、スプレーなど剤型が多彩 【配合変化】 ●「ニトログリセリン」の欄を参照

＊DEHP（di-2-ethylhexyl phthelate）：フタル酸ジ-2-エチルヘキシル。PVC（polyvinyl chloride；ポリ塩化ビニル）の柔軟性を保持するために加えられる可塑剤である。

2．その他の冠拡張薬

一般名	主な商品名	特徴・注意点
ジピリダモール	ペルサンチン® 内 注	● 強力な冠血管拡張作用があるものの、狭窄のない血管を拡張するため、かえって狭心症を誘発する。実際保険適応病名として虚血性心疾患やうっ血性心不全があるものの、臨床的には上記病名では使用しないので注意 ● 心臓弁置換後の血栓・塞栓予防、また慢性糸球体腎炎のタンパク尿減少目的で使用することが多い 【配合変化】 ● わずかなpH上昇により黄濁する。原則他剤と混合しない
ニコランジル	シグマート® 内 注	● 冠血管に対しては、硝酸薬様作用として太い冠血管を拡張し、スパスム予防・寛解作用を示す ● 硝酸薬が作用しない細い冠血管も拡張する 【配合変化】 ● 強アルカリ性で分解が速く進行する。溶解は生理食塩液または5％ブドウ糖に溶解し、室温では24時間以内に使用。2mg/時から開始し、最大6mg/時まで ● PVC製輸液セットへの吸着がほとんどない

主な循環器注射薬の配合変化と内服薬の注意点

147

脂質異常症治療薬

ほとんどないが横紋筋融解症に注意する。血液データでCPKが上昇していないか確認する。

1．スタチン（HMG-CoA還元酵素阻害薬）

- 現在、さまざまなスタチンが発売されている。強力なLDL-C低下作用以外に、不安定プラークの膜安定化作用などの抗動脈硬化作用があるため循環器科でよく使用される。
- スタチンは世代が上がるほど効果が強く、ストロングスタチンが多く使われている。

一般名	主な商品名	特徴・注意点
プラバスタチンナトリウム	メバロチン® 内	● 横紋筋融解症に注意する（血中CPK上昇） ● メバロチン®とクレストール®は水溶性、それ以外は脂溶性である。水溶性は過剰に摂取しても必要分以外は尿として排出されるが、脂溶性は体内に蓄積されやすい
シンバスタチン	リポバス® 内	
フルバスタチンナトリウム	ローコール® 内	
アトルバスタチンカルシウム	リピトール® 内	
ロスバスタチン	クレストール® 内	

2．フィブラート系薬

一般名	主な商品名	特徴・注意点
ベザフィブラート	ベザトール® 内	● 高TG血症患者に使用する

3．陰イオン交換樹脂

一般名	主な商品名	特徴・注意点
コレスチミド	コレバイン® 内	● コレステロールは胆汁に排泄され、腸から再吸収される腸肝循環を行っている ● 消化管で胆汁酸を吸着することによって、肝におけるコレステロールから胆汁酸への異化を亢進、結果肝コレステロールループの減少と肝LDL受容体発現亢進を促進し、LDL-C値を低下させる

4．多価不飽和脂肪酸

一般名	主な商品名	特徴・注意点
イコサペント酸エチル	エパデールS 内	● JELIS研究*で、EPAをスタチンと併用することによって、主要冠動脈イベントの発生が抑制されたと報告があり、リスクの高い高LDL-C血症患者にはスタチンとEPAの併用を考慮すべきである ● 観血的処置の前は7～10日間程度休薬が必要 ● アトピー性皮膚炎の改善効果も報告されている

*JELIS（Japan EPA Lipid Intervention Study）：高脂血症治療薬において臨床上最も一般的に使用されいてるスタチンの投与患者を対象として、エパデール（イコサペント酸エチル）の虚血性心疾患の発症抑制効果を調べた無作為比較化試験。

5．小腸コレステロールトランスポーター阻害薬

一般名	主な商品名	特徴・注意点
エゼチミブ	ゼチーア® 内	●小腸壁細胞に存在するNPC1L1*を介して小腸における食事および胆汁由来のコレステロール吸収を直接阻害する。LDL-C低下作用は約20% ●スタチンのような冠動脈に対する多くのエビデンスがない

＊NPC1L1（Niemann Pick C1 Like 1 protein）：コレステロールトランスポーター

抗凝固薬

血液を固まらないようにする薬剤には抗血小板薬と抗凝固薬がある。抗凝固薬は血液の凝固系、つまりフィブリンの形成を阻止して赤色血栓の形成を阻害するのに対し、抗血小板薬は動脈硬化巣での血栓形成を防止する。静脈系での治療には抗凝固薬を、動脈系の治療には抗血小板薬を使うことが多い。

1．経口抗凝固薬

一般名	主な商品名	特徴・注意点
ワルファリンカリウム	ワーファリン 内	●甲状腺機能亢進症や低下症患者ではワーファリンの作用が見かけ上増強または減弱するので注意する ●ワーファリンは相互作用を示す薬剤が非常に多いため、特に注意が必要であり、常にチェックが必要である ●特に循環器系での併用で注意すべき薬剤としてアンカロン®は記憶しておく

2．ヘパリン

一般名	主な商品名	特徴・注意点
ヘパリンナトリウム	ノボ・ヘパリン 注 ヘパリンナトリウム 注	●軽度出血の場合は、投与を中止する（半減期が短く、抗凝固作用の持続時間が短いため） ●抗凝固作用を急激に中和する必要がある場合は、プロタミン硫酸塩を使用する。中和する場合はヘパリン1000Uに対してプロタミン硫酸塩を10〜15mgを投与する ●ヘパリン起因性血小板減少症に注意する ●凝固能はAPTT（活性化部分トロンボプラスチン時間）[*1]かACT（活性化凝固時間）[*2]で測定する 【配合変化】 ●抗ヒスタミン薬との混合で沈殿を生じるので混注は避ける ●エフオーワイ®やフサン®と同じラインからの併流は禁忌 ●抗ヒスタミン薬と沈殿を起こすことがある

＊1　APTT：activated partial thromboplastin time
＊2　ACT：activated whole blood clotting time

※抗血小板薬やワルファリンカリウムが手術で休薬が必要な場合（術前の休薬期間：3〜7日）は、ヘパリンで置き換えることを考慮する。背景患者による血栓のリスクと手技・部位による出血のリスクにより、休薬期間を決定する。

3. 抗トロンビン薬

一般名	主な商品名	特徴・注意点
ダビガトランエテキシラートメタンスルホン酸塩	プラザキサ® 内	●ワルファリンのように定期的に血液検査（PT-INR*）を測定しなくてもよい。つまりビタミンKの影響を受けないことから、ビタミン含有飲食物の摂取制限は不要である ●頭蓋内出血が起こりにくく、脳出血・脳梗塞既往などリスクの高い患者にも適する ●腎機能障害のある患者では注意が必要

＊PT-INR（prothrombin time-international normalized ratio）：プロトロンビン時間国際標準化

4. 第Xa因子阻害薬

一般名	主な商品名	特徴・注意点
リバーロキサバン	イグザレルト® 内	●プラザキサ®と同じく非弁膜症性心房細動患者における虚血性脳卒中および全身性塞栓症の発症抑制に適応がある ●PT-INRの測定は不要 ●新しい薬であり、位置づけがまだ確定していない

抗血小板薬

消化性潰瘍に注意する。

一般名	主な商品名	特徴・注意点
チクロピジン塩酸塩	パナルジン® 内	●PCI*1後のステント留置症例の抗血栓療法として、アスピリンと併用する ●肝機能障害に注意
クロピドグレル硫酸塩	プラビックス® 内	●心源性脳塞栓症を除く虚血性脳血管障害後の再発抑制やPCI後のステント留置症例の抗血栓療法としてアスピリンと併用する ●パナルジン®よりも有害事象（血栓性血小板減少性紫斑病・無顆粒球症・重篤な肝障害など）の頻度が低い
シロスタゾール	プレタール® 内	●頻脈傾向になることがあるため、狭心症症状を発現したり、うっ血性心不全になったりするので注意する ●逆にこの効果を逆手にとって、徐脈の患者でペースメーカー留置を遅らせるために使用する場合もある
アスピリン	バイアスピリン® 内 バファリン配合錠A81 内	●冠動脈（冠動脈バイパス血管も含む）や脳の血管に対して血栓・塞栓の形成を抑制するために使用 ●川崎病患者にも使用 ●アスピリンジレンマという言葉があるように、血管を守ろうとすると胃潰瘍になって吐血してしまったりする。そのためPPI*2と併用することが多い ●アスピリン喘息に注意
サルポグレラート塩酸塩	アンプラーグ® 内	●ASO*3に伴う潰瘍や疼痛および冷感の改善に使用 ●他の薬剤とまったく違った作用機序で末梢循環障害を改善する

＊1　PCI（percutaneous coronary intervention）：経皮的冠動脈形成術
＊2　PPI（proton pump inhibitor）：プロトンポンプ阻害薬
＊3　ASO（arteriosclerosis obliterans）：閉塞性動脈硬化症

血栓溶解薬

プラスノーゲンを活性化させプラスミンを形成する結果、血栓を溶解する薬物を血栓溶解薬という。血栓溶解薬は、病理学的血栓以外に生理的血栓、すなわち血管外傷などで生じた血栓までをも溶かしてしまうため、重症の出血を起こす可能性がある。このため、抗凝固薬や抗血小板薬とは違う区分にされている。

一般名	主な商品名	特徴・注意点
ウロキナーゼ	ウロキナーゼ 注	●循環器では、①急性心筋梗塞における冠動脈血栓の溶解、②末梢動・静脈塞栓症で発症10日以内と考えられる症例に使用 ●投与単位数が決まっている ・脳血栓症：1日1回6万単位×約7日間 ・末梢動脈・静脈閉塞症：初期は1日6万～最大24万単位、以後漸減し約7日間 ・急性心筋梗塞：96万単位を静脈内投与
アルテプラーゼ	アクチバシン® 注	●急性心筋梗塞における冠動脈血栓の溶解（発症後6時間以内）に使用する ●虚血性脳血管障害急性期にも発症後3時間以内なら使用。ただし、適応に関して出血があったり抗凝固薬やヘパリン投与の患者では制限があるので注意

鎮静薬、鎮痛薬

循環器疾患を治療する際、例えば心臓カテーテル治療中に不穏や痛みのため暴れる患者さんがいます。そんなときはどうしてもこれらの薬を使用せざるを得ません。

一般名	主な商品名	特徴・注意点
ジアゼパム	セルシン® 内 注	●非水溶性溶剤が使用されており、他の注射剤と混合または希釈しないことと添付文書には記載されているが、臨床現場では側管から投与されている
モルヒネ塩酸塩水和物	モルヒネ塩酸塩 注 内	●鎮痛作用のほか、患者の不安を軽減し、交感神経の緊張をやわらげる ●末梢静脈の拡張により前負荷を軽減し、心筋酸素需要を低下させる
ペンタゾシン	ソセゴン® 内 注 ペンタジン® 内 注	●管理上すぐに使えないことが多いため、ペンタゾシンをかわりに使用することが多い

その他

一般名	主な商品名	特徴・注意点
ガベキサートメシル酸塩	エフオーワイ® 注	●ヘパリンと違い、アンチトロンビンIIIと関係なく抗トロンビン作用を示す ●半減期は約1分と短い ●膵炎や汎発性血管内血液凝固症に使用する 【配合変化】 ●ヘパリンを含むルートの側管から投与しない ●アルカリ性薬剤とも配合してはいけないアミノ酸製剤も不可。つまり単独ルートが安全

一般名	主な商品名	特徴・注意点
ナファモスタットメシル酸塩	フサン® 注	● 膵炎や汎発性血管内血液凝固症以外に、血液透析やプラズマアフェレーシスなどの対外循環血液の凝固防止に使用する 【配合変化】 ● ヘパリンを含むルートの側管から投与しない ● アルカリ性薬剤とも配合してはいけない ● アミノ酸製剤とも配合してはいけない（白濁・含量低下）。つまり単独ルートが安全
オメプラゾール ランソプラゾール ラベプラゾールナトリウム	オメプラール® 内 注 タケプロン 内 注 パリエット 内	● PPI（プロトンポンプ阻害薬）。アルカリ性薬剤の代表 【配合変化】 ● 薬の中に水酸化ナトリウムが添加されているため、溶解後アルカリ性溶液となる。よってすべてではないが輸液に混ぜると沈殿が生じたり、着色するため、単独ルートが望ましい
フェニトイン	アレビアチン® 内 注	● 一般に抗てんかん薬として使用することが多いが、不整脈薬（Ib群）としての作用がある ● 特にジギタリス誘発性の不整脈に使用 【配合変化】 ● 多くの薬剤で配合変化を起こし、結晶が析出するので単独投与をする
アムホテリシンB	ファンギゾン® 内 注	● 投与時は何かと注意事項が多い薬というイメージをもっておくとよい ● 強い腎障害を起こすことがあり、腎機能悪化を防ぐために投与中水分摂取を促す必要がある。水分摂取が難しい場合、あらかじめ輸液でNa負荷をかける。低Na血症では腎機能障害となりやすいため、Naを150mEq/日をめどに点滴を行う。 ● 低K血症を起こすことがあるので、予防的にK製剤を投与したり、バナナ、ホウレンソウ、オレンジジュースなど高K食を行ってもらうこともある ● 点滴開始1～2時間で悪寒・戦慄・嘔吐を起こすことがあるため、本剤投与前に予防薬（ステロイド、解熱薬、制吐薬）を投与する場合がある。また、血栓性静脈炎を起こすことがあるため、ヘパリン1000単位を添加することがある ● アムホテリシンBの副作用を抑え治療効果を高めるためにリポソーム製剤化されたアムビゾーム®が発売されている 【配合変化】 ● 生理食塩液などの電解質溶液との配合は不可。よって注射用水・5%ブドウ糖液に希釈
メチルプレドニゾロンコハク酸エステルナトリウム	ソル・メドロール® 注	● コハク酸製剤であり、投与により時にショックを引き起こすことがあるので注意が必要 【配合変化】 ● 一部のアミノ酸製剤や高カロリー輸液で配合変化を生じることがある
アミノフィリン水和物	ネオフィリン® 内 注	● 未熟児無呼吸発作にも使用する ● 基本は呼吸器疾患に使用するが、うっ血性心不全にも効果がある 【配合変化】 ● 一部配合変化あり

おさえておきたいキーワード

キーワード	解説	掲載頁
AVNRTとAVRT	発作性上室性頻拍(PSVT)のうち、臨床で覚えておきたいのが房室結節リエントリー性頻拍(AVNRT)と房室回帰性頻拍(AVRT)。ともにリエントリー回路の形成が原因で起こる。房室結節内で小さなリエントリー回路を形成するのがAVNRT、ケント束を介し、心室から心房方向に刺激が伝わるのがAVRTである。	不整脈→55頁
IVC(下大静脈)径	心不全による下大静脈径の拡大を、心エコーを用いて確認する方法。利尿効果の判定など、水分管理にも役立てられる。	心不全→10頁
Naと水の移動	腎臓でのNa排泄が低下すると、循環血漿量が増えて"血圧は高く"なる。ここで知っておきたいことは"Naが移動すれば水も一緒に移動する"こと。血圧を下げたいときに利尿薬を用いるのは、Naと水を排出させて循環血漿量を減らすことが目的である。	高血圧→73頁
TIMI分類	カテーテル治療の前後で、冠動脈の病変部位より遠位部(末梢)の血流を評価するための分類。Grade0からGrade3まである。カテーテル治療終了時は、最低でもGrade2以上、できるかぎりGrade3で治療成功となる。	虚血性心疾患→39頁
イオンチャネル	心筋が収縮・拡張する際、細胞膜を挟んで細胞の内外でイオンのやりとりを行う、その経路のこと。代表的なイオンはNa、Ca、Kの3つであり、これらイオンのやりとりがうまくいかないと不整脈が起こる。	不整脈→49頁
異型狭心症	冠攣縮性狭心症のうち、心電図でST上昇を示すものを特に「異型狭心症」という。攣縮がおさまれば、血流は元どおりに再開する。	虚血性心疾患→31頁
活動電位	心筋が収縮・拡張する際に、細胞膜に起こっている電位の変化のこと。心筋は、どんな刺激でも収縮・拡張するわけではなく、ある一定以上の刺激が必要である。	不整脈→49頁
カルペリチド(hANP)	急性心不全や慢性心不全の急性増悪時に用いられる治療薬(血管拡張薬)。生体自らがつくり出すANP(ヒト心房性ナトリウム利尿ペプチド)を遺伝子組み換えで製造したもの。動・静脈血管拡張作用に加え、利尿作用を併せ持つ。	心不全→15頁
冠動脈スパズム誘発負荷試験	冠攣縮性狭心症の診断に用いられる検査。薬剤を冠動脈に注入して攣縮が起こるかどうかを見る。	虚血性心疾患→36頁
冠動脈リモデリング	高血圧、脂質異常症、糖尿病など、さまざまな原因により冠動脈の構造がしだいに変化していくこと。冠動脈リモデリングが進むと冠動脈の狭窄を引き起こす。「ポジティブリモデリング」と「ネガティブリモデリング」がある。	虚血性心疾患→22頁
冠予備能	安静時に冠動脈に流れる血液量が、運動などの負荷時では何倍まで増加するかを示した指標、またその能力のこと。冠動脈狭窄の重症度に影響する。	虚血性心疾患→26頁
血圧に影響する3因子	血圧に影響をおよぼすメカニズムはさまざまだが、ポイントは「自律神経系」「RAA系／KK系」「ナトリウム排泄」の3つ。	高血圧→71頁

おさえておきたいキーワード

キーワード	解説	掲載頁
高血圧の治療目標	血圧は一日中変動しており、測るタイミングや環境によって値に違いがある。また、高血圧の原因や分類によっても治療戦略や降圧の目標値が異なる。血圧測定を確実に行うことや、状態に適した血圧管理が重要である。	高血圧→77頁
再灌流療法	急性心筋梗塞で、閉塞した血管を広げるための治療法。最も多く行われているのがPCI（冠動脈インターベンション）で、その他、血栓溶解療法、冠動脈バイパス術などがある。	虚血性心疾患→37頁
JVP（頸静脈圧）	右心不全の症状である"静脈血のうっ滞"を容易に確認できる方法。頸静脈の拍動位置から割り出され、中心静脈圧の推定にも応用できる。	心不全→10頁
至適血圧と正常高値血圧	高血圧の定義は、140/90mmHg以上（収縮期132〜139／拡張期85〜89）だが、これは「正常高値血圧」に分類される。正常高値血圧は、放置すると臓器障害を引き起こしてしまう最低限のレベルを指す。120/80mmHg未満の「至適血圧」以外は、生涯のうちに高血圧へ移行するリスクをもつ。	高血圧→76頁
12誘導とモニター心電図の使い分け	治療後の再閉塞がないかなどを見るため、心筋梗塞治療後も心電図モニタリングは不可欠である。心筋梗塞など血管閉塞の現れである「ST変化」を見逃さないためには12誘導心電図の装着が理想だが、モニター心電図でも誘導の的を絞ればST変化をとらえられる。	虚血性心疾患→44頁
静脈血栓の成り立ち	静脈血栓は、静脈の流れが滞ったり、血液の凝固が異常となったりすることによって起こる。深部静脈に関連する代表的な疾患には深部静脈血栓症（DVT）や肺血栓塞栓症（PTE）が、表在静脈に関連する代表的な疾患には下肢静脈瘤や表在性血栓性静脈炎がある。日本での肺血栓塞栓症の発生頻度は、米国の約8分の1といわれる。日本では女性に比較的多く、10万人あたり6、7人程度である。	静脈疾患→130頁
静脈の構造	静脈も動脈と同じく「内皮細胞・内膜」「中膜」「外膜」の3層構造に分かれるが、最も異なるのは"弁"をもつことである。静脈弁は、各弁が2葉からなり、先端が合わさって閉じるようになっている。心臓へ向かって流れる血液は、この弁を1方向に開く扉のように押し開ける。重力や筋肉の収縮によって、血液に逆向きの力が加わり、血液が静脈管内を逆流し始めたりすると、2枚の弁が押し戻されて閉じ、逆流を防ぐ（このような弁を1方向弁という）。このようにして静脈では、血液が心臓に戻るのを助けている。	静脈疾患→128頁

キーワード	解説	掲載頁
心エコー	超音波を使って心臓の状態を見るもの。心筋が正常に動いているかを観察することができる。主な断面像として、「胸骨左縁長軸断面像」「胸骨左縁短軸断面像」「心尖部四腔断面像」などがある。	心不全→10頁 虚血性心疾患→34頁 心筋・心膜疾患→108頁 静脈疾患→136頁
心音	主に「ドッ」(Ⅰ音)、「クン」(Ⅱ音)と聴取できる短い音。房室弁・動脈弁が"閉じるとき"に聴こえる音。その他にⅢ音・Ⅳ音がある。通常、健康な若い人ではⅢ音も聴こえるが、その他の健常者ではⅢ音・Ⅳ音は聴こえない。 Ⅰ音とⅡ音は弁が閉じる際に聴こえる音である。正常の心音は、Ⅰ音とⅡ音の"短い音"を指す。それ以外の心音や心雑音は"病的な心音"である。	弁膜症→84頁
心筋・心膜の構造	心臓は内腔より、心内膜(＋内皮細胞)・心筋・心外膜(線維性心膜、漿液性心膜)に分けられる。心外膜である漿液性心膜は、大血管の起始部で反転して袋状になっており、その中に心嚢液が入っている。心嚢液は約20mL程度であり、心臓の拡張・収縮をなめらかにするための潤滑剤のような役割をはたす。	心筋・心膜疾患→100頁
心筋の構造	心筋は、収縮をつかさどる「心筋細胞」と、その結合組織である「間質細胞」から構成されている。心筋疾患とは、心筋細胞がなんらかの原因で変性・萎縮したり、間質細胞が増殖したりして起こる。病態は、心筋の収縮機構と拡張機構が障害された結果として現れる。	心筋・心膜疾患→101頁
心雑音	心音と心音の間に聴取されることがある「ザー」という長い音。通常は聴こえないが、弁膜症の場合は特有の音として聴こえる。	弁膜症→85頁
心室圧波形	心臓が拡張障害に陥った際、右心室内圧の変化に特徴的なパターンを示す疾患がいくつかある。その特徴的なパターンの1つとして、拡張早期にくぼみ(dip)をつくるようにいったん圧が低下し、拡張不全のためすぐ再上昇、拡張中期から後期にかけては平坦な圧を維持する(plateau)、ディップ＆プラトー(dip&plateau)現象がある。収縮性心膜炎や拘束型心筋症に見られる。	心筋・心膜疾患→103頁
心臓MDCT	心臓血管領域で用いられるCT画像。血管の狭窄具合、冠動脈リモデリングも確認することができる。	虚血性心疾患→34頁

おさえておきたいキーワード

キーワード	解説	掲載頁
心嚢液	心外膜（漿液性心外膜）でできた心嚢腔にある液体。心膜炎などにより心嚢液が大量に増えると、心臓が拡張できなくなり、心タンポナーデなどにつながる。	心筋・心膜疾患→102頁
ステント内血栓性閉塞	冠動脈ステント留置術後の重大な合併症。発症時期によって、以下の3つに大きく分類される。 ●急性（ステント埋め込み後24時間以内） ●亜急性（ステント埋め込後24時間以降30日以内） ●遅発性（ステント埋め込み後30日以降）	虚血性心疾患→43頁
代償機構	心機能のいずれかに障害が生じると、それを補おうとして別の機能がはたらき、対処するシステム。	心不全→2頁
中枢性動脈疾患と末梢動脈疾患	大動脈弁を出て始まる動脈血管のうち、一般に大動脈と呼ばれる、上行大動脈や下行大動脈を「中枢性動脈*」、四肢などに血液を供給している血管を「末梢動脈」と呼ぶ。今回説明する「大動脈症候群」は、中枢性動脈と末梢動脈のどちらにもかかわる疾患と考えられる。 ＊「中枢性動脈」は、上行大動脈や下行大動脈を総称し、「末梢動脈」に対する用語として、解説上、使用しており、必ずしも一般的にこう呼ばれるわけではない。	動脈疾患→116頁
動脈の血管構造	動脈の血管の構造は「3層」となっており、いちばん内側に内皮細胞があり、内膜・中膜・外膜と続いている。大動脈解離が起こりやすいのはこのうち、「中膜」。中膜が破れ、偽腔ができることにより、他の血管が圧迫され、狭窄・閉塞が起こることが疾患を招く。	動脈疾患→116頁
動脈弁と房室弁	心臓には、血液を一定の方向へ流すために、「動脈弁」と「房室弁」の2種類の弁がある。動脈弁である「大動脈弁」および「肺動脈弁」は、半月形（ポケット状）の3枚の弁からなる。房室弁である「僧帽弁」および「三尖弁」は、膜状の弁で、弁の先端は腱索によって心室内の乳頭筋につながる。	弁膜症→82頁
不整脈と心不全	心不全の患者では、"予期せぬ"不整脈が起こることが多い。しかも、「不整脈から突然死」、「トルサード・ド・ポアンツ（多形性心室頻拍）からVF」など、致死的で変化が激しいことが多いので十分に注意する。	不整脈→53頁

キーワード	解説	掲載頁
ペースメーカー植込み術後の合併症	ポケット内の血腫、ペースメーカー症候群(血圧の変動、めまいなど)、ペースメーカー起因性頻拍、気胸、ペースメーカー感染などがあるため、注意して観察する。また、日常生活上では、MRIなどの禁忌、電磁波障害などにも注意したい。	不整脈→67頁
ペースメーカーの種類	多くのペースメーカーの種類のうち、知っておきたいのは「AAI(心房ペーシング)」「VVI(心室ペーシング)」「DDD(心房心室ペーシング)」の3つ。一時ペーシングには、VVIが多く使われる。	不整脈→62頁
ペースメーカー不全	ペースメーカー植込み後の危険な合併症。ペースメーカーからの刺激に心臓が反応しない「ペーシング不全」、心臓の興奮を感知しすぎたり、逆に感知しなかったりする「センシング不全」がある。	不整脈→65頁
弁膜症疾患の略語	略語／代表的な弁膜症 AR(エーアール)　大動脈弁閉鎖不全症 AS(エーエス)　大動脈弁狭窄症 MR(エムアール)　僧帽弁閉鎖不全症 MS(エムエス)　僧帽弁狭窄症 肺動脈弁 Pulmonary valve：P弁 大動脈弁 Aortic valve：A弁 三尖弁 Tricuspid valve：T弁 僧帽弁 Mitral valve：M弁	弁膜症→83頁
房室ブロックの危険度	房室ブロックのうち、症状を伴い治療が必要になるものは「モービッツⅡ型」「高度房室ブロック」「完全房室ブロック」の3つ。治療として、ペースメーカー植込み術が適応となる。	不整脈→60頁
ポンプ機能	心臓が収縮・拡張を繰り返し、各臓器に必要かつ十分な血液を送り出すはたらき、または作用	心不全→2頁
ミルリノン(PDEⅢ阻害薬)	急性心不全や慢性心不全の急性増悪時に用いられる治療薬(強心薬)。血管拡張作用を併せ持つ。肺うっ血が遷延する拡張期不全によい適応である。	心不全→15頁

本書に登場する主な略語

ABI	ankle brachal pressure index	上腕足関節血圧比
ACS	acute coronary syndrome	急性冠症候群
AED	automated external defibrillator	自動体外除細動器
AF	atrial fibrillation	心房細動
AFL	atrial flutter	心房粗動
AM	acute marginal branch	鋭角縁枝（右外縁枝）
AMI	acute myocadial infarction	急性心筋梗塞
ANP	atrial natriuretic peptide	心房性ナトリウム利尿ペプチド
APS	antiphospholipid antibody syndrome	抗リン脂質抗体症候群
AR	aortic regurgitation	大動脈弁閉鎖不全症
ARVC	arrythmogenic rightventricular cardiomyopathy	不整脈源性右室心筋症
AS	aortic stenosis	大動脈弁狭窄症
ASO	arteriosclerosis obliterans	閉塞性動脈硬化症
AVN	atriovantricular node branch	房室結節枝
AVNRT	atriovantricular nodal reciprocating reentrant tachycardia	房室結節リエントリー性頻拍
AVR	aortic valve replacement	大動脈弁置換術
AVRT	atriovantricular reciprocating reentrant tachycardia	房室回帰性頻拍
BHL	bilateral hilar lymphadenopathy	両側肺門部リンパ節腫脹
BMS	bare metal stent	ベーアーメタルステント（従来のステント、薬を塗っていないステント）
BNP	brain natriuretic peptide	脳性ナトリウム利尿ペプチド
CAG	cornary angiography	冠動脈造影
CB	conus branch	円錐枝
CI	cardiac index	心係数
COPD	chronic obstructive pulmonary disease	慢性閉塞性肺疾患
CRT	cardiac resynchronization therapy	心臓再同期療法
CTR	cardiothoracic ratio	心胸郭比
D_1	first diagonal branch	第一対角枝
D_2	second diagonal branch	第二対角枝
DAD	delayed afterdepolarization	遅延後脱分極
DCA	directional coronary atherectomy	冠動脈粥腫切除法
DCM	dilated cardiomyopathy	拡張型心筋症
DES	drug eluting stent	薬剤溶出性ステント
DVT	deep vein thrombosis	深部静脈血栓症
EAD	early afterdepolarization	早期後脱分極
ECUM	extracorporeal ultrafiltration method	体外限外濾過法
hANP	human atrial natriuretic peptide	ヒト心房性ナトリウム利尿ペプチド
HCM	hypertrophic cardiomyopathy	肥大型心筋症
IABP	intraaortic balloon pumping	大動脈内バルーンパンピング
ICD	implantable cardiac defibrillator	植込み型除細動器
IE	infectious endocarditis	感染性心内膜炎
IVC	inferior vena cava	下大静脈
IVCT	intravenous coronary thrombolysis	経静脈的血栓溶解療法
IVUS	intravascular ultrasound	血管内エコー
JVP	jugular venous pressure	頸静脈圧
LAD	Left anterior descending coronary artery または branch	左前下行枝
LCA	left coronary artery	左冠動脈
LCX	left circumflex artery	左回旋枝
LMT	left main coronary trunk	左冠動脈主幹部
MR	mitral regurgitation	僧房弁閉鎖不全症
MS	mitral stenosis	僧帽弁狭窄症
MVP	mitral valve prolapse	僧帽弁逸脱症
OM	obtuse marginal artery segment	鈍角縁枝（左外縁枝）
PCI	percutaneous coronary intervention	経皮的冠動脈形成術
PCWP	pulmonary capillary wedge pressure	肺動脈楔入圧
PD	posterior decending artery	後下行枝
PSVT	paroxymal supraventricular tachycardia	発作性上室性頻拍
PTE	pulmonary thromboembolism	肺血栓栓症
PTSMA	percutaneous transluminal septal myocardial ablation	経皮的中隔心筋焼却術
PVC	premature ventricular contraction	心室性期外収縮
PWV	pulse wave velocity	脈波伝播速度
RCA	right coronary artery	右冠動脈
RCM	restrictive cardiomyopathy	拘束型心筋症
RI	radioisotope	心筋シンチグラム
RVB	right ventricular branch	右室枝
SAS	sleep apnea syndrome	睡眠時無呼吸症候群
SAT	subacute thrombosis	亜急性ステント内血栓症
SLE	systemic lupus eryhtematosus	全身性エリテマトーデス
SMI	silent myocardial ischemia	無痛性心筋虚血発作
SN	sinus node branch	洞房結節枝
SSS	sick sinus syndrome	洞不全症候群
TAO	thromboangitis obliterans	閉塞性血栓血管炎
VF	ventricular flutter	心室細動
VT	ventricular tachycardia	心室頻拍
WPW	Wolff-Parkinson-White syndrome	WPW症候群

索引

和文

あ

- 亜急性ステント内血栓症 ……… 43
- アセチルコリン ……… 36
  - ──負荷試験 ……… 36
- アダムキーヴィッツ動脈 ……… 117
- 圧利尿 ……… 73
- アポトーシス ……… 6
- アミロイドーシス ……… 101, 112
- アルドステロン ……… 5
  - ──阻害薬 ……… 146
- アレンテスト ……… 38, 46
- アンジオテンシノーゲン ……… 5
- アンジオテンシン ……… 5
  - ──Ⅱ ……… 72
  - ──Ⅱ受容体拮抗薬 ……… 17
  - ──変換酵素 ……… 5, 72
  - ──変換酵素阻害薬 ……… 17
- 安静狭心症 ……… 24
- 安静時冠動脈血流量 ……… 26
- 安静時酸素摂取率 ……… 25
- 安静時正常心拍数 ……… 51
- アンダーセンシング ……… 66
- 安定狭心症 ……… 23
- アントラーズサイン ……… 94

い

- イオン ……… 48
  - ──チャネル ……… 49
- 胃潰瘍 ……… 20
- 異型狭心症 ……… 24, 31, 36
- 意識レベル ……… 20
- 異常自動能 ……… 50
- 異常組織 ……… 22
- 異所性自動能 ……… 50
- 一時ペーシング ……… 42, 64
- 胃腸症状 ……… 80
- 易疲労感 ……… 97, 104
- イプシロン波 ……… 113
- イレウス ……… 20
- 陰イオン交換樹脂 ……… 148

う

- 植込み型除細動器 ……… 57
- ウェンケバッハ型 ……… 60
- 右室梗塞 ……… 16
- 右室内圧曲線 ……… 103
- 右心不全 ……… 1, 7, 10
- うっ血 ……… 10
- ──性心不全 ……… 7
- うっ滞性潰瘍 ……… 132
- 運動負荷心電図 ……… 34
- 運動麻痺 ……… 122

え

- 鋭角縁枝 ……… 27
- 永久ペースメーカー植込み術 ……… 64
- 腋窩動脈 ……… 117
- エルゴノビン ……… 36
  - ──負荷試験 ……… 36
- 嚥下困難 ……… 120
- 遠心性肥大 ……… 6
- 円錐枝 ……… 27
- エントリー ……… 118
- 塩分制限 ……… 14

お

- 黄色ブドウ球菌 ……… 105
- オスラー結節 ……… 105
- オーバーセンシング ……… 66

か

- 回旋枝 ……… 27, 29
- ガイドワイヤー ……… 37
- 外膜 ……… 22, 116
- 解離性大動脈瘤 ……… 120
- 拡張型心筋症 ……… 101, 111
- 拡張期血圧 ……… 72
- 拡張期雑音 ……… 86, 91
- 拡張時間 ……… 2
- 拡張不全 ……… 8
- 過呼吸 ……… 135
- 下肢挙上 ……… 18
- 下肢静脈瘤 ……… 128, 129, 132
- 過剰心音 ……… 86, 89, 109
- 仮性大動脈瘤 ……… 120
- 家族歴 ……… 32
- 下大静脈 ……… 10
  - ──フィルター ……… 131, 135
- 活動電位 ……… 49
- カテコラミン製剤 ……… 15, 140
- カテーテルアブレーション ……… 55, 57
- 下壁梗塞 ……… 44
- 仮面高血圧 ……… 76, 79
- 空咳 ……… 112
- カリクレイン・キニン系 ……… 72
- 冠拡張薬 ……… 147
- 換気シンチグラム ……… 135
- 冠狭窄度 ……… 25
- 間欠性跛行 ……… 124
- 冠血流 ……… 30
  - ──量 ……… 26
- 肝硬変 ……… 20
- 間質細胞 ……… 6, 101
- 冠状動脈（冠動脈） ……… 2, 22, 117
  - ──狭窄 ……… 34
  - ──スパズム誘発負荷試験 ……… 36
  - ──造影 ……… 35, 60
  - ──リモデリング ……… 22, 32
- 関節炎 ……… 104
- 感染性ショック ……… 20
- 感染性心内膜炎 ……… 97, 104, 105, 114, 123
- 完全房室ブロック ……… 60
- 甘草 ……… 75
- 貫壁性虚血 ……… 25, 31
- 冠予備能 ……… 25, 26
- 冠攣縮 ……… 31
  - ──性狭心症 ……… 31, 36

き

- 既往歴 ……… 32
- 機械的活動 ……… 48
- 気胸 ……… 67
- 偽腔 ……… 118
- 起座呼吸 ……… 80, 96
- 器質化血栓 ……… 136
- 気絶心筋 ……… 30
- 喫煙 ……… 32
  - ──歴 ……… 41
- キニナーゼⅡ ……… 72
- 逆流性雑音 ……… 91
- 求心性肥大 ……… 6
- 急性拡張不全 ……… 107
- 急性冠症候群 ……… 23, 24, 40
- 急性心筋炎 ……… 114
- 急性心筋梗塞 ……… 11, 12, 24, 33, 34, 118
- 急性心不全 ……… 1, 7, 11, 16
- 急性心膜炎 ……… 107
- 急性ステント内血栓性閉塞 ……… 42
- 急性大動脈解離 ……… 78
- 急性動脈閉塞 ……… 117, 122
- 急性肺血栓塞栓症 ……… 136
- 急性肺性心 ……… 133
- 凝固系血液検査 ……… 135
- 胸骨左縁短軸像 ……… 29
- 胸骨左縁長軸像 ……… 29
- 狭窄兼閉鎖不全症 ……… 83
- 狭窄症 ……… 83
- 狭心症 ……… 20, 21, 33, 34, 96
  - ──治療薬 ……… 147
- 胸痛 ……… 20, 33, 80, 107

159

胸部圧迫感 ……………………… 80	見当識障害 ……………………… 9	左室(左心室) ……………………… 8
胸部X線 ……………………… 15, 135	ケント束 ……………………… 56	──拡大 ……………………… 92
胸部大動脈瘤 ……………………… 120		──拡張期圧 ……………………… 4
胸膜炎 ……………………… 20	**こ**	──拡張末期圧 ……………………… 8
虚血性心疾患 ……………………… 21, 59	降圧薬 ……………………… 77, 144	──縮小形成術 ……………………… 111
虚血性脳梗塞 ……………………… 118	降圧療法 ……………………… 118	──リモデリング ……………………… 6
緊急一時ペーシング ……………………… 64	抗アルドステロン薬 ……………………… 17	左心不全 ……………………… 1, 7, 8
筋ジストロフィー ……………………… 101	高位結紮術 ……………………… 132	嗄声 ……………………… 120, 126
筋電図 ……………………… 66	後下行枝 ……………………… 27	左房(左心房)
筋肉痛 ……………………… 104	硬化療法 ……………………… 132	──拡大 ……………………… 92
筋ポンプ作用 ……………………… 128	交感神経 ……………………… 71	──粘液腫 ……………………… 123
	好気性代謝 ……………………… 25	サルコイドーシス ……………………… 59, 101, 112
く	抗凝固薬 ……………………… 149	三尖弁 ……………………… 82
駆出性雑音 ……………………… 91	抗凝固療法 ……………………… 131	酸素投与 ……………………… 40, 135
クスマウル徴候 ……………………… 107	抗菌薬 ……………………… 139	酸素流量 ……………………… 18
クレアチニンホスホキナーゼ ……………………… 35	口腔ケア ……………………… 106	
	後脛骨動脈 ……………………… 117	**し**
け	高血圧 ……………………… 22, 32, 69	自覚症状 ……………………… 12
経口強心薬 ……………………… 17	──緊急症 ……………………… 78	ジギタリス ……………………… 17
経口抗凝固薬 ……………………… 149	──性左心不全 ……………………… 78	──製剤 ……………………… 15, 17, 140
頸静脈圧 ……………………… 19	──脳症 ……………………… 78	──中毒 ……………………… 140
経静脈的の血栓溶解療法 ……………………… 41	抗血小板薬 ……………………… 150	シクロスポリン ……………………… 75
経食道心エコー ……………………… 106	膠原病 ……………………… 101	刺激伝導系 ……………………… 50, 64
経皮的冠動脈形成術 ……………………… 37	後交連 ……………………… 82	脂質異常症治療薬 ……………………… 148
経皮的血管形成術 ……………………… 124	高脂血症 ……………………… 22, 32	四肢冷感 ……………………… 8, 9
経皮的僧帽弁交連切開術 ……………………… 94	甲状腺機能亢進症 ……………………… 3	シース ……………………… 38
経皮的中隔心筋焼灼術 ……………………… 110	甲状腺疾患 ……………………… 101	膝窩動脈 ……………………… 117
経壁心エコー ……………………… 106	後尖 ……………………… 82	失神 ……………………… 59, 80, 96
傾眠傾向 ……………………… 19	拘束型心筋症 ……………………… 101, 103, 112	至適血圧 ……………………… 76
撃発活動 ……………………… 50	交通枝 ……………………… 132	尺骨動脈 ……………………… 117
下血 ……………………… 20	高度房室ブロック ……………………… 60	収縮期血圧 ……………………… 72
血圧 ……………………… 20, 70	抗トロンビン薬 ……………………… 150	収縮期雑音 ……………………… 86, 91
──管理 ……………………… 79	後乳頭筋 ……………………… 82	収縮時間 ……………………… 2
血液 ……………………… 4	高拍出性心不全 ……………………… 2	収縮性心膜炎 ……………………… 109
──充満量 ……………………… 4, 14	後負荷 ……………………… 4, 14, 15	自由壁 ……………………… 113
──流入量 ……………………… 4	抗不整脈作用 ……………………… 58	粥状硬化 ……………………… 75
血管 ……………………… 4	抗不整脈薬 ……………………… 57, 142	循環血液量 ……………………… 5, 13
──陰影 ……………………… 92	興奮状態 ……………………… 19	昇圧薬 ……………………… 140
──拡張 ……………………… 72	絞扼感 ……………………… 33	漿液性心膜 ……………………… 100
──拡張薬 ……………………… 14, 15, 141, 146	誤嚥性肺炎 ……………………… 20, 106	上気道炎 ……………………… 107
──内エコー ……………………… 37	呼吸困難 ……………………… 9, 11, 80, 107, 120	硝酸薬 ……………………… 147
──内皮細胞 ……………………… 116	呼吸数 ……………………… 19	上室性不整脈 ……………………… 52, 55
──壁 ……………………… 24	コレステロール ……………………… 120	症状 ……………………… 80
結合組織疾患 ……………………… 97		上大静脈症候群 ……………………… 120
血行動態 ……………………… 13, 16	**さ**	静注強心薬 ……………………… 17
血腫 ……………………… 79	再還流不整脈 ……………………… 36	上腸間膜動脈 ……………………… 117
血栓 ……………………… 24, 123	再灌流療法 ……………………… 37, 41	──閉塞症 ……………………… 20, 122
──性静脈炎 ……………………… 129, 132	最小血圧 ……………………… 72	小腸コレステロールトランスポーター阻害薬
──摘除術 ……………………… 131	最大冠動脈血流量 ……………………… 26	……………………… 149
──溶解薬 ……………………… 151	最大血圧 ……………………… 72	静脈 ……………………… 128
──溶解療法 ……………………… 41, 131	再分極 ……………………… 48	──エコー ……………………… 132
血流評価 ……………………… 39	細胞外液 ……………………… 18	──血栓症 ……………………… 129
倦怠感 ……………………… 104	鎖骨下動脈 ……………………… 117	──疾患 ……………………… 127

──除去手術 ………………………… 132
　　──弁 ……………………………… 128
　　──瘤 ……………………………… 132
上腕足関節血圧比 ……………………… 125
上腕動脈 …………………………… 38, 117
食道静脈瘤 ……………………………… 20
食欲不振 ……………………………… 104
ショック ………………………… 11, 13, 133
ショートラン …………………………… 54
徐脈 ……………………………………… 51
　　──性不整脈 ………………… 20, 62
　　──頻脈症候群 ………………… 59
自律神経系 ……………………………… 71
心陰影 ………………………………… 9, 92
心エコー ………………… 15, 28, 34, 135
心音 …………………………… 84, 86, 87
心外膜 …………………………… 100, 102
　　──疾患 ……………………… 102
心悸亢進 ………………………………… 80
心機能曲線 ……………………………… 4
心基部 …………………………………… 87
心胸郭比 ………………………………… 92
心筋 ………………………… 6, 100, 101
　　──炎 ………………………… 107
　　──虚血 …………………… 26, 30
　　──クレアチニンキナーゼ …… 35
　　──梗塞 ……………… 20, 21, 24, 34
　　──細胞 …………………… 6, 101
　　──疾患 ………………… 99, 101
　　──収縮低下 ………………… 30
　　──収縮力 ………………… 4, 14
　　──症 ………………………… 59
　　──障害 ……………………… 30
　　──焼灼術 …………………… 55
　　──シンチグラム …………… 34
　　──の錯綜配列 ……………… 110
　　──リモデリング ……………… 1
真腔 …………………………………… 118
神経疾患 ……………………………… 101
心係数 …………………………………… 13
神経体液因子 ……………………… 1, 5, 11
腎血管性高血圧 ………………………… 75
心原性ショック …………………… 16, 42
心雑音 ……………………… 86, 91, 98, 104
心サルコイドーシス ………………… 112
心室 …………………………………… 41
　　──圧波形 …………………… 103
　　──筋 ………………………… 48
　　──細動 ……………………… 53
　　──充満圧 …………………… 11
　　──性期外収縮 ……… 42, 45, 52, 53
　　──性不整脈 …………… 52, 53
　　──中隔切除術 ……………… 110

　　──中隔穿孔 ………………… 43
　　──頻拍 …………………… 42, 45
　　──ペーシング ……………… 62
腎実質性高血圧 ………………………… 75
真性大動脈瘤 ………………………… 120
心尖部 …………………………………… 87
　　──四腔断面像 ……………… 29
　　──肥大型心筋症 ………… 110
心臓 ……………………………………… 5
　　──移植 ……………………… 111
　　──カテーテル検査 ……… 34, 103
　　──再同期療法 …………… 14, 111
　　──腫瘍 ……………………… 98
　　──のポンプ機能 …………… 14
　　──由来脂肪酸結合タンパク … 35
　　──リハビリテーション …… 19
　　──リモデリング ……………… 6
腎臓 ………………………………… 5, 73
心タンポナーデ …………… 102, 107, 118
心電図波形 ……………………………… 49
腎動脈 ………………………………… 117
心内膜 ………………………………… 100
　　──炎 ………………………… 107
　　──感染症 ………………… 104
　　──疾患 ……………………… 104
心嚢液 ………………………………… 100
　　──ドレナージ ……………… 108
　　──の貯留 ………………… 107
心嚢腔 ………………………………… 100
心嚢穿刺 ……………………………… 107
心拍 ……………………………………… 2
　　──出量 ………………… 4, 14, 70
　　──数 …………………… 4, 14, 15
心破裂 …………………………………… 43
深部静脈 ……………………………… 128
　　──血栓症 …………… 129, 130
心不全 …………………………… 1, 20, 42
　　──治療薬 ………………… 140
　　──の診察手順 ……………… 12
　　──の治療方針 ……………… 14
腎不全 …………………………………… 20
心房 …………………………………… 50
　　──筋 ………………………… 48
　　──細動 ………… 52, 55, 68, 123
　　──心室ペーシング ………… 62
　　──性ナトリウム利尿ペプチド … 5
　　──粗動 …………………… 55, 68
　　──ペーシング ……………… 63
心膜 …………………………………… 103
　　──疾患 ……………………… 99
　　──切開術 ………………… 109
　　──の石灰化 ……………… 109
　　──摩擦音 ………………… 107

す

膵炎 ……………………………………… 20
睡眠時無呼吸症候群 …………………… 79
スタチン ……………………………… 148
ステント ………………………………… 38
　　──血栓症 …………………… 38
　　──内血栓性閉塞 …………… 43
ストリッピング手術 ………………… 132
スワンガンツカテーテル …………… 11, 13

せ

正常血圧 ………………………………… 76
正常高値血圧 …………………………… 76
脊柱管狭窄症 ………………………… 124
絶対不応期 ……………………………… 49
線維筋性異形成 ………………………… 75
線維性心膜 …………………………… 100
前右室枝 ………………………………… 27
前下行枝 …………………………… 27, 29
前胸部痛 ………………………………… 33
前脛骨動脈 …………………………… 117
前交連 …………………………………… 82
センシング ……………………………… 62
　　──閾値 ……………………… 64
　　──不全 ……………………… 66
全身倦怠感 …………………………… 8, 9
前脊髄動脈 …………………………… 117
前尖 ……………………………………… 82
穿通枝 ………………………………… 132
先天性二尖弁 …………………………… 97
前乳頭筋 ………………………………… 82
前負荷 ……………………………… 4, 14, 15
前壁梗塞 ………………………………… 42
前壁中隔梗塞 …………………………… 44
全末梢血管抵抗 ………………………… 70

そ

早期後脱分極 …………………………… 50
早期離床 ……………………………… 131
爪床出血 ……………………………… 105
相対不応期 ……………………………… 49
早朝高血圧 ………………………… 76, 79
蒼白 …………………………………… 122
僧帽弁 …………………………………… 82
　　──逸脱症 …………………… 83
　　──狭窄症 ………… 83, 94, 123
　　──形成術 …………………… 95
　　──弛緩術 …………………… 94
　　──置換術 …………………… 95
　　──閉鎖不全症 ……… 83, 91, 95
塞栓 …………………………………… 123
　　──症 ………………………… 106

161

足背動脈 …………………………… 126	──器 ……………………………… 84	二次性静脈瘤 …………………… 130
続発性心筋症 …………………… 101	──部位 …………………………… 84	乳頭筋断裂 ………………………… 43
側副血行路 ……………………… 123	直視下僧帽弁交連切開術 ………… 94	尿量 ………………………………… 20
側壁梗塞 …………………………… 44	陳旧性心筋梗塞 …………………… 24	尿路感染症 ………………………… 20
	鎮静薬 …………………………… 151	
た	鎮痛薬 …………………………… 151	**ね**
第一対角枝 ………………………… 27		寝汗 ……………………………… 104
第一中隔枝 ………………………… 27	**て**	ネガティブリモデリング ………… 23
体うっ血 …………………………… 7	ディップ＆プラトー ……… 103, 109	
体液 ………………………………… 5	低拍出性心不全 …………………… 2	**の**
体外限外濾過法 …………………… 14	電解質 ……………………………… 73	脳梗塞 ……………………………… 79
体外式ペースメーカー …………… 64	電気的活動 ………………………… 48	脳出血 ………………………… 20, 79
代謝性疾患 ……………………… 101	転倒 ………………………………… 20	脳性ナトリウム利尿ペプチド … 5, 9
体重減少 ………………………… 104		
代償機構 …………………… 2, 3, 8	**と**	**は**
帯状疱疹 …………………………… 20	動悸 ……………………………… 8, 9	バイアスピリン …………………… 38
大腿動脈 ……………………… 38, 117	橈骨動脈 ……………………… 38, 117	肺うっ血 ………………… 7, 13, 15, 94
大動脈 ……………………………… 74	糖質コルチコイド ………………… 75	──像 ……………………………… 9
──炎症候群 ……… 75, 78, 117, 121	洞性徐脈 …………………… 42, 59	肺炎 ………………………………… 20
──解離 …………… 20, 97, 117, 118	疼痛 ……………………………… 122	肺血管造影 ……………………… 135
──狭窄 ………………………… 121	──管理 ………………………… 118	肺血栓塞栓症 …………… 20, 129, 130, 133
──人工血管置換術 …………… 118	洞停止 ……………………………… 59	──性肺高血圧症 ……………… 136
──内バルーンパンピング ……… 14	糖尿病 …………………… 22, 32, 101	肺血流シンチグラム …………… 135
──閉鎖不全症 …………………… 96	──性腎症 ……………………… 75	肺高血圧 ……………… 94, 133, 136
──弁 ……………………… 82, 117	洞不全症候群 ……………………… 59	肺梗塞 …………………………… 134
──弁狭窄症 …………… 83, 91, 96, 98	洞房結節 ……………… 48, 53, 59	肺静脈怒張 ………………………… 9
──弁置換術 …………………… 96, 97	──枝 …………………………… 27	肺水腫 …………………… 16, 78, 94
──弁閉鎖不全症 ……………… 83, 97	洞房ブロック ……………………… 59	肺塞栓 ……………………………… 20
──瘤 …………………………… 117, 120	動脈 ……………………………… 116	肺動脈楔入圧 ……………………… 13
第二対角枝 ………………………… 27	──硬化 …………… 22, 32, 74, 97, 118	肺動脈弁 ………………………… 82
多価不飽和脂肪酸 ……………… 148	──疾患 ………………………… 115	バイパス手術 …………………… 118
高安病 ……………………… 78, 117	──の分岐 ……………………… 116	肺胞音 ……………………………… 8
多形性心室頻拍 …………………… 53	──弁 ……………………… 82, 86	白衣高血圧 ……………………… 76, 79
たこつぼ心筋症 ………………… 114	──瘤 …………………………… 120	バタフライシャドウ ……………… 94
脱水 ………………………… 16, 20	冬眠心筋 …………………………… 30	バチスタ手術 …………………… 111
脱分極 ……………………………… 48	特定心筋症 ……………………… 112	発熱 …………………… 20, 104, 107
多発性嚢胞腎 ……………………… 75	吐血 ………………………………… 20	鼻カニューレ ……………………… 18
ダブルシャドウ …………………… 94	突然死 ……………………… 96, 110	バルーンカテーテル ……………… 37
タール状便 ………………………… 20	特発性拘束型心筋症 …………… 112	反回神経 ………………………… 120
単純酸素マスク …………………… 18	特発性心筋症 …………………… 101	半月弁 ……………………………… 82
弾性ストッキング ……………… 131	トルサード・ド・ポアンツ ……… 53	反跳痛 …………………………… 126
	鈍角縁枝 ………………………… 27	
ち		**ひ**
遅延後脱分極 ……………………… 50	**な**	非ステロイド抗炎症薬 …………… 75
知覚異常 ………………………… 122	内皮細胞 …………………… 22, 100	肥大型心筋症 …………… 101, 110
致死的不整脈 ……………………… 45	内服薬 …………………………… 138	左外縁枝 …………………………… 27
注射薬 …………………………… 138	内分泌性高血圧 …………………… 75	左回旋枝 …………………………… 27
中枢神経系高血圧 ………………… 75	内膜 ………………………… 22, 116	左冠動脈 …………………………… 27
中枢性交感神経抑制薬 ………… 146	ナトリウム調節系 …………… 71, 73	左鎖骨下動脈 …………………… 117
中枢性動脈 ……………………… 116		左前下行枝 ……………………… 27, 27
中膜 ………………………… 22, 116	**に**	左総頸動脈 ……………………… 117
腸球菌 …………………………… 104	二次性高血圧 ……………………… 75	非特異的血管炎 …………………… 78
聴診 ………………………… 84, 87	二次性拘束型心筋症 …………… 112	泌尿器症状 ………………………… 80

非閉塞性肥大型心筋症	110
肥満	32
表在静脈	128
表在性血栓性静脈炎	129
病歴	12, 32
頻脈	51, 135
――性不整脈	20, 57

ふ

不安定狭心症	24
フィブラート系薬	148
フィブリン	107
不応期	49
不穏	9, 19
副交感神経	71
腹痛	20, 120
不整脈	20, 47
――源性右室心筋症	113
フットポンプ	131
ブドウ球菌	104
プラーク	22, 32
――ラプチャー	123
ブラジキン	72
プラトー相	48
プルキンエ線維	53
プロスタグランジン製剤	146
分極	48

へ

平滑筋	71
平均血圧	72
閉鎖不全症	83
閉塞性血栓血管炎	117, 124
閉塞性動脈硬化症	117, 124
閉塞性肥大型心筋症	110
ペーシング	36
――閾値	64
――スパイク	65
――不全	65, 66
ペースメーカー	59, 60
――植込み術	62, 67
――感染	67
――起因性頻拍	67
――症候群	67
――心電図	65
ヘパリン	149
ヘモクロマトーシス	112
弁	82, 128
――膜症	20, 81
――輪縫縮術	95

ほ

放散痛	33

房室回帰性頻拍	55
房室結節	48, 53, 60
――枝	27
――リエントリー性頻拍	55
房室伝導比	60
房室ブロック	42, 60
房室弁	82, 86
乏尿	8, 9
ポジティブリモデリング	23
ホスホジエステラーゼⅢ阻害薬	141
発作性上室性頻拍	55
発作性夜間呼吸困難	97
ホルター心電図検査	36
本態性高血圧	75, 77
ポンプ機能	1
――不全	2, 3

ま

マイクロリエントリー	50
膜電位	48
マクロリエントリー	50
マッサージ	131
末梢血管	5
――拡張薬	146
末梢循環不全	13, 19
末梢動脈	116
マルファン症候群	97, 118
慢性糸球体腎炎	75
慢性収縮性心膜炎	102, 103
慢性腎盂腎炎	75
慢性心不全	1, 6, 7, 11, 17
慢性心房細動	62
慢性肺血栓塞栓症	136
慢性閉塞性肺疾患	18

み

右外縁枝	27
右冠動脈	27, 29
右冠動脈主幹部	27
右鎖骨下動脈	117
右総頸動脈	117
脈圧	74
脈拍消失	122
脈波伝播速度	125

む

霧視	112
無症候性心筋虚血	24
無痛性心筋虚血発作	33

め

めまい	9, 59, 96

も

モービッツⅡ型	60
問診	12

や

夜間高血圧	76, 79
夜間多尿	9
薬剤熱	20
薬剤誘発性高血圧	75
薬剤溶出性ステント	38

ゆ

疣贅	104, 123
誘導	44
輸液	14, 18
輸血	14

よ

腰痛	120

ら

ラ音	8

り

リウマチ熱	94, 97
リエントリー	50, 118
――回路	50
リザーバーマスク	18
リード	64, 66
利尿薬	14, 15, 17, 98, 141, 143
リモデリング	6, 22
隆起性小結節	106
両側肺門部リンパ節腫脹	112

れ

レイノー現象	121
レニン	5
――・アンジオテンシン・アルドステロン系	5, 11, 72
――阻害薬	146
連結静脈	128
連合弁膜症	83, 96
レンサ球菌	104
攣縮	36
連続性雑音	86

ろ

労作性狭心症	24
労作性呼吸困難	94, 97
ロス斑	105
ロータブレーダー	41

わ

腕頭動脈 …… 117

欧文・略語

A
α遮断薬 …… 145
AAI …… 63
ABI …… 125
ACE …… 72
ACS …… 40
AF …… 55
AFL …… 55
AM …… 27
ANP …… 5
AR …… 96, 97
ARVC …… 113
ASO …… 117, 124
AVブロック …… 42
AVN …… 27
AVNRT …… 55
AVR …… 96, 97
AVRT …… 55

B
β遮断薬 …… 17, 78, 145
BMS …… 38
BNP …… 5, 9

C
CAG …… 35, 60
CB …… 27
CI …… 13
CO_2 ナルコーシス …… 18, 41
COPD …… 18
CRT …… 111
CTR …… 9, 92

D
D_1 …… 27
D_2 …… 27
DAD …… 50
DCA …… 41
DCM …… 111
DDD …… 62
DES …… 38
DVT …… 129, 130

E
EAD …… 50
ECUM …… 14

F
Forrester分類 …… 12, 16

H
hANP …… 15, 17
HCM …… 110

I
IABP …… 14
ICD …… 57
IE …… 97
IVC …… 10
IVCT …… 41
IVUS …… 37

J
JVP …… 10, 19

K
Kerley's B Line …… 9
Killip分類 …… 12
KK系 …… 71, 72

L
LAD …… 27
LCA …… 27
LCX …… 27
LMT …… 27
Lowenberg徴候 …… 131
Lown分類 …… 45

M
MDCT …… 34
MPR …… 34
MR …… 95
MS …… 94
MVP …… 83

N
NYHA分類 …… 12, 17

O
OM …… 27

P
P波 …… 61
$PaCO_2$ …… 135
Paf …… 56
PaO_2 …… 135
PCI …… 37
PCWP …… 13
PD …… 27

PDEⅢ阻害薬 …… 15, 141
PSVT …… 55
PTA …… 124
PTE …… 130, 133
PTSMA …… 110
PVC …… 42, 45, 53
PWV …… 125

Q
QRS波 …… 52, 61

R
RAA系 …… 71, 72
RCA …… 27
RCM …… 112
RI …… 34
R on T …… 54
RVB …… 27

S
SAS …… 79
SAT …… 43
SLE …… 101
SMI …… 33
SN …… 27
SpO_2 …… 20
SSS …… 59
ST …… 31, 36, 44
Stanford分類 …… 119

T
TAO …… 117, 124
TIMI分類 …… 39

V
Vaughan Williams分類 …… 57
VDD …… 63
VF …… 53
VR …… 34
VT …… 42, 45, 53
VVI …… 62, 64

W
WPW症候群 …… 55

数字
Ⅰ度房室ブロック …… 60
Ⅱ度房室ブロック …… 60
Ⅲ度房室ブロック …… 60
1回拍出量 …… 4
12誘導心電図 …… 34

まるごと図解　循環器疾患

2013年9月15日　第1版第1刷発行	著　者	大八木　秀和
2024年10月9日　第1版第14刷発行	発行者	有賀　洋文
	発行所	株式会社　照林社
		〒112-0002
		東京都文京区小石川2丁目3-23
		電　話　03-3815-4921（編集）
		03-5689-7377（営業）
		https://www.shorinsha.co.jp/
	印刷所	共同印刷株式会社

- 本書に掲載された著作物（記事・写真・イラスト等）の翻訳・複写・転載・データベースへの取り込み、および送信に関する許諾権は、照林社が保有します。
- 本書の無断複写は、著作権法上での例外を除き禁じられています。本書を複写される場合は、事前に許諾を受けてください。また、本書をスキャンしてPDF化するなどの電子化は、私的使用に限り著作権法上認められていますが、代行業者等の第三者による電子データ化および書籍化は、いかなる場合も認められていません。
- 万一、落丁・乱丁などの不良品がございましたら、「制作部」あてにお送りください。送料小社負担にて良品とお取り替えいたします（制作部 0120-87-1174）。

検印省略（定価はカバーに表示してあります）
ISBN978-4-7965-2306-6
©Hidekazu Ohyagi/2013/Printed in Japan